现代护理知识丛书

安徽省护理学会理事会审定

XINBIAN

HULI ZHISHI

1000 TI

新编 护理知识 1000 题

第2版

安徽省护理学会 编

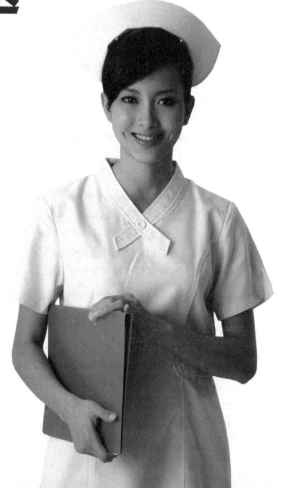

中国科学技术大学出版社

内 容 简 介

本书是一本关于医疗护理知识的读物,以问答形式系统地介绍了目前医院临床护理的基本知识与技能。全书分10个部分,设计了各类护理问题1058例,涉及护理领域的各个方面。本书取材广博,命题准确,回答精练,便于记忆和掌握,融知识性、科学性、技术先进性和临床指导性于一体,是医护工作者、护理管理干部、护理专业学生从业上岗、业务进修、晋职考试不可多得的优秀参考书。本书对社区护理、家庭护理、卫生保健也具有很好的指导意义。

图书在版编目(CIP)数据

新编护理知识1000题/安徽省护理学会编 . —2版. —合肥:中国科学技术大学出版社,2017.4(2020.7重印)

ISBN 978-7-312-03943-0

Ⅰ.新… Ⅱ.安… Ⅲ.护理学—问题解答 Ⅳ.R47-44

中国版本图书馆CIP数据核字(2016)第084690号

责 任 编 辑:张善金 罗淑娟(特聘)
出 版 者:中国科学技术大学出版社
　　　　　地址:合肥市金寨路96号,230026
　　　　　http://www.press.ustc.edu.cn
　　　　　https://zgkxjsdxcbs.tmall.com
　　　　　电话:发行部 0551-63606086-8808
印 刷 者:安徽国文彩印有限公司
发 行 者:中国科学技术大学出版社
经 销 者:全国新华书店
开 本:710mm×1000mm 1/16
印 张:20.5
字 数:402千
版 次:2006年5月第1版 2017年4月第2版
印 次:2020年7月第13次印刷
印 数:125001—128000册
定 价:38.00元

新编护理知识1000题(第2版)
编审委员会

新编护理知识 1000 题 (第1版)
编审委员会

主　审　　李从瑛　　权循珍

主　编　　汪赛进

副主编　　朱美娟　　金良玉

编　委　　朱禧庆　　陶月芝　　吴席珍

编写人员　（按姓氏笔画排序）

丁佩玉　　牛德群　　左改珍

朱美娟　　朱禧庆　　伍可珍

李惠兰　　汪赛进　　吴明珏

吴席珍　　陈晓云　　宋瑰绮

胡是华　　金良玉　　周华丽

房　彤　　倪　健　　赵凌波

陶月芝　　韩培华

序　言

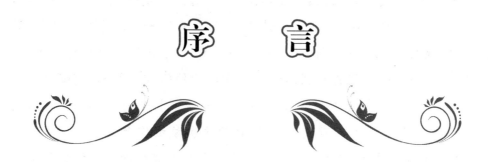

　　呈献给广大读者的这本新版《新编护理知识 1000 题》是在 2006 版《新编护理知识 1000 题》的基础上，由我省数十位护理界专家和临床一线优秀护理工作者通力协作，花费 3 年的心血编纂而成的，它准确地回答了当前护理工作中最常见的问题 1058 例，不仅汇集了近十年来护理学科发展的前沿知识和相关学科知识，而且承载了临床护理人员的智慧思考与技术创新。本书的出版发行，是安徽省护理学会新一届领导集体遵循学会办会宗旨，履行职责，所做的一件大事、实事，可喜可贺。

　　本书的成书过程可以追溯到上世纪 80 年代。那时，改革开放大潮刚起，举国上下百业待兴，护理战线更是人才匮乏。面对困难，安徽省护理学会在全国率先提出了较为系统的护理人才培养计划并报经省卫生厅批准实施。为了解决护理战线因"文革"而造成的人才断层问题，学会组织省内一流护理专家和一线骨干护师编写了《护理问答 606》，内部刊印，赠送各家医院作为在职护士业务培训教材，取得了非常好的社会效果——这在当时可以说是一个了不起的创举！

　　1994 年"5.12"国际护士节前后，安徽省护理学会根据一线护士的需要，决定对《护理问答 606》进行再创作，书名定为《护理知识 1000 题》，1995 年 7 月交由中国科学技术大学出版社公开出版发行。在此后的 10 年间，该书多次重印，发行量超过 20 万册，取得了极好的社会效益，中华护理学会对该书的出版也给予充分的肯定。2005 年 5 月，安徽省护理学会根据形势发展的需要,又组织相关专家,对《护理知识 1000 题》进行修订,更名为《新编护理知识 1000 题》,于 2006 年 5 月开始在全国发行,截至 2015 年 5 月,该书销售量超过 10 万册。二者合并统计,该书的前期版本发行量达到 30.5 万册。可见,该书内容深受读者欢迎,并伴随着一批又一批优秀护理工作者走向职业的辉煌。其间,前安徽省护理学会理事长汪赛进①、李从瑛、权循珍,副理事长朱美娟、金良玉、朱禧庆,以及陶月芝、吴席珍等老一辈学会领导和参编作者为此付出了诸多的心血,她们的努力和智慧一起融入了本书的内容和读者的记忆。

大家看到的新版《新编护理知识 1000 题》,虽说是以初版书为基础,但整体内容作了大幅调整和更新,可谓与时俱进,更上一层楼。其鲜明的特点不仅在于取材广博,而且系统性强,涵盖了目前医院临床各类护理问题、先进技术以及业内和学界各种新规范、新标准,更加突出了本书的时代性、先进性和临床指导性。在新版书付梓之际,我们衷心期待本书受到广大读者,特别是工作在临床一线的护士和护理界同仁的欢迎,为加强护理队伍建设,促进护理事业发展,提高人民健康水平做出贡献。

安徽省护理学会理事会

2017 年 2 月 6 日

---

① 汪赛进,安徽省护理学会荣誉理事长,第 36 届南丁格尔奖章获得者。

前　言

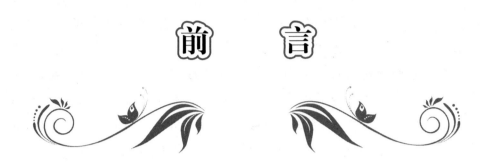

　　由第36届南丁格尔奖章获得者、安徽省护理学会荣誉理事长、著名护理专家汪赛进主任护师主编的《新编护理知识1000题》自2006年5月出版发行以来，以其内容丰富、取材广博，受到广大读者，特别是广大医护工作者、高等医学院校护理专业学生、各级各类护理管理干部的欢迎和好评。截至2015年5月，先后8次重印，累计发行量超过10万册，其社会效益远超出预期。相关医护专家认为，《新编护理知识1000题》之所以在全国畅销，赢得了众多读者的好评和业界的肯定，其根本原因在于它内容先进，特色鲜明。全部内容以问答形式展开，设问准确、回答精练，融知识性、科学性和临床指导性于一体，便于理解和掌握，这在同类书籍中是不多见的。

　　护理学是一门独立的应用科学。科学是在不断地发展和进步的，从而推动着人类社会不断地向着更加文明的方向发展。在信息技术高度发达的今天，知识创新、科技进步已经成为社会发展的主旋律，护理科学与技术当然也不例外。

　　十年来，护理领域的许多理论、技术和操作规范以及国家、行业的标准已经发生了很大变化。自2005年以来，国家卫生行政部门相继颁布并实施了"十一五""十二五"及"十三五"《护理事业发展规划纲要》（简称《纲要》），《纲要》的落实推进不仅使我国护理队伍的人数呈现突破性增长，而且促使护理界开始着手培养临床高层次护理人才——急诊急救、

ICU、儿科、肿瘤、手术室等专科护士，并且随着社区护理的拓展，专科护理正在逐步进入社区和家庭。医院"以病人为中心"的整体护理得到了广泛而深入的实施，病患得实惠，学科得发展。自2010年我国首次开展国家级临床重点专科医院评审活动以来，一批优质护理品牌被纳入国家临床重点专科行列。临床护理管理正在突破经验型、粗放型方式，向着绩效管理和精细化管理的方向发展。为此，我们对2006版《新编护理知识1000题》进行了全面、系统的修订。新版《新编护理知识1000题》除了仍保持2006版书的前述鲜明特色外，对整体内容进行了全面调整和更新，删去了原书中已被实践证明确系过时的内容，增加了近些年来护理领域知识创新、技术创新、制度创新及科学研究所涌现的新成果，因而更富时代性和临床指导性。

本书在取材上充分考虑到工作在临床第一线护士的知识结构和工作条件，依据必备和提高相结合的原则，内容广泛，重点突出，易于掌握，方便读者学习。书后附有临床常用检验正常参考值及护理常用医学词汇（英汉对照），便于读者查阅。

本书不仅可作为临床一线护士业务进修、护士从业资格考试、技术职称晋升考试、常规技术考核、知识竞赛、继续教育的参考用书，而且对于社区护理、家庭护理、卫生保健以及普及卫生知识，预防疾病发生，提高人们生活质量也颇具指导意义。

在本书编写过程中，我们参阅了大量的高等教育教材、学术著作和学术会议论文集，从中汲取了丰富的知识营养；同时还邀请了安徽省部分省属医院及合肥市部分市属医院著名医疗专家、教授分别审阅了本书的全部内容，他们字斟句酌地从科学性、准确性、临床指导性及可操作性方面进行了严格的把关；安徽省卫生与计划生育委员会对本书的编写和出版给予了热情的关心和支持，在此一并表示深切的感谢！

尽管我们很努力，但是限于编者水平，书中难免有不妥和疏漏之处，敬请读者不吝赐教，使之在日后再版时更臻完美。

编　者

2017年1月8日

目 录

▌第一部分 护理学基础知识▐

第二部分　护理专业知识

▎第三部分　内　　科▎

第四部分　精　神　科

第五部分　传　染　科

第六部分　外　　科

▌第七部分 五 官 科▌

▌第八部分　妇　产　科▐

▌第九部分　儿　　科▐

▌第十部分　中　　医▐

第一部分 护理学基础知识

一、医学基础知识

1. 什么是人体解剖学?

人体解剖学是一门研究正常人体形态和构造的科学,隶属于生物科学的形态学范畴。在医学领域,它是一门重要的基础课程,其任务是揭示人体各系统和器官的形态和结构特征,各器官、结构间的毗邻和联属关系,为进一步学习后续的医学基础课程和临床医学课程奠定基础。人体解剖学也是美术、音乐、体育、心理学、法医学等学科的必修科目。

2. 人体是由多少块骨头和多少块肌肉组成的?

成人骨头共有 206 块,分为头颅骨、躯干骨、上肢骨、下肢骨 4 个部分。其中,有颅骨 29 块、躯干骨 51 块、四肢骨 126 块。人体全身的肌肉共有 639 块。由约 60亿条肌纤维组成,其中最长的肌纤维达 60 cm,最短的仅有 1 mm 左右。大块肌肉的质量达 2000 g,小块的肌肉的质量仅有几克。一般人的肌肉重量占自身体重的35%～45%。

3. 正常人的体液总重量占体重的多少?

正常人的体液总重量约占自身体重的 60%。其中,细胞内液占体重的 40%,细胞外液(包括血浆、组织液、脑脊液、淋巴液)占体重的 20%。

4. 血液约占体重的多少? 血浆与血清有何区别?

血液一般占人体体重的 6%～8%,一般男性约为 8%,女性约为 7.5%。血浆系血液的无形部分,血清系血液置于容器内凝固后析出的液体部分。它们之间的区别在于前者含有纤维蛋白原等凝血因子,而后者缺如。

5. 试述组成蛋白质的元素和蛋白质的生理功能。

蛋白质主要组成元素有碳、氢、氧、氮、硫,有些蛋白质含有磷、铁、锰、锌等金属元素,个别蛋白质含有碘。蛋白质占人体总重量的 $16\%\sim20\%$,人体中的一切细胞组织,如肌肉、骨骼、血液、神经、毛发等主要成分是蛋白质。蛋白质的生理功能在于新生和修补机体组织,同时也是能量的重要来源,许多与生命活动有关的活性物质,如与代谢有关的酶、与增强免疫功能有关的抗体、与某些生理功能有关的激素,都是由蛋白质或蛋白质衍生物构成的。此外,蛋白质还具有调节人体酸碱平衡、体液平衡、传递遗传信息、解毒等功能。

6. 何谓微量元素?

微量元素是指占人体总重量万分之一以下的元素。它们具有高度的生物活性,极小含量就能发生强有力的作用,如碘、铁、铜、锌、锰、钴、铬、硒、镍、氟、钼、钒、锡和硅等 14 种元素,目前被认为是人体必需的微量元素。

7. 什么是缓冲体系? 人体血液中的缓冲对有哪些?

体内代谢过程中产生的酸、碱物质,通过血液缓冲体系的作用,转变成较弱的酸或碱,以维持血液 pH 值的相对稳定。

血液中重要缓冲对有:① 碳酸氢盐缓冲对;② 磷酸氢盐缓冲对;③ 血浆蛋白缓冲对。其中,以碳酸氢盐缓冲对含量最多,缓冲能力最强,是缓冲体系中的重要缓冲对。

8. 何谓 pH 值?

pH 值是用来表示溶液酸碱度的指示,或是指溶液氢离子(H^+)浓度的负对数。以 pH 值 7.0 为中性,小于 7.0 为酸性,大于 7.0 为碱性。人体体液要求维持在一定的 pH 值范围之内,否则会严重影响组织的正常活动。健康人血液的 pH 值为 7.35~7.45,成人胃液的 pH 值在 0.9~1.5 之间。

9. 什么是人体的电解质? 体液中主要电解质有哪些?

在人体的体液中含有无机盐和一些有机物(如蛋白质),它们多以离子状态存在,带有正电荷(阳离子)或负电荷(阴离子),称其为电解质。在体液中的主要电解质有 Ca^{2+}、Na^+、K^+、Mg^{2+}、HCO_3^-(碳酸氢根离子)、Cl^-、HPO_4^-(磷酸氢根离子)、SO_4^-(硫酸根离子)、有机酸、蛋白质等。

10. 正常人体新陈代谢活动必须保持哪几方面的动态平衡?

(1) 体液的总量和其分布保持恒定。

(2) 体液中各种电解质的浓度及彼此间的比例保持恒定。

(3) 体液的渗透压保持恒定。

(4) 体液的酸碱度保持恒定(pH 值在 7.35~7.45 之间)。

11. 哪些病情容易产生体液失衡?

发热、急性腹膜炎、呕吐、肠瘘、腹泻、肠梗阻、大面积软组织创伤、呼吸道梗阻、长期制动、缺氧、人工辅助呼吸、管饲流食蛋白质太多、灌肠的体液未及时排出等。

12. 什么叫酸中毒? 什么叫碱中毒?

酸中毒或碱中毒是指由于在某些异常情况下引起体内酸碱平衡失调,此时,血浆内主要缓冲对 $NaHCO_3$:H_2CO_3 的正常比值(为 20:1)发生了变化,造成体液酸碱度(pH 值)的变化,pH 值小于 7.35 时为酸中毒,pH 大于 7.45 为碱中毒。

13. 在血浆中什么叫晶体渗透压? 什么叫胶体渗透压?

血浆总的渗透压是由晶体渗透压和胶体渗透压两部分组成的:一部分是由低分子化合物,主要是无机盐等(如钾、钠)引起的,叫作晶体渗透压;另一部分是由高分子化合物(如血浆蛋白)引起的,叫作胶体渗透压。

14. 何谓酶原? 何谓酶和辅酶,两者有何关系?

有些酶刚产生出来时没有活性(没有催化能力),此时称为酶原。酶原需要被其他物质激活,才能成为有活性的酶。如胃液中的胃蛋白酶原,没有酶的活性,当被胃酸(盐酸)激活后,则变成有活性的胃蛋白酶。酶是一种蛋白质,是人体组织细胞制造的一种生物催化剂。有的酶除有蛋白质部分外,还有非蛋白质部分,前者称为酶蛋白,后者为辅酶。酶蛋白与辅酶单独存在时均无活性,只有当两者结合在一起,构成全酶后才有催化活性。

15. 酶活性增高与降低有何临床意义?

酶活性增高常见于以下几种情况:

(1) 某些组织受损伤或细胞通透性增加时,细胞内的某些酶可大量释放入血。如急性胰腺炎时,血清和尿中淀粉酶活性显著升高,肝炎、心肌炎或心肌梗死时,血清转氨酶的活性增高。

(2) 酶的排泄发生障碍,如胆管阻塞时,血清碱性磷酸酶在血中含量显著增加。

（3）体内某些物质代谢发生障碍时,酶活性也会发生改变。如佝偻病患者的血清碱性磷酸酶活性增高,这是由于此时成骨细胞过度活动所致。

（4）癌症患者在肿瘤广泛转移时,血清乳酸脱氢酶活性增高。

酶活性降低可见于下列情况:

（1）酶受抑制。如有机磷中毒使胆碱酯酶受到抑制,血清中此酶的活性下降。

（2）酶的合成障碍。如患严重肝病时,血清凝血酶原含量下降。

16. 什么是转氨酶? 目前临床诊断中常用的转氨酶有哪几种?

在蛋白质的代谢过程中,能使氨基酸中的氨基（$-NH_2$）与相应的酮酸中的酮基（$|C|=0$）互换的酶类,统称为转氨酶。人体内约有 22 种氨基酸可进行转氨反应。目前临床诊断中常用者为谷丙转氨酶及谷草转氨酶。

17. 病原微生物分哪几类?

病原微生物分为细菌、病毒、立克次氏体、螺旋体、支原体、衣原体、真菌、放线菌八大类。

18. 什么是细菌的基本结构和特殊结构?

细菌的基本结构是指各种细菌都具有的细胞结构,包括细胞壁、细胞膜、细胞浆、核质及胞浆颗粒等。某些细菌除上述基本结构外,还有其特殊结构,如荚膜、鞭毛、菌毛、芽孢等。

19. 哪些细菌为革兰氏阳性菌? 哪些为革兰氏阴性菌?

常见的球菌中一般为革兰氏阳性菌,但也有部分为阴性菌,如脑膜炎球菌、淋球菌等。常见杆菌中一般为革兰氏阴性菌,但破伤风杆菌、白喉杆菌、梭状芽孢杆菌、炭疽杆菌等则为阳性杆菌。

20. 何谓内毒素? 何谓外毒素?

（1）内毒素:多数病原菌,尤其是革兰氏阴性菌,其化学成分为多糖-类脂-蛋白质复合物。它位于细菌的细胞壁中,当菌体死亡,胞壁崩解时,内毒素才能释放出来。内毒素能直接作用于体温调节中枢,引起发热;也可作用于中性粒细胞及巨噬细胞等,使之释放内源性热原质,间接引起发热反应。

（2）外毒素:是某些细菌在生长繁殖过程中合成的一种蛋白质代谢产物,分泌到菌体外。其毒性很强,且具有一定的组织选择性,抗原性强,注入体内可产生大量特异性抗体（抗毒素）。外毒素经过甲醛处理可以变成类毒素,可用于人工免疫。

21. 何谓正常菌群和菌群失调?

许多细菌在通常情况下可以长期寄居于人体内的一定部位,且对机体无害,称为正常菌群。它们和机体以及其他细菌之间保持生态学相对平衡。在某些情况下,平衡被打破,菌种和菌量的比例失调,叫作菌群失调。由此引起的疾病叫"菌群失调症"。菌群失调症大部分由耐药性葡萄球菌、绿脓杆菌、白色念珠菌等引起,主要表现有消化道感染、肺部感染、尿路感染、败血症等。

22. 何谓条件致病菌?

条件致病菌是指有些细菌寄居在健康人体体表以及与外界相通的腔道中,在正常情况下并不致病,但在某些条件改变的特殊情况下可以致病,这类细菌称为条件致病菌或机会致病菌。条件致病菌是人体的正常菌群,当其寄生部位改变、机体抵抗力降低或菌群失调时则可致病。如:绿脓杆菌、大肠杆菌、变形杆菌、表皮葡萄球菌等。

23. 什么是厌氧菌? 其分布有何特点?

厌氧性细菌是一大群细菌,包括革兰氏阳性和革兰氏阴性的杆菌和球菌,它们的特性是厌氧,必须在无氧环境中才能生长。厌氧菌广泛分布于自然界和人体中。如肠道菌群中99.9%是厌氧菌,皮肤、口腔、上呼吸道、女性生殖道的正常菌群中80%～90%是厌氧菌。正常情况下菌群保持相对平衡,如果长期使用广谱抗生素、激素、免疫抑制剂等,发生菌群失调或机体抵抗力减退,那么可导致内源性厌氧菌感染。

24. 何谓病毒?

病毒颗粒很小,小于300 nm(需电镜才能查见),结构简单,它以核酸为核心,外有蛋白质包膜,必须在一定的活细胞内生长,以复制的方式进行繁殖的一类非细胞形态的微生物。

25. 什么是免疫?

免疫是机体识别和排除非己抗原性异物,以维护内环境平衡和稳定的生理功能。免疫功能包括防御、自身稳定、免疫监视三种功能。

26. 什么是体液免疫?

人体接受病原微生物等抗原物质的刺激后,使体内具有免疫功能的淋巴细胞转化、增殖成为浆细胞,浆细胞可产生特异性的免疫球蛋白,称之为抗体。抗体分布于体液内,有特异性的免疫作用。这种由于体液内抗体产生而引起的免疫,叫体液免疫。

27. 什么是细胞免疫?

在病原微生物等抗原物质的刺激下,人体内一些具有免疫功能的淋巴细胞,可被抗原致敏,并发生转化,增殖形成致敏淋巴细胞,遇到曾经使它致敏的抗原物质时,就能释放出多种淋巴因子,产生特异性细胞免疫作用,叫作细胞免疫。主要的免疫细胞为造血干细胞、淋巴细胞、单核吞噬细胞、抗原呈递细胞和粒细胞。

28. 何谓抗原？何谓抗体？

抗原是一类能刺激机体免疫系统,产生抗体或致敏淋巴细胞,并能与相应抗体或致敏淋巴细胞发生特异性结合反应的物质。抗原具有两种性能,即免疫原性和反应原性。机体接受抗原刺激后,在体液中出现的特异性免疫球蛋白,叫作抗体。

29. 下列制剂中哪些是抗原？哪些是抗体？

制剂	抗原/抗体	制剂	抗原/抗体
类毒素	抗原	胎盘球蛋白	抗体
卡介苗	抗原	青霉素	半抗原
破伤风抗毒素	抗体	麻疹疫苗	抗原
免疫球蛋白	抗体	白喉抗毒素	抗体

30. 什么是人工自动免疫和人工被动免疫？

人工自动免疫是给机体注入抗原物质,使免疫系统因抗原刺激而产生特异性免疫力。这种免疫力出现较慢,但维持较久。人工被动免疫是注入含有特异性抗体的免疫血清,使机体获得一定免疫力,以达到防治某些疾病的目的。这种免疫力立即发挥作用,但维持时间较短。

31. 何谓组织相容性抗原？

组织相容性抗原又称移植抗原,也叫 HLA 抗原(人类白细胞抗原)。在进行异体组织器官移植时,往往会产生排斥反应,这主要是因为不同个体的组织细胞的细胞膜上包含有不同的抗原成分,这些与移植排斥反应有关的抗原,称为组织相容性抗原。这种抗原是一种糖蛋白,由两个多肽链组成,其上有抗原决定簇。组织相容性抗原受遗传体因素控制,所以父母与子女或同胞兄弟姐妹之间这种抗原差异小,进行器官移植则容易成功。

32. 何谓变态反应？变态反应如何分型？

变态反应是机体受抗原(包括半抗原)刺激后产生的一种异常的或病理性的对抗原的一种应答。其后果可导致组织损伤或生理机能障碍,如临床常见的荨麻疹、哮喘、肾小球肾炎等。

变态反应可分为四型:第一型变态反应,又称过敏反应;第二型变态反应,又称细胞溶解或细胞毒型;第三型变态反应,又称免疫复合物型;第四型变态反应,又称迟发性变态反应。

33. 何谓自身免疫病?

自身免疫病是指自身免疫系统损害自身成分所产生的病理过程。自身免疫的病理为超敏反应。自身免疫病发生的原因:一是自身抗原产生;二是免疫活性细胞突变或发生癌变;三是自身稳定功能减弱。

34. 胸腺有哪些功能?

(1)胸腺是诱导 T 细胞发育分化成熟的场所,它不断地向外周淋巴器官和组织提供分化成熟的 T 细胞,来维持机体正常的细胞免疫功能。

(2)胸腺也是诱导 T 细胞获得自身组织相容性复合体(MHC)抗原能力的场所。

35. 什么是血清学反应?

用已知抗体检测抗原,或用已知抗原检测抗体,协助诊断某些疾病的方法,是临床诊断和实验室研究的一种重要试验。因抗体主要存在于血清中,试验时一般都要应用血清,所以体外的抗原抗体反应常称为血清学反应或血清学试验。

36. 什么是补体? 它有哪些生物学活性?

补体是存在于正常人或动物血清中一组不耐热的具有酶活性的球蛋白。补体的生物学活性有:溶菌、杀菌与细胞毒作用,促进吞噬(调理)作用,免疫黏附作用,中和病毒、炎症介质,促进血液凝固。

37. 什么是医学分子生物学?

医学分子生物学是在分子水平上,研究人体在正常和疾病状态下,生命活动及其规律的一门科学,它主要研究人体生物大分子和大分子系统的结构、功能、相互作用及其与疾病发生、发展的关系。

38. 为什么说染色体是遗传物质的主要载体?

每一个染色体是由一个 DNA 分子构成的。人类每对染色体上有上千对基因按一定顺序排列,并在各染色体上占有一定位置,称为位点,所以染色体是遗传物质——基因的载体。

39. 何谓染色体病?

染色体都按一定顺序排列着一定数量的基因,如果由于某种内部或外部的原因,破坏了染色体的完整性,就会引起疾病,叫作染色体病。染色体异常也叫染色体畸变,其中包括染色体数目异常和染色体结构的畸变。

40. 何谓遗传工程?

遗传工程是指从一种生物细胞取出一定的遗传物质(基因),在体外进行重新组合,然后导入另一种生物细胞内,定向地改造细胞或生物的遗传性,从而创造出新类型或新品种的生物。

41. 何谓血脑屏障?

血脑屏障是指脑毛细血管阻止某些物质(多半是有害的)进入脑循环血的结构。血液中多种溶质从脑毛细血管进入脑组织,有难有易;有些很快通过,有些较慢,有些则完全不能通过。这种有选择性的通透现象使人们设想可能有限制溶质透过的某种结构存在,这种结构可使脑组织少受甚至不受循环血液中有害物质的损害,从而保持脑组织内环境的基本稳定,对维持中枢神经系统正常生理状态具有重要的生物学意义。

血脑屏障由毛细血管内皮细胞、基膜、神经胶质膜组成。内皮细胞是血脑屏障的主要结构,它可以阻止血液中某些物质进入脑组织,但能选择性地让营养物质和代谢产物通过,以维持脑组织内环境的相对稳定。血脑屏障是血-脑、血-脑脊液和脑脊液-脑三种屏障的总称。

42. 嘌呤代谢障碍及其生化特征是什么?

嘌呤代谢障碍常导致痛风症,其基本生化特征是高尿酸血症。由于尿酸的溶解度很低,当血尿酸浓度超过 $146\ \mu mol/L$ 时,则尿酸盐结晶沉积于软组织、软骨及关节等处,形成痛风性关节炎或肾结石。

43. 试述胆汁的生成、成分及其作用。

胆汁是由肝细胞不断分泌的。它的成分除水外,还有胆色素、胆盐、胆固醇、脂肪酸、卵磷脂及血浆中所含有的无机盐。它的作用是促进脂肪的消化和吸收。

44. 为什么说胰液是最主要的消化液?

因为胰液中含有四种主要食物的消化酶:胰淀粉酶、胰脂肪酶、胰蛋白酶和糜蛋白酶。实验证明,当胰液缺乏时,即使其他消化液分泌正常,食物中的脂肪和蛋白质仍不能完成消化和吸收,所以说胰液是最主要的消化液。

45. 微循环的生理意义是什么?

微循环是指组织器官内微动脉与微静脉之间的毛细血管血液循环。它是血液和组织细胞之间进行物质交换的场所,即向各组织细胞运送氧气和营养,带走组织细胞代谢废物,并可局部地自我调节血液量,以稳定血流和血压。

46. 疾病发生的基本条件是什么？

疾病的发生取决于病因、个体(宿主)和环境三要素的存在及其相互作用。

(1)病因:有物理因子、化学因子(超出正常范围的数量或强度的声、光、热及多种化学物质)和生物因子(微生物、寄生虫等)。

(2)个体(宿主):一定条件下接受致病因子作用的生物体。

(3)环境:包括生物环境、物理环境、化学环境和社会环境。

病因、个体(宿主)和环境三要素处于互相联系和互相制约的状态中,当三要素保持平衡时,人们呈现健康状态。如果原有的平衡状态不巩固,且缺乏必要的适应能力,那么即使某一要素出现很小的变化,也会导致疾病的发生或发病频率的变化。

47. 何谓机体代偿？

在疾病过程中,有些组织或器官受到损伤而发生结构和功能的失常,但机体可通过调动健存的组织,以补偿功能的不足,这个过程叫代偿。

48. 应激与疾病的关系是什么？

应激是指外力对机体产生的影响而导致内环境改变。应激性刺激达到一定强度,持续一定时间,使机体超过了可以耐受的程度,即可产生功能紊乱而致病。刺激可来自物理、化学、生物、心理等因素。个性和体质可决定机体对应激反应的程度。

49. 何谓应激性溃疡？

应激性溃疡是指在严重烧伤、颅脑损伤、感染、重度缺氧等导致应激的情况下,在胃和十二指肠产生的急性溃疡。病理学表现为多发、浅表、不规则的胃及十二指肠黏膜溃疡损害。上消化道出血是急性应激性溃疡的主要临床表现,多发生在疾病的 2～15 天,出血往往很难控制。

50. 水肿和水中毒有什么不同？

水肿是指过多的液体积聚在机体组织的间隙内,使细胞外液增多,水肿的水潴留继发于钠潴留。水肿时细胞内外液渗透压变化不大。水中毒的水潴留是原发性的,由于水分潴留,钠被稀释,体液呈低渗状态,故又称稀释性低钠血症或低渗性水分过多。水中毒时细胞内外液都增加。

51. 什么是肿瘤？瘤细胞有何特征？

机体在各种致瘤因素的作用下，某部位易感细胞群发生异常增生而形成的新生物（新生细胞群），称为肿瘤。它有两大特性：① 不同程度地丧失了分化成熟的能力，致使瘤细胞呈现异常形态、功能和代谢；② 相对无限制生长，致使与整个机体不协调，常压迫、破坏其邻近组织和器官，甚至发生转移，导致机体死亡。

52. 何谓肿瘤标记？试述其特性及临床应用。

肿瘤标记是指肿瘤发生、增殖过程中，宿主体液内出现浓度异常的生化物质。这些物质可能是肿瘤细胞的产物，或者宿主反应产物。

其特性：① 特异性好，鉴别肿瘤和非肿瘤患者应 100% 准确；② 敏感性高，能早期测出所有肿瘤患者；③ 有器官特异性，能对肿瘤定位；④ 体液中的水平能反映瘤体的大小，与临床分期相关，可较正确地判断预后；⑤ 半衰期较短，能正确反映肿瘤的动态变化。

其临床应用：① 肿瘤人群筛选；② 临床诊断；③ 肿瘤治疗后的监测、随访和预测复发、转移等。

53. 尿是如何生成的？何谓少尿、无尿、多尿、夜尿？

尿是通过肾小球的滤过作用和肾小管与集合管的重吸收作用，以及肾小管和集合管的分泌作用与排泄作用而形成的。

少尿：成人 24 小时尿量少于 400 mL（或每小时少于 17 mL）。

无尿或尿闭：成人 24 小时尿量少于 100 mL 或 12 小时内无尿液产生。

多尿：成人 24 小时尿量超过 2500 mL。

夜尿：夜间尿量与白天相近，甚至超过白天（往往超过 500 mL），称为夜尿。正常人一般白天尿量较夜间多 2~3 倍（正常人一般夜间尿量少于 300 mL）。

54. 少尿常见于哪些疾病？发生的原因是什么？

（1）心脏病患者因心衰引起心排血量减少。

（2）休克患者因微循环障碍，肾灌注不良，滤过减少。

（3）肾病综合征患者因肾脏本身病变造成其功能障碍。

（4）肝硬变患者因血浆蛋白降低，血液胶体渗透压下降，水分渗入组织或体腔内，使血容量减少。

55. 蛋白尿常见于哪些疾病？

蛋白尿常见于肾小球肾炎、肾小球肾病、肾盂肾炎。其他如药物中毒性肾炎、急性肾功能衰竭、妊娠中毒症、高血压性肾病等均可出现蛋白尿。

56. 何谓植物人?

植物人是指丧失了动物功能而仅保留植物功能(如呼吸、营养、分泌等),处在有醒觉而无知觉或似醒非醒的意识状态下的患者。其诊断标准:① 不能进行语言和行为的交往;② 意愿表达能力丧失;③ 情绪表达能力丧失或减低;④ 大小便失禁;⑤ 自我支持能力完全丧失。上述情况超过三个月者,则为持续植物状态。

57. 何谓脑死亡? 其诊断标准是什么?

原发性颅内病变包括脑挫伤、颅内血肿、脑血管病等导致大脑、小脑、中脑和脑干,即全脑功能不可逆的丧失,称为脑死亡。脑死亡者可能存在心跳,但绝不可能复生。

脑死亡诊断标准:① 无感受性和反应性,对各种内外刺激均无反应;② 自发呼吸停止;③ 脑干反射消失;④ 脑电波平坦。以上四条标准在 24 小时内反复测试,结果无变化。

58. 抗生素对细菌的作用机理是什么?

其机理主要是影响细胞壁形成,损伤原生质膜的功能,影响蛋白质的合成,改变核酸代谢阻碍遗传信息的复制等四个环节。

59. 维生素的生理作用是什么?

维生素是机体维持正常代谢和机能所必需的一类低分子化合物,是人体六大营养要素(糖、脂肪、蛋白质、盐类、维生素和水)之一,大多从食物中获得,仅少数可在体内合成或由肠道细菌产生。

60. 糖皮质激素抗炎的机理是什么?

糖皮质激素有促使血管收缩作用,能使毛细血管的通透性降低,使渗出、浸润和肿胀减轻。同时能抑制透明质酸酶的活性,抑制致炎物质——前列腺素的合成,并能稳定溶酶体膜,减少 5-羟色胺、缓激肽等致炎物质的释放。

61. 何谓受体?

人体内存在着能与药物直接发生反应的化学基团,这些化学基团被称为受体。药物必须与受体结合才能起作用。如:胆碱受体与乙酰胆碱结合,肾上腺素受体与去甲肾上腺素或肾上腺素结合。药物与受体结合可能兴奋受体,也可能阻断受体,这取决于药物是否具有内在活性。

62. 何谓药物代谢动力学?

药物代谢动力学是研究机体对药物的处理过程,即药物至体内转运(吸收、分布、排泄等)和转化,血药浓度随时间变化规律的科学。

63. 何谓药物半衰期 $T^{1/2}$?

药物半衰期是指血浆药物浓度下降一半所需的时间,用 $T^{1/2}$ 表示。了解药物的半衰期,可以指导临床合理用药,制定给药方案,有助于了解药物的消除速度,调整用药间隔时间等。

64. 何谓药物的耐受性和成瘾性?

所谓药物的耐受性是指药物经反复运用后,机体对药物的反应性降低,或由于其他原因,必须使用更大剂量的药物才能达到和以往相同的疗效,这种现象称为药物的耐受性。

所谓药物的成瘾性则是由于长期或反复使用某种药物(如吗啡等)后,患者产生某种强烈的欣快感,一旦停药就会出现戒断症状,表现为流涎、出汗、恶心、呕吐、疲劳,甚至休克和惊厥等症状,所以危害极大。

65. 何谓转移因子?

转移因子是从健康人的白细胞提取的小分子肽类物质,可将细胞免疫活性转移给受体,以提高后者的细胞免疫功能。

66. 中分子右旋糖酐、低分子右旋糖酐的药理作用是什么?

(1) 中分子右旋糖酐的分子量为 70 000 左右,能提高血浆渗透压,增加血浆容积,维持血压 12 小时左右。不能直接由肾脏排泄,需要在体内逐渐代谢为较小分子后排出体外。中分子右旋糖酐供出血及外伤休克时扩充血容量使用。

(2) 低分子右旋糖酐的分子量为 40 000 左右,在体内停留时间较短,易从尿中排出,故扩充血容量的作用较短暂。因其易由肾脏排出,故有发挥渗透性利尿的作用,并有改善微循环的作用,防止弥散性血管内凝血。低分子右旋糖酐用于休克、脑血栓及心肌梗死等病症。

67. 甘露醇降低颅内压的机理是什么?

静脉注射高渗溶液后,可使血液渗透压迅速升高,使脑组织及脑脊液的部分水分进入血液,而使组织脱水,起到降低颅压的作用。输注甘露醇时应快速输入,一般 250 mL 应在 20~30 分钟输完。

68. 何谓等渗溶液、低渗溶液、高渗溶液?

两种含有相同溶质浓度的溶液,渗透压相同,称两者为等渗溶液,如生理盐水或 5% 葡萄糖液与血浆之间渗透压相等,将血球放入其中,不会发生因渗透压不同而导致的溶血,称为等渗溶液(即为等张溶液)。比血浆渗透压低的叫低渗溶液,如蒸馏水等。比血浆渗透压高的叫高渗溶液,如 0.9% 以上的氯化钠溶液等。

69. 常用的利尿剂有哪些?用利尿剂时为什么有的要补钾?

常用的利尿剂有:

(1) 强效利尿剂:速尿、利尿酸。

(2) 中效利尿剂:双氢克脲塞、氯噻酮。

(3) 弱效利尿药:安体舒通、氨苯喋啶。

前两种利尿药作用较快,抑制肾小管的再吸收,使尿中钠、钾及水排出量增加,故在使用期会导致低血钾,用药期间宜常规补钾。后一种利尿药有排钠保钾的利尿作用,故用药期间不需要补钾。

70. 临床急救常用的中枢兴奋药有哪些?

目前常用的有咖啡因、可拉明、美解眠、回苏灵、洛贝林、氯酯醒、利他林等。

71. 常用的镇痛药有哪些?使用时应注意什么?

目前常用镇痛药:① 阿片碱类,包括吗啡、可待因;② 人工合成类,包括杜冷丁、芬太尼、曲马朵、二氢埃托啡、强痛定;③ 中草药类,如颅通定等。

使用时应注意的事项:

(1) 在未明确诊断前,不应轻率使用,以免掩盖病情。

(2) 选择用药:支气管哮喘和呼吸抑制的患者,内脏绞痛的患者,不宜用吗啡、杜冷丁、芬太尼等。必要时要与阿托品等解痉剂合用。

(3) 注意副作用:① 成瘾性;② 抑制呼吸;③ 恶心呕吐;④ 尿潴留;⑤ 便秘。

72. 使用去甲肾上腺素时应注意什么?

去甲肾上腺素是收缩血管和升高血压的药物,使用时应注意:

(1) 不能与碱性药物配伍。禁止与血浆、全血混合滴入。

(2) 给药时应先输入液体,再加入去甲肾上腺素,防止药液外漏而致局部组织坏死。

(3) 随时观察血压变化,根据血压情况,调整浓度和滴速。

(4) 密切观察尿量,以了解肾功能。

73. 什么是免疫抑制剂?常用的免疫抑制剂主要有哪几类?

免疫抑制剂是一种抑制或减低免疫反应的化学药物和生物制剂,能抑制与免疫反应有关细胞(T 细胞和 B 细胞等巨噬细胞)的增殖和功能,能降低抗体免疫反应的制剂。免疫抑制剂主要用于器官移植抗排斥反应、自身免疫病，如类风湿性关节炎、红斑狼疮、皮肤真菌病、膜性肾病、炎性肠病和自身免疫性溶血性贫血等。常用的免疫抑制剂主要有五类：① 糖皮质激素类，如可的松和强的松、泼尼松龙等；② 微生物代谢产物，如环孢菌素和藤霉素等；③ 抗代谢物，如硫唑嘌呤和6-流基嘌呤等；④ 多克隆和单克隆抗淋巴细胞抗体，如抗淋巴细胞球蛋白和 OKT3 等；⑤ 烷化剂类，如环磷酰胺等。

74. 基础代谢率测定方法是什么？

基础代谢是人体在"基础状态"（室温 10～25 ℃，体温正常，清晨，空腹，静卧）下基本生命活动时所需的能量代谢，通常用基础代谢率（basal metablic rate，简称 BMR）表示。测定方法如下：

(1) BMR($\%$)＝{脉搏(次/min)＋脉压(kPa)×0.1333－111}$\%$(注：若脉压用 mmHg 表示，免乘 0.1333。)

或：BMR＝(脉率＋脉压差)－111(脉压，mmHg)(Gale)

(2) BMR($\%$)＝{脉搏(次/min)＋呼吸(次/min)×1.25－116}$\%$ （注：BMR正常值为－10$\%$～＋15$\%$。)

或：BMR＝0.75×(脉率＋脉压差×0.74)－72(Read)

BMR＝1.28×(脉率＋脉压差)－116(Kosa)

75. 何谓纤维内窥镜？临床主要有哪些内窥镜？

纤维内窥镜是运用光导纤维和冷光源将内部脏器的图像传送到体外，便于了解内部器官的病变情况。纤维内窥镜现有食道镜、胃镜、十二指肠镜、腹腔镜、小肠镜、结肠镜、支气管镜、胆道镜、膀胱镜等。

76. 何谓中心静脉压？其正常值是多少？其测定的临床意义是什么？

中心静脉压是指胸腔内上、下腔静脉的压力，严格地说是指腔静脉与右心房交界处的压力。它的正常值为 49.0～117.7 Pa(5～12 mmH$_2$O)。测定中心静脉压，在抢救危重患者时十分重要。它可测定右心房，胸腔段上下腔静脉的压力，反映患者当时的血容量、心功能和血管张力等综合状况。

77. 何谓液氮冷冻疗法？

液氮冷冻疗法是指用液氮产生深度低温，作用于局部组织，用以治疗某些疾病的一种方法。其主要作用：① 使血管冻结达到止血的作用；② 破坏神经末梢感受器，有麻醉止痛的作用；③ 能杀死微生物，有防止术后感染的作用；④ 能使组织产生抗原，受冻组织本身相应形成自身抗体，即发生冷冻免疫反应。

78. 什么是激光？激光在临床上有哪些用途？

激光是把某些具有特定性能的物质，放在光振荡器里，在外加能源的激发下，发出的一束高强度的光。由于这种光的方向性非常好，几乎是一平行的光束。细而亮的光束笔直前进，很少散发。它的单色性纯，通过棱镜只有一种单纯的颜色，若用聚焦后的激光照射物体的局部，则能产生数百万摄氏度高温，几百万大气压，几乎能使所有的物体溶解或汽化。激光用于外科治疗，主要方式是切割、照射、炭化和汽化，做脑瘤和肝叶的切除等。光刀止血效果好，无感染，手术时间短，有利于减少术后的并发症。目前应用激光治疗的疾病已有 100 多种，大多是常见病、多发病和疑难症。

79. 什么是心电图？

正常人体每个心动周期中，由窦房结产生兴奋，依次传向心房和心室，这种兴奋在产生和传播时所伴随的生物电变化，通过周围组织传到全身，使身体各部位在每一心动周期中都发生有规律的电变化，用引导电极置于肢体或躯体的一定部位，记录出来的心电变化波形为心电图。

80. 什么是心电向量图？

心电向量图是记录心电活动过程中，各瞬间电力的空间方向与大小变化，投影在前额面、侧面、水平面而形成各平面的向量图，以反映出心脏生理与病理状态。心电向量图能全面地反映心房心室的除复极过程，并能较详细地表现心电向量的变化特点。

81. 什么是脑电图？

脑电图（EEG）是通过电极记录下来的脑细胞群的自发性、节律性电活动，是由周期、振幅、相位三个基本特征所组成的有节律的波。脑电图对病因诊断无帮助，但可以反映大脑功能有无受损和损伤的程度，为诊断和治疗提供较为可靠的证据。脑电图检查的适应证主要是：癫痫、颅内占位病变、脑血管病、脑炎和脑外伤等。

82. 何谓呼吸？何谓潮气量？何谓肺活量及其临床意义？

呼吸是指机体与外界环境之间气体交换的过程。人的呼吸过程包括三个互相联系的环节：外呼吸，包括肺通气和肺换气；气体在血液中的运输；内呼吸，指组织细胞与血液间的气体交换。

正常成人安静时呼吸一次的最佳时间为 6.4 秒，每次吸入和呼出的气体量大约为 500 mL，称为潮气量。

当人用力吸气,一直到不能再吸的时候为止,然后再用力呼气,一直呼到不能再呼的时候为止,这时呼出的气体量称为肺活量。正常成人男子肺活量一般为3500～4000 mL,女子一般为 2500～3500 mL。临床意义:肺活量减少,多见于阻塞性呼吸障碍和限制性呼吸障碍。

83. 什么是 B 型超声?它可诊断哪些疾病?

B 型超声,简称 B 超。是指发射超声波给物体,然后记录物体的回波,根据回波的变化,判断物体存在的变化情况。它以平面图像的形式显示出人体的解剖结构,故能直接观察脏器的形态、大小、内部结构,并可将实质性、液性或含气性组织分开。B 超检查主要用于检查人体脏器结构的变化,如脏器肿大或萎缩,胆管是否扩张,有无结石、囊肿,有无血管瘤及恶性肿瘤等占位性病变发生,有时借助 B 超检查还可探测有无腹水、胸水等。在临床上,它被广泛应用于心内科、消化内科、泌尿科和妇产科等疾病的诊断。

84. 行超声检查时为什么常嘱咐患者检查前要禁食、水或憋尿?

一般来说,以下情况需要禁食:

(1) 检查胃肠道。胃肠道常含有大量气体,人们吃饭时随着吞咽食物可将大量气体一并送入胃肠道,另外某些食物在消化过程中也可产生较多的气体,如牛奶、豆类等。这些气体会干扰超声波的通过,影响图像的清晰度,容易造成误诊或漏诊。

(2) 检查胆囊。胆囊的生理功能是储存胆汁,正常情况下人进食脂肪类食物后胆囊就会收缩,排出胆汁。胆囊内胆汁减少后,B 超检查时就不容易看清楚胆囊壁上的病变。所以,行超声检查时医生常嘱咐患者在做腹部超声检查前一天晚餐应进食清淡、低脂、不易产气的食物,目的就是尽量减少胃肠道内的气体,同时让胆囊充分地充盈,最大限度地减少干扰因素,以获取最佳图像,提高诊断准确率。

(3) 憋尿充盈膀胱。憋尿使膀胱壁显示得更清楚,憋尿不仅是为了检查膀胱,由于子宫、卵巢、前列腺等脏器均位于膀胱后下方盆腔较低、较深的位置,其前上方被大量肠管覆盖,超声波很难穿透肠道的气体到达这些脏器。而充满尿液的膀胱可有效地推开占据盆腔的肠管,克服肠气的干扰,并提升这些脏器的位置,使它们清楚地显现出来。因此,在我们未做好上述准备时,千万不要勉强进行超声检查,这不光是为了节省检查费用,最重要的是如果没按要求做好准备,脏器的图像不清,可能造成误诊、漏诊,甚至延误疾病的治疗。

85. 何谓多普勒效应?其临床应用如何?

多普勒效应是指超声遇到运动的介质界面时,反射波的频率发生改变,即产生频移现象。当界面朝向探头运动时,频率增高;背离探头运动时,则频率减低;界面运动速度越快,频移的数值就越大,反之亦然。

声波的多普勒效应可用于医学诊断,即彩色多普勒超声,就是高清晰度的黑白B超再加上彩色多普勒,是用自相关技术进行多普勒信号处理,把自相关技术获得的血液信号经计算机进行编码后实时地叠加在二维图像上,即成了彩色多普勒超声血流图像。因此,彩色多普勒超声既具有二维超声结构图像的优点,同时又提供了血流动力学的丰富信息。临床主要用于心脏瓣膜病、先天性心脏病、心肌病、心脏肿瘤的无创伤诊断,被誉为"非创伤性血管造影"。

86. 什么是 CT?

CT 是电子计算机 X 线扫描横断体层摄影的英文缩写。CT 是一种体层摄影,它的图像特征是:① 重建的体层面图像,不含有这体层面外结构组织的干扰;② 密度分辨率高,可分辨出常规 X 线技术所不能分辨或难于分辨的人体组织的细微密度差;③ 灵敏度高,能以数学形式作定量分析,并能充分有效地利用 X 线信息;④ 检查简便、迅速、安全、无痛苦,病变检出率和诊断准确率较高。

87. 什么是介入性放射学?

介入性放射学是在影像(X线、超声、CT)引导下进行诊断性或治疗性的操作,如针刺活检、引流、经皮取石及体外碎石、肿瘤的栓塞治疗及化疗、血管造影、成形支架植入术等。

88. 何谓伽马刀(γ刀)? 其治疗原理是什么?

伽马刀(γ刀)又称伽马射线治疗仪,是脑立体定向技术、影像技术与计算机技术、放射治疗等现代技术巧妙结合的产物。是一种利用放射性钴 60 伽马射线为破坏介质,治疗肿瘤、脑血管疾病和神经外科疾病的现代化医疗装置,因其能像手术刀一样将病灶去除,故称伽马刀。

用脑立体定向法标定靶点位置,再用高能射线集中大剂量照射,破坏该治疗区域病变组织而达到根治目的。为不损害靶区周围的正常组织,照射射线应当从不同方向射入并在靶区形成焦点,使周围照射量锐减。伽马刀的这一治疗原理与一般的放疗是有区别的。一般放射治疗是以靶点为中心,进行散漫照射,而伽马刀治疗是使靶区一次接受极量照射,使组织与血管变性坏死,并同时具有抑制散漫照射的功能,从而最大限度地保护正常组织免受有害的照射。

89. 何谓 X 刀? 其治疗原理是什么?

X 刀是使用计算机控制的直线加速器,使 X 射线集中于肿瘤病灶上,将肿瘤杀灭的一种放射疗程法。新一代 X 刀软件可三维成像,显示病灶不同层面的照射剂量分布,并能迅速地完成治疗计划的优选,具有精确、优质、高效的杀瘤功能。

90. 什么是核磁共振(NMR)？什么是核磁共振成像(NMRI)？其优缺点是什么？

核磁共振是一种物理现象,英文缩写 NMR,全称 Nuclear Magnetic Resonance,科学上将其定义为处于静磁场中的原子核在另一交变电磁场作用下发生的物理现象。

核磁共振成像(Nuclear Magnetic Resonance Imaging,简称 NMRI)又称自旋成像(Spin Imaging),也称磁共振成像(Magnetic Resonace Imaging,简称 MRI)。磁共振成像是利用强外磁场内人体中的氢原子核,即氢质子(^{1}H),在特定射频(RF)脉冲作用下产生磁共振现象,所进行的一种崭新医学成像技术。

优点:① 高对比度;② 无骨质伪影和辐射损伤;③ 提高了分子生物学和组织学的诊断;④ 清晰显示血管、心脏形态并作功能成像;⑤ 可评价血流和脑脊液的流动;⑥ 患者无须移动即可任意方位直接扫描。

缺点:① 成像速度慢;② 对钙化灶不敏感;③ 对安装有心脏起搏器、眼球内有金属异物、动脉瘤用银夹结扎术者严禁做 MRI 检查,体内有各种金属植入者应慎做此项检查。

91. 什么是单光子发射断层显像？

单光子发射断层显像(ECT)是利用放射性核素示踪技术进行显像,即以脏器内、外或脏器内各组织之间或脏器与病变之间的放射性浓度差别为基础的脏器、组织和病变的显像方法。其优点为可在生理条件下从分子水平动态地研究体内的物质代谢,细微地显示细胞内代谢的过程。是一种无痛、安全、准确的检查方法。有助于诊断、治疗和预后的估测。可用于心血管系统、神经系统、内分泌系统、骨骼系统、泌尿系统、消化系统、呼吸系统的显像和功能测定。

92. 什么是核医学？常用的同位素诊断可分几类？

核医学是采用核技术来诊断、治疗和研究疾病的一门新兴学科。它是核技术、电子技术、计算机技术、化学和生物学等现代科学技术与医学相结合的产物。核医学可分为两类,即临床核医学和基础核医学或称实验核医学。核医学显像方法简单、灵敏、特异、无创伤性、安全(患者所受辐射剂量低于一次 X 摄片所受剂量),易于重复,结果准确、可靠,并能反映脏器的功能和代谢,因此在临床和基础研究中的应用日益广泛。

最常用的同位素诊断可分为三类:① 体外脏器显像。如骨扫描判断肿瘤有无骨转移。② 脏器功能测定。如测定甲状腺摄碘离子的数量和速度,以检查甲状腺功能状态,如甲亢和甲状腺癌的碘 131 治疗和血管瘤的敷贴治疗。③ 体外放射分析。如甲状腺功能、性激素等。

93. 何谓放射性肾图?

肾图是一种放射核素功能检查,是将碘 131 标记的马尿酸钠经肘静脉注入,随血流进入肾脏后,利用肾图仪(功能仪)在两侧肾区分别记录放射性变化的曲线,以了解上尿路通畅情况和两侧肾脏的功能状态。

二、人文及社会科学知识

94. 什么是哲学?

哲学是理论化、系统化的世界观。世界观人人都有,但是自发的、零乱的世界观,还不能称之为哲学。只有经过思想家自觉研究、系统阐发和逻辑论证的世界观,才能称之为哲学。所以哲学不等于一般的世界观,它是系统化和理论化了的世界观。所谓理论化、系统化,就是用一系列概念、范畴和系统的逻辑论证而形成的世界观理论体系。

95. 哲学的基本问题是什么?

恩格斯说:"全部哲学,特别是近代哲学的重大的基本问题,是思维和存在的关系问题。"哲学基本问题又可表述为物质和意识的关系问题。哲学基本问题包括两方面内容:第一方面,是存在和思维或物质和意识何为世界本原,谁是第一性的问题。这个问题属于本体论问题。对这个问题的不同回答,形成唯物主义与唯心主义两大基本哲学派别。凡是认为物质是世界的本原,坚持物质是第一性的,都是唯物主义;凡是认为意识是世界的本原,坚持意识是第一性的,都是唯心主义。一切哲学都不能超越这两大派别,独立于两派之外的第三种哲学是不存在的。

96. 什么是心理学? 什么是护理心理学?

心理学是一门研究人的心理活动规律的科学。护理心理学是护理学与心理学相结合的一门学科,用心理学的理论与方法研究护理过程中的心理学问题,研究护理行为对患者心理活动的影响,是心理学在护理实践中具体应用的一门学科。

97. 心理护理的原则是什么?

(1) 服务性原则:在健康服务过程中不仅要解决服务对象生理的需要,减轻躯体痛苦,而且必须满足其心理需要,保持良好的心理状态。

(2) 交往性原则:护士与患者要平等相待,通过交往,动之以情,晓之以理,增进感情,加强信赖。

(3) 启迪性原则:运用相关学科的知识,对患者进行健康教育,消除错误认识,从而改变患者的知识水平。

(4) 针对性原则:根据不同患者的心理状态、文化修养和疾病的不同阶段的心理反应及心理需要,做到因人制宜。

(5) 自我护理的原则:有助于患者的自尊、自信,满足患者的心理需求,有助于促进患者的身心健康。

98. 何谓心理过程?

心理过程包括:认识过程、情感过程和意志过程三个方面。认识过程包括:感觉、知觉、表象、想象、记忆、思维等方面。情感过程包括:情感体验和情绪反应。认识过程要受到情绪和情感的制约。意志过程是自觉地确定目的,并根据目的来调节自己的行动。意志过程与人的认识、情感和个性有着密切关系。

99. 何谓个性心理特征?

个性心理特征是指一个人比较稳定、比较经常而带有一定倾向性的心理特点。这种倾向性反映了一个人对周围现实的某种观点和态度。个性心理特征主要包括:兴趣、气质、性格和能力等。

100. 何谓心身疾病?

心身疾病是一类由于心理社会紧张刺激,在疾病的发生、发展中起主要作用,导致机体功能持续性偏移、组织损害和结构改变的器质性躯体疾病,亦称心理生理性疾病。

101. 何谓心理防御机制?

无论是外在或内在因素所造成的挫折,都会使个体在情绪上陷入一种紧张和焦虑、烦恼和不安,处在这种情况下的个体,在其内部心理活动中存在着一种适应性倾向,即自觉或不自觉地用自己较能接受的方式来解释和处理主客观之间所发生的问题,以减轻内心不安和烦恼。这种保持情绪活动的平衡和稳定的心理机能,就是心理防御机制。

102. 何谓心理卫生？

心理卫生是指个体以积极有效的心理活动、平稳正常的心理状态，对当前和发展着的社会和自然环境，以及自我环境具有良好的适应能力。心理卫生强调心理环境的内稳态和机体对环境的有效适应，即个体以积极主动的、平衡而灵活的、正确与明智的心理状态去适应和协调当前及变化着的客观环境。

103. 何谓心理危机？何谓危机干预？

心理危机是指个人由于遇到重大甚至无法克服的个人问题，产生的高度紧张、苦恼、焦虑或严重的痛苦状态。

危机干预是指对处于心理危机状态的人及时给予适当的心理援助，防止精神崩溃的发生，并使其尽快摆脱困难。

104. 心理健康有哪些标准？

心理学家认为正常人的心理健康标准如下：① 较好的社会适应性；② 性格健全，没有缺陷；③ 情感和情绪的稳定协调；④ 智力正常；⑤ 意志健全和行为协调；⑥ 适度的反应能力；⑦ 心理特征符合年龄实际；⑧ 清醒的意识程度；⑨ 注意的集中度；⑩ 完好的感知能力。

105. 何谓性格？

性格是一个人对客观事物的稳固态度及习惯了的行为方式。人的性格形成和发展，受到人的遗传因素、生理条件以及家庭、学校、社会环境等多种因素的影响。

106. 何谓 A 型性格和 B 型性格？它们与疾病有何关系？

A 型性格的人常充满着成功的理想和进取心，时间感特别强。他们好斗争，易激怒，信不过别人。这类人往往智力较高，能力较强。B 型性格的人是非竞争型的，对受到阻碍反应平静，无时间紧迫感，有耐心，能容忍。有研究表明，A 型性格的人容易得冠心病，其发病率为 B 型性格人的 2 倍。复发率为 B 型性格人的 5 倍。

107. 何谓气质？

气质是一个人生来就具有的典型而稳定的心理活动动力特征。所谓心理活动动力特征，是指心理活动的速度、心理活动的强度、心理活动的稳定程度和心理活动的指向性。这些与生俱来的特征有规律地互相联系、组合，便构成了个人的气质类型特征。

108. 何谓能力？能力的分类有哪些？

能力是指直接影响主体的活动效果，使某种活动能顺利完成的心理特征。在一般情况下,要完成任何活动都需要多种能力的配合才能实现。而各种能力最完备的结合叫才能,杰出的才能叫天才。

能力一般可分为两类:

(1) 一般能力:是指一个人在一切活动中所具备的基本能力。如观察力、记忆力、想象力、思维力和注意力等。

(2) 特殊能力:是指人们从事某种特殊活动所必须具备的能力,如:曲调感、节奏感是从事音乐活动所必须具备的能力,色彩鉴别力是从事绘画所必须具备的能力。

109. 何谓护理美学? 护理美学教育的任务是什么?

美学是研究人对现实的审美活动的特征和规律的科学。护理美学是将美学基本理论应用于护理实践的一门新兴的交叉学科,主要研究护理工作中有关美感和审美活动的理论与实践问题,主要包括:① 医院现实美;② 护理人员审美意识;③ 护士美育培养与训练;④ 美学在护理科普、科研、教育、护理创造方面的渗透作用。

护理美学教育旨在提高护理人员的审美能力,改善与协调护患、医护等方面人际关系,促进医院精神文明建设,促进现代护理学的发展和护理质量的提高。

110. 怎样理解护理活动中真、善、美的统一?

真、善、美三个概念分别表示着哲学、伦理学和美学方面最基本的范畴。如果说真和善是美的内容,那么美就是真和善的形式。一切由生动的感性形式而表现出真和善的事物,就是美的事物。人类的一切社会实践活动,包括护理活动,都是为了对真、善、美的统一之理想境界的追求。

111. 护士的情感美有哪些特定的要求?

护士的情感美,除具有健康情感的特征外,还应具备特殊的职业情感。即:① 护士上岗进入护士角色后,不论自己的心境好坏,都要克制个人的情感,做到急患者所急,痛患者所痛;② 面对不同的患者,进入护士应有的角色人物的情感,如在老年患者面前应伴有儿女角色的情感,在小儿患者面前带有阿姨、妈妈或奶奶的角色情感,在同龄人面前带有同志和朋友的角色情感;③ 护士还要以最大的职业涵养去理解患者的痛苦,谅解和忍受因病痛或病态所产生的失礼或不轨言行。这些就是护士特定职业的情感美。

112. 什么是护士的礼仪?

礼仪是一种行为规范,礼仪中的礼是一定社会形态下的社会规范和道德规范的表现形式,存在于人们相互交往的过程中;仪是礼的外观形象和行为规范,是礼的具体表现形式。护理礼仪是护理人员为服务对象提供护理服务时应遵守的规范,它是一种服务性的礼仪。

113. 护士应具备什么样的情感?

情感是人们内心世界的自然流露,是对客观事物是否符合自己的需要而产生的内心体验和外在表现。情感主要包括三方面:

(1) 同情感:是对患者的不幸遭遇在自己感情上发生的共鸣,表现对患者的理解和同情。

(2) 责任感:是把挽救患者的生命视为自己的崇高职责,表现为热爱患者,热爱护理事业。

(3) 事业感:是把本职工作与护理学科的发展、人类社会的进步联系起来,是无私奉献的情感。

护理人员的道德情感是建立在对生命的尊重和热爱,对患者高度负责的基础上的。

114. 什么是护士的审慎作风和"慎独"能力?

审慎是护理人员在行为之前的周密思考与行为过程中的小心谨慎,是道德责任的重要内容和要求,是良心的外在表现,也是责任心的体现。具有高度的责任心才能做到审慎。审慎和慎独是相互联系的。慎独是一种自我约束力,即使在无人监督的情况下,也能依靠内心信念和自觉性,做到高度负责。审慎、慎独,达到高尚的医德境界。

115. 什么是护理伦理学?

护理伦理学是用一般伦理学的原理和道德原则,解决、调整护理实践中的人与人之间相互关系的一门科学。

116. 什么是医德? 什么是医德功利?

医德是医务人员的职业道德,是医务人员在医务工作中调整与服务对象以及相互之间关系的行为规范的总和。

医德功利是医护人员在履行医德义务时所涉及的功劳和利益。社会主义的医德功利观认为:维护人民健康,是医护人员的根本功利;追求集体效益,是医务人员的合理功利;个人劳动报酬,是医务人员的应得功利。

117. 什么是人道主义?

人道主义一词来源于拉丁文,是从古代拉丁文"人的"、"人性的"、"人道的"及

"人文学"等词演化而来的。从广泛的意义来理解,人道主义就是从人的本性出发,关心人的解放,维护人的尊严、权利和自由,尊重人的价值,爱护人的生命。人道主义这一概念,按其社会意义来说,它属于伦理学的范畴。

118. 何谓社会医学?何谓医学社会学?

社会医学的研究对象是社会卫生状况及其变动规律,以及改善社会卫生状况,提高人群健康水平的社会卫生对策与措施,如重点防治疾病、重点保护人群、社会制度、人口问题、劳动条件、生活方式、文化因素、经济状况等。

医学社会学主要的研究领域是:健康和疾病的社会特征,卫生服务提供者和利用者的社会行为,卫生组织和机构的社会功能,卫生服务的社会模式,以及卫生保健提供体系与其他体系的关系。

119. 何谓行为医学?

行为医学是在行为科学基础上形成的一门医学新学科,专门研究人的摄食行为、睡眠障碍、疼痛反应、防御反应等与疾病和健康的关系。

著名医师和社会哲学家诺勒斯指出:90%的人生来就是健康的,但由于种种社会环境条件和个人的不良行为而使人生病。目前广泛应用的行为疗法是矫正不良行为,缓解躯体和精神症状。实践证明,这些是行之有效的。

120. 何谓创新能力?创新的基本原理有哪些?

创新能力是指在前人发现或发明的基础上,通过自身的努力,提出新的发现、发明或改进革新方案的能力。创新的基本原理有:整合原理,分离原理,还原原理,逆反原理,移植原理,迂回原理,换元原理,仿生原理。

121. 斯腾伯格的创造力有哪六种基本因素?

(1) 智力过程,即信息的输入、编码、加工、输出的过程,可划分为元成分、执行成分和知识获得成分。

(2) 知识,即有关的经验体系和知识结构。

(3) 思维风格,即智力活动的风格和倾向性。

(4) 人格特征,即拥有创造性的人应该具有接受模糊的能力,客服障碍的意愿、成长的意愿、敢冒风险、自信等人格特征。

(5) 动机,动机是任务中心而不是目标中心,是内在而不是外在的。

(6) 环境线索,环境可以通过传播、支持评价和修正这些创造思想来支持创造。

122. 何谓系统思维？其主要特征是什么？

系统思维是一种逻辑抽象能力，也可以称为整体观、全局观。简单来说就是对事情全面思考，不只是就事论事。是把想要达到的结果、实现该结果的过程、过程优化以及对未来的影响等一系列问题作为一个整体系统进行研究。主要特征是整体性、结构性、立体性、动态性、综合性等。

123. 何谓批判性思维？

Alfaro-LeFevre R 对批判性思维概念的解释主要包括：① 必须是有目的、有结果导向的思维；② 受患者、家庭和社区需要的驱动。③ 以护理程序和科学方法原则为基础；④ 需要知识、技能和经验；⑤ 受职业标准和伦理道德指导；⑥ 需要一定的策略；⑦ 需要不断地再评估、自我修正并努力改进。

124. 何谓社会关系？何谓人际关系？

社会交往指个人与个人，个人与社会团体或团体之间的相互作用、相互影响的方式和过程。人们有了社会交往才会产生社会关系。

人际关系是社会交往关系的心理现象，是个体与个性心理（以情绪为基础）在群体环境中的相互关系。

125. 何谓公共关系？其基本特征是什么？

公共关系简称公关，是指一个组织运用各种沟通和传播手段，促进与公众之间相互了解和依赖，维护和提高自己的形象和声誉，以达到自己制定目标的一种管理活动。

公共关系的基本特征是：① 以公众为对象；② 以美誉为目标；③ 以互惠为原则；④ 以真诚为信条；⑤ 以持久为方针；⑥ 以沟通为手段。

第二部分 护理专业知识

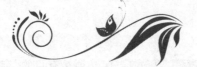

一、护理学基础理论

126. 何谓护理学？护理学的任务是什么？

《现代护理学词典》将护理学定义为"护理学是一门在自然科学与社会科学理论指导下的综合性应用科学,是研究有关预防保健与疾病治疗康复过程中护理理论与技术的科学,属于医学科学的重要组成部分。"护理学的任务是促进健康、预防疾病、恢复健康、减轻痛苦。

127. 护理学的四个基本概念是什么？

人、环境、健康和护理,对这四个基本概念的理解直接影响护理学的研究领域及护理工作的范围和内容。

人:是一个统一的整体。

环境:人的一切活动离不开环境,并与环境相互作用、相互依存。

健康:是人类的基本需求之一。

护理:护理对象是人、家庭、社会。存在于环境中,通过护理活动为护理对象创造良好环境并帮助适应环境,从而促进健康,达到最佳健康状态。护理是一种专业,护理将不断地适应人们健康及社会需要的改变而修正护理人员的角色与功能。

128. 何谓护理？护理的基本内涵包括哪些？

护理是针对处于所有情境中有疾病或健康的各年龄层的人、家庭、团体和社区,给予自立性或(和)协助性的照顾。护理涵盖健康促进、疾病预防以及患病、残疾和临终者的护理。护理关怀者的角色在于倡导健康、促进环境安全、参与卫生政策制定以及患者和健康制度的管理、护理教育和研究。

护理的基本内涵包括：

（1）照顾。照顾是护理永恒的主题。纵观护理发展史，无论是在什么年代，亦无论是以什么样的护理方式，照顾患者或服务对象永远是护理的核心。

（2）人道。护理人员是人道主义忠实的执行者。在护理工作中提倡人道主义，首先要求护理人员视每一位服务对象为具有社会属性的个体，从而注重人性，尊重个体。同时，也要求护理人员对待服务对象一视同仁，无高低贵贱之分，无贫穷与种族之分，积极救死扶伤，为人类的健康而服务。

（3）帮助性关系。建立帮助性关系是护理人员用来与服务对象互动以促进健康的手段。护理人员和服务对象的关系首先是一种帮助与被帮助、服务与被服务的关系，这就要求护理人员以特有的专业知识、技能与技巧为服务对象提供帮助和服务，满足其特定的需要。

129. 护理专业特征是什么？

（1）全力投入工作。护理是一种助人的事业，是为人类健康服务的专业，需要护理人员专心致志，全力投入地服务，才能满足人们对健康方面的需求。

（2）重视人际关系。护理人员是医疗保健机构中的重要成员，在进行护理服务中，需与患者及其家属建立起良好的专业性人际关系。同时，还需与医疗保健机构中其他医务人员保持良好的人际关系，从而增进彼此间的合作。

（3）具有专门的知识与技能。随着医学技术的发展，护理人员不仅要接受正规的专业学习和训练，还要在实践中勤奋学习，不断提高和更新自己的专业知识和技能，提升临床护理能力，以适应发展中的工作需要。

（4）有伦理准则。当护理发展成为一门专业以及护理人员越来越独立发挥作用时，要求护理人员在工作范围内独立做出决策，也就是护理人员在进行护理工作中应遵循的行为准则，护理人员对自己的行为负有伦理责任和法律责任。

（5）重视自律。在进行专业服务时，应建立起专业的职业标准，并以此作为专业人员的行为的准则，以维持专业水准。

（6）有自己的专业团队。专业团队可维护专业人员及服务对象的权益，并能促进专业的健康发展。

130. 简述护理专业发展趋势。

（1）建立完善的临床护理实践标准体系。通过制定、发布和实施标准达到统一，以获得最佳秩序和效益的活动。它已成为衡量现代护理实践水平的重要标志。

（2）创新整体护理的实践模式。从根本上改变传统护理理念，从内涵和深度上挖掘整体护理的实质意义，实事求是，大胆创新，形成全方位、多层次、适合我国国情的护理模式。

（3）推进专科护理。培养专科护士，强化护理的专业性和专科性质。通过对专科护理的研究、专科疾病的探讨，提升专科护理质量，以适合医学科学的发展。

（4）加速护理行业与国际接轨。美国的开业护士（nurse practioner，NP）是承担高级临床护理角色的执业护士，依据相关法律在一定范围内具有诊断、处方、转治建议的权限。这在我国还是一块未开垦的领域。

（5）开展循证护理。强调从临床问题出发，审慎地、明确地、明智地应用最新、最佳证据，并将科学证据与临床经验、患者的需求相结合，根据获得的证据制定护理决策计划，为患者提供科学的、经济的、有效的、高质量的护理服务。这是一项从观念更新到实践方式改革的系统工程。

131. 现代护士的角色与功能有哪些？

（1）健康照顾者。运用护理程序为患者提供健康照顾。此为护士最重要的角色。

（2）计划者。护士根据患者的病情，运用自己的知识和技能为其提供系统的、准确的、动态的个性化护理计划，科学地解决患者的需要，帮助其解决健康问题。

（3）管理者和协调者。护士应对日常护理工作进行合理的组织、协调和控制，以保证护理工作的连续性，合理利用各种资源，提高工作效率。同时，还要联系并协调有关人员、机构的相互关系，维持一个有效的沟通网，使诊断、治疗、护理和康复工作得以协调、配合。

（4）咨询者。护士运用自己的知识和能力为患者及其家属提供咨询，满足他们对健康知识的需求，达到预防疾病、促进健康的目的。

（5）保护者和代言人。护士应为服务对象提供一个安全的护理环境，保护其免受伤害和威胁。当发现服务对象的安全和利益受到伤害时，护士有责任挺身而出捍卫其安全和利益。

（6）教育者。护士有义务、有责任依据服务对象的不同特点进行健康教育，以改变人们的健康态度和健康行为，达到预防疾病和促进健康的目的。同时，护士还要参与专业护理教学工作，指导护生顺利完成实习任务。

（7）研究者。积极进行护理研究，通过研究来验证、扩展护理理论和知识，发展护理新技能并推广研究成果。

132. 何谓专科护士?

专科护士是指以一定的临床及某专科工作经验为基础,通过系统化的该专科领域理论和实践的职业培训,并通过专科护士资格认证获得证书,具有较高的专科护理水平,能熟练运用专科护理知识和技术,为服务对象提供专业化服务的从事临床专科护理工作的注册护士。

133. 什么是南丁格尔奖章?

南丁格尔奖章是鼓励各国护士的国际性最高荣誉奖。于 1912 年第九届红十字国际大会正式确定颁发,基金由各国红十字会认捐,每两年颁发一次,每次颁发最高人数为 50 人,授予各国最优秀的护士、护理工作者,以表彰他们在平时或战时的卓越成就和献身精神。颁发奖章的具体工作由设在日内瓦的红十字国际委员会主持。

134. 南丁格尔对护理事业作出的巨大贡献,突出表现在哪些方面?

(1) 认为护理是一门艺术,有其组织性、务实性和科学性。明确了护理学的概念和护士的任务,提出了公共卫生的护理思想,重视服务对象的生理及心理护理,并发展了自己独特的护理环境学说。

(2) 建立了医院管理标准和模式。创立了一整套护理制度。强调护理伦理及人道主义的护理观念,要求平等对待每位服务对象。

(3) 致力于创办护士学校,开办了正规的护理教育。

(4) 著书立说,阐述对改革医院管理及建筑方面的思想,阐述对基本的护理思想及护理的建议,如环境、个人卫生、饮食对服务对象的影响等。

(5) 为妇女创建了一个受人尊敬的职业。

(6) 强调保持医疗护理活动记录的必要性,成为护理科研的开端。

135. 南丁格尔誓言是什么?

余谨以至诚,于上帝及会众面前宣誓:终身纯洁,忠贞职守,尽力提高护理专业标准,勿为有损之事,勿取服或故用有害之药,慎守患者及家属之秘密,竭诚协助医师之诊治,务谋病者之福利。谨誓!

136. 试述医学生入学宣誓的苏格拉底誓言。

苏格拉底誓言是:

健康所系、性命相托。当我步入神圣医学学府的时刻,谨庄严宣誓:我志愿献身医学,热爱祖国,忠于人民,恪守医德,尊师守纪,刻苦钻研,孜孜不倦,精益求精,全面发展。我决心竭尽全力除人类之病痛,助健康之完美,维护医术的圣洁和荣誉。救死扶伤,不辞艰辛,执着追求,为社会医药卫生事业的发展和人类身心健康奋斗终生!

137. 何谓护理理论?

护理理论是对护理现象及本质的规律性认识。卡渤认为,护理的对象是人,由于护理专业与其他专业有本质的差别,因此,不能像自然科学那样应用纯粹的科研方法来发展其理论知识。护理理论为护理人员在护理实践中采取的护理行为提供了理论依据和知识基础。

138. 护理理论研究方向的发展趋势有哪几个方面?

(1) 强调护理学是一门人性科学。

(2) 继续强调以实践为导向。

(3) 护理学的任务是发展护理理论、培养护理人员和探讨护理学科的规律。

(4) 普遍认为女性和男性在发展知识方面有着不同的策略和方式。

(5) 为了给患者提供最佳的服务以及促进和保持患者的健康,护理将越来越关注患者的个人经历。

(6) 护理将不断关注第三世界国家的护理实践。

139. 马斯洛提出的人类需要有哪几个层次?

马斯洛提出的人类需要共分为以下五个层次:

(1) 生理的需要:包括对食物,水分,营养,活动,休息,免于疼痛等的需要。

(2) 安全的需要:安全感,避免焦虑、恐惧和危险。

(3) 归属感和爱的需要:爱,归属感,亲密感。

(4) 自尊的需要:他人的尊重和自尊。

(5) 自我实现的需要:个人的能力和潜能得到充分发挥的过程。

140. 住院患者有哪些共同需要?

住院患者的共同需要有:

(1) 需要熟悉医院环境,了解疾病信息。

(2) 需要被接纳和有所属。

(3) 需要被了解和被尊重。

(4) 需要充足的睡眠及可口的膳食。

(5) 需要安全有保障。

(6) 需要亲友探视关心。

（7）需要丰富的精神生活和自我实现。

141. 简述护患关系的基本概念及其模式。

护患关系是指护患双方在相互尊重并接受彼此民族文化差异的基础上,在相互学习和促进的过程中形成的一种特殊的人际关系。

基本模式包括:

（1）主动—被动型。这是一种最常见的单向性的,以生物医学模式及疾病护理为主导思想的护患关系模式。其特征是"护理人员为患者做什么",护理人员在护患关系中占主导地位,护患双方的心理为显著的心理差位关系。

（2）指导—合作型。这是一种微弱单向性的,以生物—心理—社会医学模式及以患者为中心的护患关系,其特征是"护理人员教会患者做什么",护理人员在护患关系中仍占主导地位,患者则处于被动的从属地位,护患双方的心理为微弱的心理差位关系。

（3）共同参与型。这是一种双向性的,以生物—心理—社会医学模式及健康为中心的护患关系模式。其特征为"护理人员帮助患者自我恢复",护患双方的关系建立在平等的地位上,双方为等位心理关系。

142. 什么是医护关系?

医护关系是护理人员为了患者的健康及安危与医生所建立起来的工作性人际关系。尽管医护双方在长期的工作过程中同时也形成了包括友谊等各种类型的个人关系,但医护关系的实质是一种同事合作关系。

143. 临终患者心理反应分为哪几期?

（1）否认期。"不,不会是我,那不是真的",患者拒绝接受事实。怀着侥幸心理继续四处求医,希望是误诊。

（2）愤怒期。"为什么是我?"患者通常会生气、愤怒、怨恨、嫉妒,内心的不平衡,使患者常常迁怒于周围的人,向医护人员、家属、朋友等发泄愤怒。

（3）协议期。"是的,就是我,但是……"患者希望尽可能延长生命,以完成未尽心愿,并期望奇迹出现,此期患者变得非常和善、宽容,对病情抱有一线希望,能积极配合治疗。

（4）忧郁期。患者往往会产生很强烈的失落感,表现为情绪低落、消沉、退缩、悲伤、沉默、哭泣等,甚至有轻生的念头。患者常要求会见亲朋好友,希望有喜爱的人陪伴,并开始交代后事。

（5）接受期。此时,患者对死亡已有所准备,一切未完事宜均已处理好,因而变得平静、安详。患者因精神和肉体的极度疲劳和衰弱,故常常处于嗜睡状态,情感减退,等待死亡的来临。

144. 何谓首因效应？它对患者有何心理影响？

首因效应,是指人们首次接触某一事物而获得的感知所形成的第一印象。对于判断、评价事物具有重要作用。

患者入院最初接触者多为护士,护士态度的优劣常常是患者形成对医护人员和医疗护理过程的第一印象,并据以作出获得安全感或促成危机心理的判断,因此护理工作的首因效应,对形成什么样的护患关系至关重要,它对心理护理起着奠基作用。

145. 何谓患者角色？其主要特征是什么？

患者角色是医学社会学、医学心理学中的术语,通常称为患者身份,是指社会规定的用于表现患者的社会位置、权利与义务的总和。

主要特征包括:① 脱离或减轻日常生活中其他的角色及义务;② 患者对于其陷入疾病状态是没有责任的,他们有接受帮助的权利;③ 患者有恢复健康的义务;④ 患者有配合医疗和护理的义务。

146. 患者在角色适应中可出现哪几种不良表现？

(1)患者角色行为缺如。是指人患病后没有进入患者角色,不愿意承认自己是患者。这是一种心理防御的表现,常发生于由健康角色转向患者角色及疾病突然加重或恶化时。

(2)患者角色行为冲突。指在扮演患者角色的过程中,与其所扮演的其他角色在角色期望上发生矛盾,或不同的角色伙伴存在矛盾的期望和要求,是心理和行为上的不协调状态。

(3)患者角色行为强化。是患者角色适应中一种变态现象,即当一个人由患者角色向其社会常态角色转变时,仍然安于患者角色,表现为依赖性增强,怀疑自我能力,害怕出院,害怕离开医务人员,对正常的生活缺乏信心。

(4)患者角色行为异常。患者受病痛折磨而感到悲观失望,产生不良心境导致行为异常。如对医务人员采取攻击性行为、自杀等。

(5)患者角色行为消退。指患者已经适应了患者角色,但由于有更强烈的情感需要,不顾身体状况,又重新承担起原来扮演的社会常态角色。

147. 影响患者角色适应的因素有哪些？

年龄、性别、个性、文化背景、习惯、需要等因素都可影响患者角色的适应。同时家庭、社会、事业、经济等方面对患者的要求,也影响患者角色的适应。环境与人际关系、病室气氛、病情轻重也是影响患者角色适应的因素。

148. 什么是文化休克? 简述影响文化休克进程的因素。

"文化休克"是 1958 年美国人类学家奥博格(Kalvero Oberg)提出来的一个概念,是指一个人进入到不熟悉的文化环境时,因失去自己熟悉的所有社会交流的符号与手段而产生的一种迷失、疑惑、排斥甚至恐惧的感觉。影响文化休克进程的因素包括:① 个人的健康状况;② 年龄;③ 以往应对生活改变的经历;④ 应对类型。

149. 何谓沟通? 沟通的基本要素有哪些?

沟通作为一个社会心理学名词,有广义和狭义之分,广义的沟通指的是人际间、人与机器、人与大自然界的信息交流。狭义的沟通是指人际沟通,即信息的发送者与信息的接受者之间的言语与非言语、面对面或非面对面的信息交互作用过程。沟通包括 7 个基本要素:沟通的触发体、信息发出者、编码(信息内容转换)、信息(信息传递途径)、译码(信息内容转换)、信息接收者及反馈等。

150. 人际沟通的基本类型有哪些?

分为言语沟通和非言语沟通。

言语沟通包括:

(1)口语沟通。主要取决于由"说"和"听"构成的言语沟通情境,说者在沟通过程中积极地对信息进行编码,然后输出信息。

(2)类言语沟通。是指伴随言语交流所产生的声音,包括音质、音域及音调的控制、嘴型的控制、发音的清浊、节奏、共鸣、语速、音量等。

非言语沟通是一种不使用言语,而是通过眼神、动作、表情、姿势等方式将信息传递给对方的沟通方式。包括:

(1)表情。表情随着人类的进化不断发展、衍变,成为非言语沟通的重要手段。

(2)眼神。是人际间最传神的非言语表现。主要用于表达感情、控制及建立沟通者之间的关系。

(3)体语,又称肢体语言。采用身体姿势或动作来与别人交流信息、传达情感。

(4)空间距离。包括空间和距离两个概念,空间指每个人都有对空间的要求以便思考、感觉并与他人沟通思想和感情。距离是沟通过程中影响自我暴露程度及舒适感的非言语性因素。

(5)书面语。

151. 何谓治疗性沟通？

治疗性沟通是指护士与患者围绕存在和潜在的健康问题而进行的沟通,通过交流信息,收集患者情况,借以确立护理诊断,制订与实施护理计划,以达到良好的护理效果。

152. 何谓理念？护理理念的内容包括哪些？

所谓理念或哲理,是指人们对外部世界所持有的一种价值观与信念。

护理理念的内容包括:① 护士为患者提供何种服务;② 患者得到什么样的护理;③ 应用何种护理标准;④ 护士与其他人员如何合作等。

153. 试述护理发展的三个阶段。

护理发展的三个阶段列于表 2.1。

表 2.1　护理发展的三个阶段

阶段	年代	护理工作的范围	护理学研究的内容
以疾病为中心阶段	1860 年开始	护理从属医疗,协助医生诊断、治疗,帮助患者减轻病痛,恢复正常功能	疾病护理常规及护理操作规程
以患者为中心阶段	1950 年开始	医护双方是合作关系,护理工作相对独立,照顾患者,帮助患者康复	注重对人的心理、行为与环境的关系,以及护理程序的研究
以人的健康为中心阶段	1980 年开始	护理任务扩展到健康个人、家庭、社区,护理的工作方法是护理程序	人的健康与自然、社会环境的关系,护理诊断,社区护理等

154. 何谓护理文化？简述护理文化管理的主要内容。

护理文化是护理组织在特定的护理环境下,逐渐形成的共同价值观、基本信念、行为准则、自身形象以及与之相适应的制度载体的总和;它反映和代表护士的护理思想、共同的价值标准、合乎时代要求的伦理道德和行为准则以及追求发展的文化素质。

护理文化的主要内容包括:

(1)培养人文素质:人文素质是人类对自身精神世界的探索和追求的结晶。

(2)打造科学文化:科学文化包括科学知识、科学思维方法和科学精神等方面。

(3)构建创新文化:传统的护理管理过多地强调"管理就是控制",带来的是护理系统的僵化、封闭和进展迟缓。

（4）倡导学习文化：知识经济条件下，最成功的医院将是"学习型医院"。

（5）建立制度文化：又称方式文化。制度文化的特点是以技术"软件"（技术规范、岗位责任）、精神"软件"（管理制度、行为准则）而存在。

（6）提升安全文化："护理安全文化"是近年引入医院管理的新概念，与传统意义上的护理安全教育不同的是，它把安全教育融入文化的氛围之中，注入文化的内涵。

（7）更新服务文化：服务文化是以服务价值观为核心，以顾客满意为目标，以形成共同服务价值认知和行为规范为内容的文化。

（8）重视速度文化：当今的竞争本质上是变革速度的竞争。

（9）融合多元文化：经济全球化的趋势使护理队伍必须成为跨文化的组织。

155. 何谓护理团队？影响团队士气的因素有哪些？

护理团队是指由两个或两个以上技能互补、由直接和间接工作联系的护士构成、有特定护理工作目标，并共同承担责任，努力使总体绩效水平高于个体投入的总和。

影响团队士气的主要因素有：① 对组织目标的认同感；② 合理的薪酬制度；③ 对工作的满足感；④ 管理者良好的品质和风格；⑤ 和谐的工作氛围；⑥ 畅通的沟通渠道；⑦ 良好的工作环境。

156. 何谓护理工作模式？护理工作模式有哪些？

护理工作模式是一种为了满足患者的护理要求，提高护理工作质量和效率，根据护理人员的工作能力和数量，设计出各种结构的工作分配方式。

护理工作模式有：个案护理、功能制护理、小组制护理、责任制护理及责任制整体护理等。

157. 试述当今世界影响最大的护理模式及其特点。

（1）罗杰斯的生命过程模式：强调人与外界环境是相互作用的动态统一体。护理目标是促进人与环境的相互作用，利用人自身的力量实现其最佳健康状态。

（2）奥瑞姆自理模式：研究人的自理需要，即人为了维持生命和健康而进行的自我照顾活动。护理活动根据自我照顾缺陷程度，可作"全补偿"、"半补偿"和"支持指导"系统三种形式的帮助，使其达到自我照顾。

（3）罗伊适应性模式：认为人是一个生物、心理、社会的整体的人，与其所处环境不断地发生相互作用，从而不断地作出适应。护理目标是通过护理活动提高患者的适应性。

（4）约翰逊行为系统模式：该模式把人作为一个行为系统来认识，当行为系统失去平衡（即患病）时，就需要护理活动的支持，以保持或恢复患者行为的最佳状态和完整性。

（5）莱宁格适应文化背景护理模式：该模式是研究和分析不同文化背景下的护理工作。认为在发展科学人道主义的护理知识主体的同时，应尊重不同文化背景的护理要求、健康及疾病观念、信仰和行为方式，以便向患者提供适应特殊文化需求的护理活动。

158. 责任制整体护理模式下护士排班有哪些原则？

（1）以患者为中心原则。以连续、层级、均衡、责任为原则。

（2）弹性排班原则。在护士每日工作时间连续不间断、护理工作 24 小时不间断的前提下，按照临床实际护理工作需要，合理安排并增加高峰时段的护士人力，合理安排人力衔接，保证患者能得到及时、正确的治疗和护理。

（3）人性化原则。尽量满足个体需要，提高护士接受度。建立排班需求登记本，力求排班公开、公正管理。

（4）合理搭配原则。充分发挥高年资护士的作用，根据患者人数、病情及护士的工作能力合理搭配。

159. 何谓能级原则？

该原则是指管理的组织结构、组织成员和规章制度必须具有不同的能级，按能级使用人和安排人，把人放在相应的岗位和职位上去量才使用，同时建立各级不同的工作规范和标准，使管理的内容能动态地处于相应的能级之中，以利于进行有效的管理。

160. 什么是优质护理服务？其工作目标是什么？

优质护理服务就是找出就医顾客认为有价值的服务，然后提供相匹配的或超越他们期望值的服务。

优质护理活动的目标是：患者满意，社会满意，政府满意。

161. 简述优质护理服务的原则与行为。

（1）以友好、关怀、尊重、正直的态度对待每一个护理服务对象。① 表示友好；② 表达关心、尊重；③ 真诚、诚实。

（2）处理好外在的或隐含的问题，提供可行的服务，不要评判别人，与其建立良好的关系。

（3）准确及时地答复护理服务对象,让其感受到你乐意为他们服务。① 及时：说到做到,以就医顾客服务为重,不要提及无法做到的事,不要让顾客等太长时间,有人需要服务时立即做出反应;② 准确和完整：让自己成为相关信息、知识的专家,确保给出的信息是正确和安全的,要重复检查。

（4）提升和谐、一致、团队工作的氛围。① 和谐统一：应用倾听技巧,能敏锐感受到他人的情绪反应,灵活,及时给予表扬和鼓励,恰当时提供情感支持;② 团队工作：鼓励每个人参与,用各种不同的方法征求意见。

（5）追求、提升专业化水准以提高工作业绩。

（6）创造性地利用和开发各种资源。

162. 什么是护理程序？护理程序引用了哪些基本理论？

护理程序又称护理过程,它是一种科学的确认问题和解决问题的工作方法,是指在护理服务活动中有目的、有计划的步骤和行动,具有决策和反馈功能的过程。由评估、诊断、计划、实施和评价五个步骤组成。

护理程序引用的理论较多,如系统论,人的基本需要论、压力与适应论、沟通理论以及问题解决论等。各个理论相互关联,互相支持。

163. 在执行护理程序中,护士收集资料的范围主要包括哪些？

（1）患者一般情况。

（2）患者住院的主要表现。包括入院方式、医疗诊断。

（3）护理体检。包括生命体征、意识、瞳孔、皮肤黏膜、四肢活动度、营养状况等的检查。

（4）患者既往生活方式。包括生活规律和本人生活自理程度。

（5）既往健康状况及对药物过敏史。

（6）心理状态。包括平时心理特征、病后心理活动、对疾病的认识程度、对治疗的信心等。

（7）患者对护理的要求,希望疾病康复的程度。

164. 什么是护理计划？

护理计划是对患者进行护理活动的指南,是以护理诊断为依据,设计出使护理对象尽快恢复健康的计划。它包括：① 按轻、重、缓、急排列护理诊断顺序;② 确立护理目标;③ 制定护理措施;④ 构成护理计划。

165. 何谓护嘱？

护嘱也称为护理措施,是描述护士为帮助患者达到预期目标所要实施的具体工作项目,它是在护士职权范围内,由护士制定并执行的具体化行为,是护理人员为患者提供有计划、连续性护理活动的一项重要举措。

166. 什么是护理健康教育? 其教育的内容有哪些?

护理健康教育是护理学与健康教育学相结合的一门综合应用学科,它以患者及其家属为研究对象,利用护理学和健康教育学的基本理论和基本方法,通过对患者及其家属进行有目的、有计划、有评价的教育活动,提高患者自我保健和自我护理能力。

教育的内容:① 卫生常识;② 疾病防治知识;③ 各种检查、治疗知识;④ 合理用药知识;⑤ 心理卫生知识;⑥ 就诊知识;⑦ 有利于健康的行为指导与行为训练知识;⑧ 分病种教育知识。

167. 如何对护理程序进行全面评价?

护理程序的评价贯穿于患者的护理全过程,主要检查护理病历质量、护理措施实施情况、患者在住院期间是否得到了身、心两个方面的护理,是否参与了计划的制订,实施计划后是否达到了预期的效果,有无护理并发症,患者的满意程度以及经验教训等。由责任护士自我评价,护士长审阅。

168. 何谓 APN 连续性排班? 其优点有哪些?

APN 连续性排班是在护士人数不变的前提下,按"以患者为中心、弹性排班、合理搭配、人性化"原则,APN 连续排班法是将一天 24 小时分成连续不间断的 A、P、N 三班。A 就是上午班(am),P 就是下午班(pm),N 是晚班(night)。

APN 排班增加了护理工作的连续性,减少交班次数,简化了工作程序,有效减少了环节过程中的安全隐患;另外 APN 班的交接不影响患者的生物钟,有利于患者的休息与睡眠。

169. 何谓临床路径?

临床路径(CP)是针对特定病种或手术制订的临床诊断、治疗护理的规范性流程,以起到规范行业行为、控制医疗服务差异、降低成本、保障质量的作用。

170. 简述临床护理决策的模式。

(1) 服务对象决策模式。由护士提供各种方案的优点和风险等相关信息,服务对象根据自己的经验以及理解独立作出选择。

(2) 护士决策模式。由护士为主导,护士单独或者与其他医务人员一起考虑收益和风险,进而替服务对象作出选择,告知服务对象的信息量由护士决定。

（3）共同决策模式。指护士向服务对象提供各种相关信息，服务对象提供自身的病情和生活方式以及自己的价值取向等，然后双方对相关的备择方案进行讨论，并结合实际情况作出最优的选择。

171. 试述循证护理的概念。

循证护理是指护理人员在计划其护理活动过程中，审慎地、明确地、明智地将科研结论与其临床经验以及患者愿望相结合，获取证据，作为临床护理决策的依据的过程。

172. 循证护理实践的基本步骤有哪些？

包括 3 个阶段：证据综合，证据传播以及证据应用。具体有 8 个基本步骤：

（1）明确问题：明确临床实践中的问题，并将其特征化、结构化。

（2）系统的文献检索：根据所提出的临床问题进行系统的文献检索，以寻找证据。

（3）严格评价证据：严格评价所检索到的研究、设计的科学性和严谨性、结果推广的可行性和适宜性以及研究的临床意义，筛选合适的研究。

（4）通过系统评价汇总证据：对筛选后纳入的研究进行汇总，即对具有同质性的同类研究结果进行 meta 分析，对不能进行 meta 分析的同类研究进行定性总结和分析。

（5）传播证据：即将证据通过报刊、杂志、教育和培训等方式传递到卫生保健人员、卫生保健机构、卫生保健系统中。

（6）引入证据：通过系统/组织变革引入证据，临床护理人员将证据与临床专门知识和经验、患者需求相结合，根据临床情境，做出适合的护理计划。

（7）应用证据：要将证据应用到实践中，以实践活动或系统发生变革为标志。

（8）评价证据运用后的效果：通过动态评审的方法监测证据实施过程，评价证据应用后对卫生保健系统、护理过程、患者带来的效果。

173. 简述循证护理问题的注意事项。

注意事项包括两个方面，一是问题应该具体化、结构化，易于检索及回答；二是问题应该具有重要性及实用性。

174. 何谓环境？环境与健康有何关系？

环境是指围绕着人群的空间及其中可以直接或间接影响人类生活和发展的各种自然因素、社会因素的总体。人类的生存与发展都离不开环境，并与环境相互依存、相互作用。良好的环境能够帮助患者康复，促进人的健康，不良的环境则会给人带来危害。

175. 试述环境的范围。

(1) 内环境：是指人的生理、心理等方面。如人体内各大系统都属于内环境中的生理方面。心理方面是指一个人的心理状态。

(2) 外环境：是由自然环境和社会文化环境所组成。自然环境，如阳光、空气、水、食物、土壤、植物、动物、微生物等；社会文化环境，包括经济条件、劳动条件、生活方式、人际关系、宗教文化、风格习惯等。

176. 何谓治疗性环境？良好的医院环境应具备的特性有哪些？

治疗性环境指专业人员在以治疗为目的的前提下创造的一个适合患者恢复身心健康的物理环境和社会环境。通常这种环境的创造需要政策的配合，对空间设施进行科学的设计，还包括医务人员对患者的尊重和理解。治疗性环境要考虑舒适和安全两个主要的因素。

良好的医院环境应该具备服务专业性、安全舒适性、管理统一性、文化特殊性等特性。

177. 影响患者安全的环境因素有哪些？

(1) 生物因素。包括微生物及昆虫的伤害，院内交叉感染。

(2) 安全防护措施不当。机械性损伤：跌伤、坠床等；温度性损伤：热水袋、艾条、电疗等损伤；压力性损伤：压疮、气压伤等；放射性损伤：由放射性诊断或治疗引发。

(3) 医源性损害。由于医护人员在诊治护理或者言谈及行为上的不慎而造成患者生理、心理上的损害。个别医护人员诊疗护理失误导致的不良事件给患者造成不应有的身体上的痛苦，甚至危及生命。

178. 何谓护理分级？

患者在住院期间，医护人员根据患者病情和（或）自理能力进行评定而确定的护理级别。

179. 何谓自理能力？自理能力如何分级？

自理能力是指在生活中个体照顾自己的行为能力。

自理能力分级如表2.2所示。

表 2.2　患者自理能力分级

自理能力等级	等级划分标准	需要照护程度
重度依赖	总分≤40 分	全部需要他人照护
中度依赖	总分 41~60 分	大部分需他人照护
轻度依赖	总分 61~99 分	少部分需他人照护
无需依赖	总分 100 分	无需他人照护

180. 何谓舒适？舒适包括哪些方面？

舒适是人类的基本需要,指个体身心处于轻松、满意、自在、没有焦虑、没有疼痛的健康、安宁状态中的一种自我感觉。

舒适包括：

(1) 生理舒适:指个体身体上的舒适感觉。

(2) 心理舒适:指信仰、信念、自尊、生命价值等精神需求的满足。

(3) 环境舒适:外在物理环境中适宜的声音、光线、颜色、温度、湿度等使个体产生舒适的感觉。

(4) 社会舒适:包含人际关系、家庭与社会关系的和谐。

181. 造成患者不舒适的常见原因有哪些？

(1) 身体因素:① 疾病所导致的疼痛、恶心、呕吐、发热等造成机体不适;② 疾病造成身体某部位长期受压,或强迫体位等姿势不当;③ 约束带、石膏、夹板等限制患者活动造成不适;④ 长期卧床、昏迷等卫生不良造成身体不洁而不适。

(2) 心理社会因素:焦虑、环境陌生、生活习惯的改变、角色的改变、自尊受损。

(3) 环境因素:包括病室的温度、湿度、光线、声音、异味 、干扰过多、被褥不洁、不良服务态度等使患者不舒适。

182. 什么是疼痛？疼痛的特征有哪些？

疼痛是伴随着现有的或潜在的组织损伤而产生的一种令人不快的感觉和情绪上的感受,是机体对有害刺激的一种保护性防御反应。

疼痛的特征是：

(1) 疼痛提示个体的防御功能或人的整体性受到侵害。

(2) 疼痛是个体身心受到侵害的危险警告,常伴随生理、行为和情绪反应。

(3) 疼痛是一种身心不适的感觉。

183. 试述 WHO 的疼痛分级标准。

WHO 的疼痛分级标准是：

0级:指无痛。

1级(轻度疼痛):平时无疼痛,翻身、咳嗽时有轻度疼痛,但可以忍受,睡眠不受影响。

2级(中度疼痛):静卧时痛,翻身、咳嗽时加剧,不能忍受干扰,要求用镇痛药。

3级(重度疼痛):静卧时疼痛剧烈,不能忍受,睡眠严重受干扰,需要用镇痛药。

184. 护理疼痛患者应注意哪些?

(1) 疼痛的部位和性质,疼痛有无转移或放射,疼痛的程度,患者的表情。

(2) 疼痛开始的时间、持续时间及疼痛的规律。

(3) 疼痛的原因(患者的习惯、性格、心理因素也可能是引起疼痛的客观原因)。

(4) 了解患者经历过的疼痛和减轻疼痛的方法。

(5) 患者的文化程度、社会背景等。

185. 何谓姑息护理?

姑息护理是指患者在所患疾病不能治愈的情况下,由多学科专业合作为患者及其家属提供积极、全面的护理来提高患者的生存质量,以减轻患者的疼痛和其他痛苦症状,姑息护理是临床治疗中不可分割的重要组成部分。

186. 休息对患者有何重要意义?

休息指的是在一段时间内,使身体各部分放松,活动量降低。休息的结果是消除疲劳,重新感到精力充沛,身心舒适。对于患者来说,卧床休息还能缩短疗程,促进疾病痊愈。在休息时可使新陈代谢减缓,全身血液需要量减少,心脏负荷相应减轻,对心脏疾病的治疗有利。人处于卧位时,肝、肾的血流量较站位时多50%,增加了该脏器的营养,也有利于恢复和提高其功能。

187. 何谓人的生理节奏?

人体的许多生理活动都是以周期形态出现,周期循环往复,有节奏地运行,形成节律现象,如心脏搏动、呼吸频率、平滑肌收缩、月经周期等,虽然时间长短不一,但是都体现其周期性。这种周期性的生理活动称为生理节奏。

188. 安排患者的作息时间为什么要考虑生理节奏?

因为任何对生理节奏的干扰,都可以打乱人的"生物钟",从而导致生理、心理的失调。这对患者的舒适和疾病的康复都是不利的。因此在护理程序中安排患者的活动、休息、睡眠、饮食、给药、治疗及一切护理措施时,应尽可能符合患者的生理节奏,以增进其舒适感,促使早日康复。

189. 睡眠时相的构成是什么?慢波睡眠分几期?

根据睡眠发展过程中脑电波变化和机体活动功能的表现,将正常睡眠分为两个时相:非快速动眼睡眠(或正相睡眠,慢波睡眠,nonrapid eye movement sleep,NREMS)和快速动眼睡眠(或异相睡眠,快波睡眠,rapid eye movement sleep,REMS),两者可以相互交替进行。由一个慢波睡眠和一个快波睡眠组成睡眠周期,每个睡眠周期历时平均约 90 分钟。人们每晚的正常睡眠通常经历 4~6 个睡眠周期。

非快速动眼睡眠(或正相睡眠,慢波睡眠)由浅至深又可分为四期(S1~S4期)。第一、二期称为浅睡期,第三、四期称为深睡期。深睡期对恢复您的精神和体力具有重要价值。

在整个慢波睡眠中,以副交感神经活动占优势,可引起心率减慢,血压降低,胃肠活动增加,全身肌肉松弛,但没有张力和活力。

190. 睡眠对患者有何重要意义?

睡眠是休息的一种形式。对人来说,睡眠和醒觉是维持生命所必须的生理现象,两者随着昼夜的变化交替出现,形成规律的生理节奏。睡眠时机体的生理活动降低,意识、感觉和对外反应均减弱,从而得到全身肌肉放松和休息,使体力得到恢复。在进入深睡期机体分泌大量激素能促使组织创伤修复愈合。反之睡眠受到干扰,则导致血液中的内分泌素减少,不仅影响体力和精力的恢复,还会出现很多不良后果。例如,注意力不集中、精神不振、烦躁不安、神经过敏、痛阈降低等。因此帮助患者得到他所需要的适当睡眠是护士的责任之一。

191. 如何帮助患者入眠?

以下方法可助患者入眠:① 为患者创造安静和谐的环境,去除噪音,调节光线,适当通风等;② 帮助患者取舒适体位;③ 给予按摩,以减少肌肉痉挛和僵直;④ 热水泡脚或给予热饮料;⑤ 向患者作睡眠方面的卫生宣教,消除患者失眠的顾虑。

192. 音乐疗法的作用是什么?

音乐是有组织的乐音所表达的一种思想情感,通过听觉途径直接作用于大脑边缘系统的中枢网状结构,再传给大脑皮层,达到改善情绪和行为,调整心血管、消化、呼吸、内分泌等的生理功能活动之效果。

193. 压疮的分期及临床表现是什么？

压疮可分为四期,各期的临床表现如下:

Ⅰ期:淤血红润期——"红、肿、热、痛或麻木,解除压力后持续 30 分钟不褪",在骨隆突处的皮肤完整伴有压之不褪色的局限性红斑。深色皮肤可能无明显的苍白改变,但其颜色可能与周围组织不同。

Ⅱ期:炎性浸润期——"紫红、硬结、疼痛、水疱",真皮部分缺失,表现为一个浅的开放性溃疡,伴有潮湿、红润的伤口床(创面),无腐肉,也可能表现为一个完整的或破裂的血清性水疱。

Ⅲ期:浅度溃疡期——表皮破损、溃疡形成。典型特征:全层皮肤组织缺失,可见皮下组织暴露,但骨头、肌腱、肌肉未外露,有腐肉存在,但组织缺失的深度不明确,可能包含有潜行和窦道。

Ⅳ期:坏死溃疡期——侵入真皮下层、肌肉层、骨面、感染扩展,典型特征:全层组织缺失,伴有骨、肌腱或肌肉外露,伤口床的某些部位有腐肉或焦痂,常常有潜行或窦道。

无法分期的压疮,其典型特征是全层组织缺失,溃疡底部有腐肉覆盖(黄色、黄褐色、灰色、绿色或褐色),或者伤口床有焦痂附着(碳色、褐色或黑色)。

194. 预防压疮的原则是什么？

预防压疮是护理工作的重要内容之一,其原则是:① 防止局部组织长期受压;② 促进局部组织血液循环;③ 减少局部皮肤刺激和摩擦;④ 改善全身营养,增强抵抗力。

195. 口腔护理的临床意义是什么？

口腔是病原微生物侵入人体的途径之一,口腔的温度、湿度和食物的残渣适宜微生物生长繁殖,健康人机体抵抗力强,且唾液含有溶菌酶,有杀菌作用,一般不引起发病。当人患病时,抵抗力低,饮水、进食减少,唾液分泌也减少,为口腔内微生物大量繁殖创造条件,易引起口腔炎症、口臭,影响食欲与消化功能,造成局部疼痛甚至引发全身疾病。因此,必须加强对患者的口腔护理。

196. 体温是怎样产生的？

体温为三大营养物质(糖、脂肪、蛋白质)在体内氧化分解过程中以及器官活动时所产生的热能。人体进行新陈代谢,不断地产生热量,部分变为体热,以维持体温,同时又不断地把热量散发到体外。正常的体温就是靠神经、体液因素的调节作用,使产热和散热这两个过程达到相对平衡。

197. 机体通过哪些方式散热?

（1）辐射散热:热由一个物体表面通过电磁波的形式传至另一个与它不接触物体表面的一种方式。

（2）传导散热:机体的热量直接传给同它接触的温度较低的物体的一种散热方式。例如,临床使用冰帽、冰袋为高热患者降温。

（3）对流散热:通过气体或液体的流动来交换热量的一种散热方式,是传导散热的一种特殊形式。例如,用电扇进行降温。

（4）蒸发散热:蒸发是液体变为蒸汽的过程,在外界温度等于或高于体温而不能借助辐射、传导及对流方式散热时,则借助蒸发进行散热,人体每 1 克水转化为蒸汽时要吸收 2511J（即 0.6 千卡）热量,可以借助汗液蒸发带走大量体热。

198. 何谓发热? 何谓过热?

发热是指在致热原的作用下,使体温调定点上移而引起的调节性体温升高。发热时,其体温的升高是产热增加和散热减少的结果,故体温（直肠温度）变化与皮温变化方向相反。

过热是指非调节性体温升高,调定点并未发生移动,而是由于体温调节障碍（如体温调节中枢损伤）,或散热障碍（鱼鳞病和环境高温所致的中枢等）及产热器官异常（如甲状腺功能亢进）等,体温调节机构不能将体温控制在与调定点相适应的水平上,是被动的体温升高。过热时,在体温升高的同时伴有散热功能的增强,故体温（直肠温度）变化与皮温变化方向一致。

发热是机体对致热源作用所产生的一个主动过程,而过热是被动性反应。因此,发热与过热既有联系,又有严格的区别,两者不能混为一谈。

199. 发热过程可分哪三个阶段?

（1）体温上升期:其特点是产热大于散热,体温上升。这时体内分解代谢增长,产热增加,口腔和直肠温度升高,但由于皮肤血管收缩,皮肤温度反而降低,刺激温觉感受器,产生皮肤苍白寒冷的感觉。由于皮肤温度降低,可通过反射作用引起咀嚼肌、上肢、背部等肌群收缩发生颤抖。

（2）高热持续期:其特点是产热和散热在较高水平上趋于平衡,体温维持在较高状态,持续时间长短因病而异,数小时、数日、数周不等。散热的加强主要是通过皮肤血管扩张,体表血流量增加来完成的。因而皮肤发红、发烫,尤以面部最为明显,略有出汗,同时呼吸加深加快。

（3）退热期:特点是散热增加而产热趋于正常。由于致热原逐渐消失,同时体温调节中枢的机能也逐渐趋于正常,通过皮肤血管的进一步舒张,使得皮肤温度增加,引起汗腺分泌增加,散热超过产热,体温开始下降。

200. 体温热型有几种?各有何特点?

(1) 稽留热:体温常达 39 ℃以上,持续数日或数周,每昼夜变动范围在 1 ℃以内。常见于急性传染病如伤寒、大叶性肺炎。

(2) 弛张热:体温在 39 ℃以上,每昼夜变动范围在 2 ℃以上,日最低温度高于正常值。多见于化脓性疾病、败血症、渗出性胸膜炎等。

(3) 间歇热:高热期和无热期交替出现,见于疟疾、淋巴瘤。

(4) 不规则热:体温变动无一定规律,持续时间不定,见于流行性感冒、癌性发热等。

201. 常用的物理降温方法有哪些?

常用的物理降温方法有:① 冰敷降温;② 冰帽降温;③ 冷湿敷降温;④ 温湿敷降温;⑤ 温水擦浴降温;⑥ 温水酒精擦浴降温;⑦ 冰毯机降温;⑧ 化学致冷袋降温;⑨ 退热贴;⑩ 半导体降温帽。

202. 高热患者体温骤降时为什么要加强观察?

高热患者体温骤降时,常伴有大量出汗,以致造成体液大量丢失。年老体弱及心血管患者极易出现血压下降、脉搏细速、四肢厥冷等虚脱或休克症状,应注意观察。一旦出现上述情况,应立即配合医生及时处理。不恰当地使用解热剂,亦可出现类似情况,故对高热患者应慎用解热剂。

203. 冷敷、热敷的止痛原理是什么?

温热刺激能降低痛觉神经的兴奋性,改善血液循环,减轻炎性水肿及组织缺氧,加速致痛物质(组织胺等)的运出,促进渗出物的吸收,从而解除对局部神经末梢的压力。

冷疗可抑制细胞的活动,使神经末梢的敏感性降低而减轻疼痛,冷敷可使血管收缩,毛细血管通透性降低,减轻局部充血,消除因压力而引起的疼痛。

204. 局部热疗的禁忌证有哪些?

(1) 急腹症尚未明确诊断前不宜用热疗,因为热疗会使疼痛减轻,从而掩盖病情,影响诊断及治疗,有引发腹膜炎的危险。

(2) 面部危险三角区感染、化脓,不宜应用热疗,以免促使局部血流增多,导致细菌随血流进入颅内,造成颅内感染和败血症。

（3）各种脏器的内出血或出血性疾病，切不可应用热疗，以防血管扩张，增加脏器血流量而加重出血。

（4）足部软组织扭伤或挫伤初期（48小时内）禁热敷，因热敷促进血液循环，增加皮下出血及疼痛。

（5）皮肤有湿疹者。

（6）细菌性结膜炎。因热敷后可使局部温度升高，有利于细菌繁殖和分泌物增多而加重眼病。

205. 在局部冷疗过程中，应如何观察患者？

必须严密观察患者的皮肤颜色和感觉，因为短时间局部冷疗，会使皮肤毛细血管收缩，然后扩张，继之受冷部位循环受抑制，组织细胞代谢降低。如果持续冷疗，则局部营养、功能及细胞代谢都会发生障碍，严重者可引起冻伤。所以用冷疗的时间一般不得超过20分钟。

206. 酒精擦浴降温的原理是什么？

酒精是一种挥发性的液体，它擦在皮肤上会迅速蒸发，吸收和带走机体大量的热；另一方面，酒精具有刺激皮肤血管扩张的作用，擦浴时又用按摩方法刺激血管被动扩张，故其散热能力较强。降温时常采用酒精擦浴。

207. 酒精擦浴的禁擦部位有哪些？为什么？

使用酒精擦浴时，应禁擦颈后、胸前区、腹部及足底。因为这些部位对冷的刺激较敏感，可引起反射性血管收缩，影响散热，或引起一过性冠状动脉收缩、腹泻等不良反应。

208. 用冰槽降温防止脑水肿的机理是什么？

可以降低脑组织的代谢率，减少其耗氧量，提高脑细胞对缺氧的耐受性，减慢或制止其损害的进展，以利于脑细胞的恢复。

209. 脉搏是怎样形成的？

当心脏窦房结发出兴奋冲动，左心室收缩，将血射入已经充满血液的主动脉时，动脉壁扩张以适应增加的压力。随着主动脉的扩张发出一个个波，经过动脉系统的管壁，触诊时能够感到有节律的冲击或轻叩，这种感觉称为脉搏。

210. 临床常见的异常脉搏有哪几种？

（1）脉率异常。成人脉搏每分钟超过100次，称为速脉。每分钟少于60次，称为缓脉。

（2）节律异常。常见的有：① 间歇脉。指在一系列正常规则的脉搏中，出现一次提前而较弱的脉搏，其后有一较正常延长的间歇（代偿间歇）；每隔一个或两个正常搏动后出现一次期前收缩，前者称二联律，后者称三联律。② 脉搏短绌。指在同一单位时间内脉率少于心率，简称绌脉。

（3）强弱异常。① 当左心室收缩力较强、血管充盈度较高、脉压较大时，则脉搏强大，称为洪脉；② 如心搏排血量少，外围阻力大者，称为细脉或丝脉；③ 节律正常，而强弱交替出现的脉搏，称为交替脉；④ 水冲脉。脉搏骤起骤降，急促而有力；⑤ 重搏脉。指正常脉搏波在其下降支中有一重复上升的脉搏波，但比脉搏波的上升支低，不能触及。在某些病理情况下，此波增高可触及；⑥ 奇脉。指吸气时脉搏明显减弱或消失。

（4）动脉壁异常。动脉壁弹性减弱且不光滑，呈迂曲状。

211. 心律与心率有何不同？

心律：是指心脏搏动的节律，正常人心脏受窦房结冲动发出的心跳节律是规则的，称为窦性心律。如果不整齐，就叫心律失常。

心率：是指心脏每分钟搏动的频率，即每分钟心跳的次数。健康成人的心率为60～100次/分，大多数为60～80次/分，女性稍快；3岁以下的小儿常在100次/分以上；老年人偏慢。

212. 临床常见的几种异常呼吸及其特点是什么？

（1）频率异常：呼吸过速，每分钟超过24次，常见于呼吸循环系统疾病及高热缺氧等患者。呼吸过缓，每分钟少于12次，常见于巴比妥类药物中毒、颅内压增高。

（2）深浅度异常：呼吸的深度增加称为呼吸过度。深大带鼾声的呼吸见于糖尿病昏迷、脑出血、尿毒症、代谢性酸中毒等。浅而快的呼吸见于呼吸肌麻痹、胸膜或胸壁疾病以及外伤。

（3）性质异常：呼吸费力称为呼吸困难。呼吸困难时患者常表现焦虑，用辅助肌帮助呼吸，鼻翼扇动，口唇紫绀，端坐呼吸。呼吸有喧声，称为鼾声呼吸，鼾声呼吸提示呼吸道狭窄或者其中有液体存在。

（4）节律异常：潮式呼吸。呼吸运动逐渐加深加快，达到最高强度后，又逐渐减弱然后呼吸暂停，经十几秒钟后又重复出现上述现象。如此反复交替出现而形成周期性呼吸节律变化，为病情危重指征。

213. 血压是怎样形成的？影响血压的生理因素有哪些？

血液在血管内流动时对单位面积管壁的侧压力谓之血压。压力来源于左心室收缩产生的推动力,使血液在一个封闭的血管系统中流动;另一方面来源于血管系统对血流的阻力。当心脏收缩时,动脉血压达到最高值,称为收缩压;心脏舒张时,血压降低,在舒张末期血压降至最低值,称为舒张压。二者之差为脉压。

影响血压的生理因素有:① 心脏的收缩力与排血量;② 大动脉管壁的弹性;③ 全身各部细小动脉的阻力及血液的黏稠性;④ 有效循环血量;⑤ 心率。

214. WHO 对成人高血压的诊断标准是什么?

WHO 规定成人高血压的诊断标准分别为:

(1) 正常血压:收缩压<16.0 kPa(即 120 mmHg),舒张压<10.7 kPa(即 80 mmHg)。

(2) 正常高值:收缩压 16.0~18.5 kPa(即 120~139 mmHg),舒张压 10.7~11.9 kPa(即 80~89 mmHg)。

(3) 轻度高血压:收缩压 18.6~21.2 kPa(即 140~159 mmHg),舒张压 12~13.2 kPa(即 90~99 mmHg)。

(4) 中度高血压:收缩压 21.3~23.8 kPa(即 160~179 mmHg),舒张压 13.3~14.5 kPa(即 100~109 mmHg)。

(5) 重度高血压:收缩压≥24 kPa(即 180 mmHg),舒张压≥14.6 kPa(即 110 mmHg)。

215. 观察脉压的临床意义是什么?

脉压正常值为 4~5.33 kPa(即 30~40 mmHg)。

脉压增大见于主动脉瓣关闭不全、高血压、甲状腺功能亢进症、严重贫血等。

脉压减小见于低血压、心包积液、缩窄性心包炎、严重二尖瓣狭窄、主动脉瓣狭窄、重度心功能不全等。

216. 为什么测量血压的袖带长、宽有标准度要求?

测量血压的袖带标准(成人)长度 24 cm,宽度 12 cm。袖带过窄所测得的血压值偏高,过宽则偏低。因为压力强度与受力面积成反比,袖带过窄需较高的空气压力才能阻止动脉血流,故值偏高。

217. 测量血压要做到哪四定?

定时间、定体位、定血压计、定测量肢体。

218. 观察瞳孔的临床意义是什么?

瞳孔正常直径一般为 3~4 mm。瞳孔扩大常见于青光眼,阿托品、可卡因等药物影响,中枢性损伤,濒死状态等。瞳孔缩小常见于有机磷、毒蕈中毒,毛果云香碱、吗啡、氯丙嗪等药物反应,虹膜炎,桥脑出血等。两侧瞳孔大小不等,提示颅内病变,如脑外伤、脑肿瘤、中枢神经梅毒、脑疝等。瞳孔对光反应迟钝或消失,多见于昏迷患者。

219. 氧疗的目的是什么?

氧疗就是供给患者氧气。通过给氧,可提高血氧饱和度和动脉血氧分压,纠正由各种原因所造成的缺氧状态,促进代谢。它是维持机体生命活动的一种治疗方法。

220. 用氧的注意事项是什么?

(1) 注意安全,做好"五防",即防火、防震、防热、防油、防空。

(2) 使用氧气时,应先调节流量后再应用;停氧时,先拔出导管,再关闭氧气开关。

(3) 在用氧过程中,要注意观察缺氧状况有无改善、氧气装置有无漏气、管道是否通畅。

(4) 氧气筒内氧气不可用尽,压力表上指针降至 $0.5\text{MPa}(5\ \text{kgf/cm}^2)$ 时,不可再用。对未用或已用空的氧气筒,应分别悬挂标志。

(5) 吸入的氧必须维持一定的湿度。

(6) 防止交叉感染。给氧装置的导管、鼻塞、湿化瓶等,应定时更换,并清洁消毒。

221. 缺氧的类型和原因有哪些?

(1) 血氧低张性缺氧:由于空气中氧分压过低,呼吸功能障碍,动静脉血液分流引起。

(2) 血液性缺氧:由于血液携氧能力降低或发生障碍引起,见于贫血、一氧化碳中毒等。

(3) 循环性缺氧:由心功能不全、休克等致血液流速减慢、血流量减少而引起。

(4) 组织中毒性缺氧:由于氧的利用依赖于一系列氧化还原酶的参与,当某些物质抑制了氧化还原酶,导致组织不能充分利用氧时,即发生组织中毒性缺氧。

222. 如何区分缺氧程度?

缺氧程度通常分为轻度、中度、重度三级,列于表 2.3。

表 2.3 患者缺氧程度分级表

程度	呼吸困难状况	紫绀	神志	氧分压（kPa）	血氧饱和度
轻度	不明显	无	清	>6.7	>80%
中度	明显	明显	正常或烦躁	4.0～6.7	60%～80%
重度	三凹征明显	严重	失去正常活动能力、浅昏迷或昏迷	<4.0	<60%

223. 吸氧浓度和氧流量如何换算？

吸氧浓度(%)＝[21＋4×氧流量(L/min)]%

式中,21 指的是空气中氧浓度(20.93%),4 为系数。

224. 如何由氧气筒内氧气的贮存量推出可供应时数？

采用法定计量单位计算氧气供时数 t 的方法为：

$$t(h) = \frac{\text{氧气筒容积(L)} \times \frac{(\text{压力表所示压强数} - 0.5)(MPa)}{0.1(MPa)}}{\text{每分钟流量(L)} \times 60(\text{分钟})}$$

例如:已知压力表所指压强数为 10MPa,氧气筒容积为 40L,每分钟流量为 3L,则可供时数：

$$t = \frac{40 \times (10 - 0.5)/0.1}{3 \times 60} \approx 21.1(h)$$

注:过去压力单位曾经用 kgf/cm^2 等,$1kgf/cm^2 = 98066.5Pa$。此时,可供时数计算公式为：

$$t(h) = \frac{\text{氧气筒容积(L)} \times [\text{压力表所示压强} - \text{应保留压强(标准为 5)}](kgf/cm^2)}{1kgf/cm^2 \times \text{每分钟流量} \times 60(\text{分钟})}$$

225. 何谓氧中毒？

氧气吸入时,吸氧浓度对纠正缺氧十分重要。若氧浓度高达 70%,持续 24 小时～48 小时,可发生肺实质性损害:肺泡毛细血管淤血,肺泡膜增厚,间质或肺泡内水肿,肺泡出血等氧中毒症状。临床表现为咳嗽、咯血、倦怠、呕吐、胸痛、手脚麻木、脉搏减慢、血压下降等。故应采取间断吸氧。

226. 为什么对慢性肺心病患者应采用低流量连续吸氧？

慢性肺源性心脏病患者,在缺氧时常伴有二氧化碳潴留,此时,呼吸中枢对二氧化碳的敏感性降低,主要靠缺氧刺激化学感受器反射性地兴奋呼吸中枢,若给予高浓度吸氧,这种缺氧刺激消失,结果呼吸反而受抑制,二氧化碳潴留更为严重,可发生二氧化碳麻醉,甚至呼吸停止。故给氧时须给予低浓度(24%～28%),低流量(1～2 L/min)持续吸氧,这样既可缓解缺氧,又可避免二氧化碳潴留,还可提高通气量。

227. 急性左心衰肺水肿患者吸氧时,为什么湿化瓶内需盛酒精?

急性左心衰肺水肿患者呼吸困难,咯带有粉红色泡沫样痰,在氧气湿化瓶内盛酒精(20%～30%),可减低肺泡内泡沫表面张力,使其破裂,消除泡沫,改善通气,缓解症状。吸氧时应给予高流量(4～6 L/min)。

228. 超声雾化吸入的原理是什么?

当超声波发生器输出高频电能时,使水槽底部晶体换能器发生超声波声能,作用于雾化罐内的液体,破坏药液表面的张力和惯性成为微细的雾滴,通过导管输送给患者。因雾化器电子部分产热,对雾化液轻度加温,使患者感到吸入温暖舒适的气雾。

229. 正常成人每日每千克体重需要蛋白质、糖、脂肪各多少? 它们各产生多少热量?

(1) 蛋白质:是构成人体的主要原料。成人每日每千克体重需要量为 1.5 g,1 g 蛋白质产热 17.2 kJ(即 4.1 千卡)。

(2) 糖:为体内热量的主要来源。成人每日每千克体重需要量为 10～12 g,1 g 糖产热 17.2 kJ(即 4.1 千卡)。

(3) 脂肪:也为热量的主要来源。可保持体温,保护脏器,为构成组织细胞的重要成分。成人每日每千克体重需要量为 1 g,1 g 脂肪产热 37.7 kJ(即 9 千卡)。

230. 高热患者为什么要补充营养和水分?

高热时由于迷走神经兴奋性减低,使胃肠蠕动减弱,消化液生成和分泌减少而影响消化和吸收。另一方面分解代谢增加,蛋白质、碳水化合物、脂肪和维生素等物质大量消耗,导致机体消瘦、衰弱和营养不良。高热可致水分大量丧失。因此高热患者必须补充高营养易消化的食物,多饮水以利于毒素排泄。

231. 哪些患者应注意蛋白质的供给量?

发热、结核、贫血、肝炎、溃疡病、大手术后、烧伤和患其他慢性消耗性疾病的患者,都需要高蛋白饮食。急性肝肾功能衰竭时,血内非蛋白氮增高,应给低蛋白饮食。

232. 哪些患者饮食中的脂肪量应增高? 哪些患者饮食中的脂肪量应减少?

营养不良和体重过轻的患者应增加脂肪摄入量。肝胆疾病、腹泻、胰腺炎、高脂血症、高血压、冠心病及体重偏高的老年人应减少脂肪摄入量。

233. 为什么肝昏迷患者应限制蛋白质的摄入量？

肝昏迷主要是因为血氨增高,氨主要由食物中的蛋白质被肠道细菌分泌的氨基酸氧化酶分解而产生。肝功能严重损害时,肝脏不能通过鸟氨酸循环将氨转变成尿素,然后经肾脏排出体外。故肝昏迷患者应限制蛋白质摄入,以减少氨的产生和吸收,有利于肝细胞的再生与恢复。

234. 何谓治疗饮食？它的种类有哪些？

治疗饮食是指在基本饮食的基础上,适当调节热能和营养素,以达到治疗或辅助治疗的目的,从而促进患者的康复。治疗饮食种类包括:高热量饮食、高蛋白饮食、低蛋白饮食、低脂肪饮食、低胆固醇饮食、低盐饮食、无盐低钠饮食、高纤维素饮食、少渣饮食9类。

235. 何谓要素饮食？其特点为何？

要素饮食是可以不经消化而直接吸收的高营养饮食,或称元素饮食。即使在没有消化液的情况下,也可以由小肠完全吸收。要素饮食的特点是营养价值高,营养成分全面而平衡,成分明确,无渣滓,不含纤维素,有压缩性,排粪少,携带方便,易保存。

236. 哪些患者需要记录液体出入量？其意义是什么？

正常成人每天进水量约2000～2500 mL。液体的排出主要通过呼吸、皮肤蒸发及尿和粪便排出。正常人每天排出水的总量和摄入水的总量大致相等。人患病时,体液的平衡可受到影响,特别是大失血、休克、昏迷、高热及某些大手术后的患者或患有心、肝、肾功能障碍等的重病者,要详细地记录液体出入量,以便了解病情,及时提出相应的处置措施,保持液体平衡。

237. 人体各种消化液日分泌量的正常值是多少？

(1) 唾液:约1500 mL。

(2) 胃液:约2500 mL。

(3) 胆汁:约500 mL。

(4) 胰液:约700 mL。

(5) 小肠液:约300 mL。

238. 如何给昏迷患者插鼻饲管？

昏迷患者因吞咽反射及咳嗽反射消失不能合作,而反复插管可致声带损伤与声门水肿。为了提高昏迷患者插管的成功率,可将胃管自鼻孔插至 14～16 cm 处,再以左手托起患者头部,使下颌靠近胸骨柄,以加大咽部通道的弧度,便于管端沿后壁滑行,然后徐徐插入至所需长度。

239. 判断胃管已插入胃内的方法有哪几种?

有三种方法:① 能抽出胃液;② 经胃管内注入 20 mL 空气,同时剑突下(胃部)听诊有气过水声;③ 胃管末端放水中无大量气泡逸出。

240. 对呕吐患者应观察哪些方面?

对呕吐患者应观察其呕吐次数及呕吐物的性状、量、色、味。

(1) 性状:一般呕吐物含有消化液及食物,偶有呕吐寄生虫者,颅内压增高时呈喷射状呕吐。

(2) 量:若呕吐量超过胃容量(成人约 300 mL),应考虑有无幽门梗阻或其他异常。

(3) 颜色:若呕吐物含血,呈鲜红色,可能为急性大出血;出血时间相对缓慢时,血液与胃酸及胃内容物发生反应,则呕吐物含血呈咖啡色;若胆汁反流入胃,呕吐物呈黄绿色;若呕吐物呈暗灰色,表示胃内容物有腐败性改变,且系长期贮留于胃内。

(4) 味:一般呕吐物呈酸味。呈碱味可能为胃内出血;胆汁反流时呈苦味;腐败味可能为幽门梗阻;呈粪臭味可能为肠梗阻。

241. 从哪些方面观察患者的粪便?

应包括粪便的颜色、气味、性质及量。正常粪便含胆色素呈黄褐色,且柔软成形。食用大量蔬菜后粪便可呈绿色,服用铁剂药物或某些中药后可呈黑色。因细菌发酵和腐败作用,故粪便有臭味。粪便中若存有血、脓液、寄生虫、黏液或排便次数过多,均为异常。

242. 尿潴留与尿闭有何区别?

尿潴留通常是指尿不能从膀胱排出而潴留在膀胱内的现象。尿闭是肾功能障碍而没有尿液滤出,24 小时内尿量少于 100 mL。

243. 尿标本为什么应在清晨留取?

因清晨排出的尿浓度较高,尿量及各种成分的含量都比较稳定,且没有受到食物的影响,pH 值最低,有利于保持有形成分,如细胞和管型的完整,故检验较正确。

244. 下列导管成人使用时,插入深度各是多少?

(1) 胃管插入 45～55 cm。

（2）女患者导尿管插入 4～7 cm，男患者导尿管插入 20～22 cm。

（3）大量不保留灌肠肛管插入 7～10 cm，小儿插入 4～7 cm；清洁灌肠插入 10～15 cm。

（4）肛管排气插入 15～18 cm。

245. 为什么青霉素要现用现配？

为了防止或减少过敏反应的发生。因为青霉素溶液在室温下超过 4 小时其效价迅速降低，其青霉素 G 分子在水溶液中很快经过分子重排而成为青霉素稀酸，注入人体后，它和人体蛋白质上的氨基结合成全抗原，易引起过敏反应。

246. 青霉素过敏反应的主要临床表现有哪些？

青霉素过敏反应的主要临床表现有药疹、药物热和过敏性休克等，可见速发反应和迟缓反应两种形式。

（1）速发反应：在做皮试或注射后数秒钟或数分钟即出现全身过敏反应，有时呈闪电式发生。表现为胸闷、心悸、口舌发麻、气短、呼吸困难、紫绀、面色苍白、出冷汗、四肢厥冷、脉弱、血压急剧下降，继之则神志丧失、大小便失禁、昏迷或抽搐。

（2）迟缓反应：注射后数小时或两三天后才出现红疹，偶有用药后数日突然发生过敏性休克者。

247. 怎样预防青霉素过敏反应？

（1）询问有无青霉素过敏史后再做过敏试验。凡有过敏史者，禁忌做过敏试验。

（2）过敏试验阳性者禁用。

（3）患者曾使用过青霉素，停药 3 天后如仍需注射青霉素，或使用过程中更换药物批号时，均应重新做过敏试验。

（4）青霉素水溶液应现用现配。

（5）青霉素阳性反应者，应在病历上做特殊标记并告之患者及其家属。

248. 青霉素过敏性休克的抢救要点有哪些？

（1）立即停药，迅速就地平卧。

（2）用 0.1％盐酸肾上腺素 0.5～1 mL 皮下注射，同时可静脉注射地塞米松或氢化可的松。

（3）注射抗组织胺类药物，如盐酸异丙嗪、苯海拉明等。

（4）保暖，吸氧，若血压不回升，可用右旋糖酐扩充血容量及用升压药。

（5）呼吸抑制可以用呼吸兴奋剂，必要时行人工呼吸或气管切开。

（6）心脏骤停时即行胸外心脏按压，必要时心内注射强心剂。抢救时应密切观察意识状态，T、P、R、BP（即体温、脉搏、呼吸、血压）、尿量等病情变化，采取相应急救措施。

249. 处理过敏性休克为什么要首选肾上腺素？

过敏性休克时小血管通透性升高，引起血压下降，支气管平滑肌痉挛，引起呼吸困难。肾上腺素通过激动 α、β 受体，既可收缩血管、兴奋心脏、升高血压，又可松弛支气管平滑肌，减少过敏介质释放，消除支气管黏膜水肿，从而缓解过敏性休克的症状。因此，治疗过敏性休克宜首选肾上腺素。

250. 长期应用链霉素会出现哪些毒性反应？

长期应用链霉素能引起眩晕、恶心、呕吐、耳鸣、皮疹、口腔炎、舌炎、全身麻木、抽搐、肌肉无力、尿中偶见蛋白及管型。

251. 链霉素、破伤风抗毒素及细胞色素 C 皮试液的浓度各为多少？

链霉素皮试液每毫升含 2500 国际单位，破伤风抗毒素每毫升含 150 国际单位。细胞色素 C 每毫升含 0.75 mg。

252. 抢救链霉素过敏性休克时，为什么要用氯化钙或葡萄糖酸钙？

因链霉素可与钙离子结合，使链霉素的毒性减轻或消失，因此当出现链霉素过敏反应时，要用氯化钙或葡萄糖酸钙。

253. 何谓输液泵？

输液泵是一种微型电脑装置的输液控制泵。不仅可以保持稳定的滴速，而且能够显示已输入的液量。其点滴速度可控制在 $1 \sim 300$ mL/h，精确度极高。输液完毕能自动报警关闭，明显提高了输液的效能，常用于小儿及危重患者。

254. 何为 PICC？

经外周静脉置入中心静脉导管（peripherally inserted central cathete，简称 PICC），经上肢贵要静脉、肘正中静脉、头静脉、肱静脉、颈外静脉（新生儿还可通过下肢大隐静脉、头部颞静脉、耳后静脉等）穿刺置管，导管尖端位于上腔静脉或下腔静脉的导管。

255. 如何预防外周静脉留置针致静脉炎？

（1）严格无菌操作。

（2）严格检查留置针的包装及有效期。

（3）皮肤消毒的面积应大于 8 cm²。

（4）尽量选大血管（直径 3 mm），避免选患肢。

（5）尽量避免下肢静脉留置针，特殊情况下要在下肢穿刺，输液时抬高下肢 20°～30°，以加快血液回流，缩短液体在下肢静脉滞留时间，减轻对下肢静脉的刺激。

（6）连续输液者应每日更换输液器一次。

（7）封管后的留置针启用时，如有不畅，应用注射器抽回血后再接液体。不宜用力将血凝块推入血管内。

（8）留置针留置时间不宜过长，一般 5 天为宜。

256. 为什么氯化钾不能直接由静脉推注？静脉补钾的"四不宜"原则是什么？

因为高浓度的氯化钾从静脉注射，可使血液钾离子突然升高，引起高血钾症，从而抑制心肌，甚至引起心跳骤停，故氯化钾必须加入液体内缓慢滴入静脉。

静脉补钾的"四不宜"原则是：

（1）不宜过浓，一般用 0.3% 的氯化钾液。

（2）不宜过快，每小时不超过 1 g 的速度。

（3）不宜过多，每日不超过 6 g。

（4）不宜过早，肾功能不良未纠正前不能补钾（见尿补钾）。

257. 对静脉输液患者应观察什么？

（1）患者有无输液反应和输液的滴速。

（2）滴入是否通畅，针头或输液管有无漏液，针头是否脱出、阻塞、移位，输液管有无扭曲、受压等。

（3）患者局部皮肤有无渗漏。

258. 如何计算静脉输液点滴速度？

（1）已知每小时输入量，计算每分钟滴数。

每分钟滴数＝（每小时输入量×15 滴/mL）/60 min

【例】 每小时输入 200 mL，计算每分钟滴数。

每分钟滴数＝（200 mL×15 滴/mL）/60 min＝50 滴/min

（2）已知每分钟滴数，计算每小时输入量。

每小时输入量＝（每分钟滴数×60 min）/ 15 滴/mL

【例】 每分钟 50 滴，计算每小时输入量。

每小时输入量＝（50 滴/min×60 min）/ 15 滴/mL＝200 mL

259. 抽取血标本时怎样防止溶血？

（1）应用一次性注射器，试管必须清洁、干燥，不可用酒精及乙醚消毒，以免引起溶血。

（2）采血时应选择较明显的血管，止血带缚捆时间不宜过久，针头不要过细，抽力不要过猛。采出血液后应先将针头取下，再将血液沿着试管壁缓缓注入管内，切勿将血液泡沫注入。

（3）采取抗凝血液时应注入含有草酸钾或其他抗凝剂的小瓶中，并立即平放于手心旋转混合约1分钟，使抗凝剂充分溶于血中，才能起到抗凝作用。

（4）凝血酶元、血球压积测定有专用的抗凝剂小瓶。

（5）送标本应贴好标签，注明姓名、科室、床号及检验项目等。

（6）采血标本应立即送检，如果不能及时检查，那么应放冰箱或冰水中暂时保存，但不可结冻，否则易在溶化后有部分溶血。

260. 加抗凝剂的血标本与不加抗凝剂的血标本如何区别？

加抗凝剂的血标本形成血浆，不加抗凝剂的血标本则分离出上清液——血清。二者主要区别是血清中不含纤维蛋白元。

261. Rh 阴性者第一次接受 Rh 阳性血液后为什么不会发生溶血反应？

因为 Rh 阴性者第一次接受 Rh 阳性血液后，可在其血清中产生 Rh 阳性抗体，此时，不会发生溶血反应，若再次输入 Rh 阳性血液时即可发生凝集而造成溶血反应。

262. 输同型血为什么要做交叉配血？

因血液除按 A、B 凝集元划为 A、B、O 血型系统外，还有其他凝集元，如 Rh 因子及亚型存在，因此输同型血仍可出现凝集反应，必须先做交叉配血，方可保证输血安全。

263. 为什么输血浆时不要做交叉配血？

血浆中不含血细胞，无凝集元，不会发生凝集反应，所以不需做交叉配血。

264. 为什么大量输血后要补钙？

在采血时，要加入枸橼酸钠抗凝剂，枸橼酸钠中的枸橼酸根离子能与血液中钙离子结合形成可溶性络合物，使血中游离钙离子减少，故应补钙。

265. 何谓溶血反应？其原因有哪些？

由于异型输血等原因，使血液中红细胞凝集，堵塞毛细血管，影响供血和造成组织缺氧,继之红细胞溶解,大量血红蛋白散布到血浆及进入肾小管中,导致机体出现一系列病理改变和临床症状。发生溶血反应的原因有:① 输血前红细胞已变质溶解;② 输入异型血;③ Rh 因子系统不同所致。

266. 输血时出现溶血反应的主要症状有哪些?

主要症状分三个阶段:

第一阶段:由于红细胞凝集成团,阻塞部分小血管,引起四肢麻木、腰背剧痛、胸闷、发抖、紫绀、心悸及血压下降。

第二阶段:由于凝集的红细胞发生溶解,大量血红蛋白散布到血浆中,出现黄疸和血红蛋白尿。

第三阶段:由于大量的血红蛋白通过血浆进入肾小管,遇酸性物质而变成结晶体阻塞肾小管,临床上出现急性肾功能衰竭,尿少甚至无尿,严重者可导致死亡。

267. 何谓亚冬眠疗法?

亚冬眠疗法是一种利用冬眠药物治疗疾病的方法,主要用于持续高热,反复抽搐患者。冬眠药物有降温、镇静、止痉作用,减少人体代谢消耗的需要,特别是可减低脑组织的新陈代谢和氧的需要量,从而提高脑细胞对缺氧的耐受性,减轻脑组织的损害。具体用法是:氯丙嗪和异丙嗪每次每千克体重各 $0.5\sim1.0$ mg,肌肉注射,每 $4\sim6$ 小时一次,辅以物理降温,争取短时间内将体温维持在 37.5 ℃左右。冬眠时间一般控制在 $12\sim24$ 小时。

268. 试述脱水剂治疗的护理要点。

(1) 应静脉注射或以 $60\sim100$ 滴/min 快滴。

(2) 如有心衰,在给药前应积极纠正,并适当地减少剂量和减慢给药速度。

(3) 输入液总量(不包括脱水剂量)一般不超过全日需要量,即小儿每日 $40\sim60$ mL/kg;成人 $<1500\sim2500$ mL/日,维持在轻度脱水状态,对降低颅内压较有利。对明显脱水酸中毒者,则应边脱边补,大量应用脱水剂后,注意检查血清电解质,并给予补充调整。

(4) 每次用脱水剂 $1\sim2$ 小时后,如果患者出现烦躁现象,可能为尿潴留所致,应及时帮助排尿。

二、预防保健与公共卫生

269. 试述我国卫生工作方针。

我国卫生工作方针是：以农村为重点，预防为主，中西医并重，依靠科技和教育，动员全社会参与，为人民健康服务，为社会主义现代化建设服务。

270. 试述世界卫生组织(WHO)对健康的定义。

WHO对健康的定义：健康不仅是没有疾病和虚弱，而且是个体在身体上、精神上、社会适应上的完好状态。

271. 人类健康的十条标准是什么？

(1) 有足够充沛的精力，能从容不迫地应付日常生活和工作压力，而不感到过分紧张。

(2) 处事乐观，态度积极，乐于承担责任，事无巨细不挑剔。

(3) 善于休息，睡眠良好。

(4) 应变能力强，能适应环境的各种变化。

(5) 能够抵抗一般感冒和传染病。

(6) 体重适当，身体均匀，站立时头、臂、臀位置协调。

(7) 眼睛明亮，反应敏锐，眼睑不发炎。

(8) 牙齿清洁，无空洞，无痛感，齿龈颜色正常，无出血现象。

(9) 头发有光泽，无头屑。

(10) 肌肉、皮肤富有弹性，走路感觉轻松。

272. 何谓初级卫生保健？基本内容是什么？

初级卫生保健是指由基层卫生人员为社区居民提供最基本、必需的卫生保健服务。

初级卫生保健的基本内容是增进健康，预防疾病，治疗病伤和康复服务。目的为了协助人人得到卫生保健，并能从整体角度来解决个人、家庭和社区的健康问题。

273. 初级卫生保健的四项原则是什么？

(1) 提供最基本的、必需的卫生服务。

（2）居民充分参与，用个人和家庭能够接受的方法，国家和社区能够筹集到的资金进行卫生服务。

（3）国家和各机构团体以及社区把初级卫生服务纳入其整体的社会经济开发计划。

（4）以社区的主要健康问题为中心，根据各自的具体情况进行增进健康、预防和治疗疾病、促进康复的卫生服务。

274. 影响人类健康的主要因素有哪些？健康生活方式包括哪些方面？

影响人类健康的主要因素有环境因素、心理因素、社会因素和卫生服务因素。健康生活方式包括合理膳食、适量运动、戒烟限酒、心理平衡。

275. 环境污染对人体健康的慢性损害主要表现是什么？

慢性中毒、致癌作用、致畸作用、致基因突变作用。

276. 预防医学的定义及特点是什么？何谓三级预防？

预防医学是以人群为研究对象，应用宏观与微观的技术手段，研究健康影响因素及其作用规律，阐明外界环境因素与人群健康的相互关系，制定公共卫生策略与措施以达到预防疾病、增进健康、延长寿命、提高生命质量为目标的一门医学科学。

特点：① 预防工作服务的对象是整个人群，包括健康人群、亚健康人群及患病人群；② 研究的内容是防痛与保健；③ 工作的对策是积极主动；④ 研究方法上更注重微观与宏观相结合。

三级预防是指病因预防、临床前期预防、临床预防。

277. 社区预防保健的主要任务是什么？

（1）健康检查、健康教育。

（2）疾病普查普治。

（3）计划生育与优生学服务。

（4）心理学与健康咨询。

（5）计划免疫管理。

（6）社区传染病的管理。

（7）卫生管理。

（8）肿瘤和慢性病。

278. 什么是群体性疫苗预防接种和应急疫苗接种？

群体性疫苗预防接种是指在特定方位和时间内针对可能受某种传染病感染的

特定人群,有组织的集中实施预防接种活动。

应急疫苗接种是指在传染病流行开始或有流行趋势时为控制疫情蔓延,对易感染人群开展的预防接种。

279. 何谓亚健康?

亚健康可分为如下几方面:

(1) 躯体亚健康。不明原因或排除疾病原因的疲乏、周身不适、性功能减退和月经周期紊乱等。

(2) 心理亚健康。不明原因的性情烦躁、思维能力下降、焦虑、兴趣减少等。

(3) 社会适应性亚健康。表现为对工作、学习、生活等环境难以适应。

280. 预防亚健康的"十字方针"是什么?

(1) "平心":即平衡心理、平静心态。

(2) "减压":即适时缓解和减轻过度紧张的情绪和压力。

(3) "顺钟":即顺应好生物钟,调整好休息和睡眠。

(4) "增免":即增强自身免疫力。

(5) "改良":即改变不良生活方式和习惯。

281. 何谓康复医学?

康复医学是一门研究残疾人及患者康复的医学应用学科,其目的在于通过物理疗法、运动疗法、生活训练、技能训练、言语训练和心理咨询等多种手段使病、伤、残者尽快地得到最大限度的恢复,使身体残留部分的功能得到最充分的发挥,达到最大可能的生活自理、劳动和工作的能力,为病、伤、残者重返社会打下基础。

282. 何谓康复护理?

康复护理是以康复的整体医疗计划为依据,以最大限度恢复功能、减轻障碍为目标,采取功能训练及运动疗法等措施,帮助残疾者提高自理能力的护理过程。

283. 合理用药十大原则是什么?

(1) 优先使用基本药物。

(2) 遵循能不用就不用、能少用就不多用,能口服不肌注、能肌注不输液的原则。

(3) 买药要到合法医疗机构和药店,注意区分处方药和非处方药,处方药必须凭执业医师处方购买。

(4) 阅读药品说明书,特别要注意药物的禁忌、慎用、注意事项、不良反应和药物间的相互作用等事项。

（5）处方药要严格遵医嘱，切勿擅自使用。特别是抗菌药物和激素类药物，不能自行调整用量或停用。

（6）任何药物都有不良反应，非处方药长期、大量使用也会导致不良后果。

（7）孕期及哺乳期妇女用药要注意禁忌；儿童、老人和有肝脏、肾脏等方面疾病的患者，用药应谨慎，用药后要注意观察；从事驾驶、高空作业等特殊职业者要注意药物对工作的影响。

（8）药品存放要科学、妥善；谨防儿童及精神异常者误服、误用。

（9）接种疫苗是预防一些传染病最有效、最经济的措施，国家免费提供一类疫苗。

（10）保健食品不能替代药品。

284. 《国家基本公共卫生服务规范》包括哪些内容？

《国家基本公共卫生服务规范(2011 年版)》包括 11 项内容，即：城乡居民健康档案管理、健康教育、预防接种、0～6 岁儿童健康管理、孕产妇健康管理、老年人健康管理、高血压患者健康管理、Ⅱ型糖尿病患者健康管理、重性精神疾病患者管理、传染病及突发公共卫生事件报告和处理以及卫生监督协管服务规范。在各项服务规范中，分别对国家基本公共卫生服务项目的服务对象、内容、流程、要求、考核指标及服务记录表等作出了规定。

285. 《国家基本公共卫生服务规范》提出的健康教育服务内容有哪些？

（1）宣传普及《中国公民健康素养——基本知识与技能》。配合有关部门开展公民健康素养促进行动。

（2）对青少年、妇女、老年人、残疾人、0～6 岁儿童家长、农民工等人群进行健康教育。

（3）开展合理膳食、控制体重、适当运动、心理平衡、改善睡眠、限盐、控烟、限酒、控制药物依赖、戒毒等健康生活方式和可干预危险因素的健康教育。

（4）开展高血压、糖尿病、冠心病、哮喘、乳腺癌和宫颈癌、结核病、肝炎、艾滋病、流感、手足口病和狂犬病、布病等重点疾病健康教育。

（5）开展食品安全、职业卫生、放射卫生、环境卫生、饮水卫生、计划生育、学校卫生等公共卫生问题健康教育。

（6）开展应对突发公共卫生事件应急处置、防灾减灾、家庭急救等健康教育。

（7）宣传普及医疗卫生法律法规及相关政策。

286.《国家基本公共卫生服务规范》对高血压患者的健康管理服务中,如何进行随访评估?

要求对原发性高血压患者每年要提供至少4次面对面的随访。具体要求如下:

(1)测量血压并评估是否存在危急情况,如出现收缩压≥24 kPa(180 mmHg)和(或)舒张压≥14.6 kPa(110 mmHg);意识改变、剧烈头痛或头晕、恶心呕吐、视力模糊、眼痛、心悸、胸闷、喘憋不能平卧及处于妊娠期或哺乳期同时血压高于正常值等危急情况之一,或存在不能处理的其他疾病时,须在处理后紧急转诊。对于紧急转诊者,乡镇卫生院、村卫生室、社区卫生服务中心(站)应在2周内主动随访转诊情况。

(2)若不需紧急转诊,询问上次随访到此次随访期间的症状。

(3)测量体重、心率,计算体质指数(BMI)。

(4)询问患者疾病情况和生活方式,包括心脑血管疾病、糖尿病、吸烟、饮酒、运动、摄盐情况等。

(5)了解患者服药情况。

287.《国家基本公共卫生服务规范》对Ⅱ型糖尿病患者健康管理服务中,如何开展随访评估?

对确诊的Ⅱ型糖尿病患者要求每年提供4次免费空腹血糖检测,至少进行4次面对面随访。具体要求如下:

(1)测量空腹血糖和血压,并评估是否存在危急情况,如出现血糖≥16.7 mmol/L或血糖≤3.9 mmol/L;收缩压≥24 kPa(180 mmHg)和/或舒张压≥14.6 kPa(110 mmHg);有意识或行为改变、呼气有烂苹果样丙酮味、心悸、出汗、食欲减退、恶心、呕吐、多饮、多尿、腹痛、有深大呼吸、皮肤潮红;持续性心动过速(心率超过100次/分钟);体温超过39 ℃或有其他的突发异常情况,如视力突然骤降、妊娠期及哺乳期血糖高于正常值等危险情况之一,或存在不能处理的其他疾病时,须在处理后紧急转诊。对于紧急转诊者,乡镇卫生院、村卫生室、社区卫生服务中心(站)应在2周内主动随访转诊情况。

(2)若不需紧急转诊,询问上次随访到此次随访期间的症状。

(3)测量体重,计算体质指数(BMI),检查足背动脉搏动。

(4)询问患者疾病情况和生活方式,包括心脑血管疾病、吸烟、饮酒、运动、主食摄入情况等。

(5)了解患者服药情况。

288. 什么是社区护理？什么是社区护理管理？

社区护理是综合应用了护理学和公共卫生学的理论与技术,借助有组织的社会力量,以社区为基础,以人群为对象,以服务为中心,对个人、家庭及社区提供连续性的、动态性的和综合性的服务。

社区护理管理是护理管理者行使职权,促进社区护理工作者在社区护理服务中遵循科学发展规律,做到有章可循、规范职业,为居民提供优质服务的管理过程。

289. 什么是家庭健康护理？

通过家庭访视和居家护理的形式,深入到家庭,对家庭整体健康进行护理。

290. 试述我国社区护士的任职条件。

(1) 具有执业护士资格并经注册。

(2) 通过地(市)以上卫生行政部门规定的社区护士岗位培训。

(3) 独立从事家庭访视和居家护理工作的护士,应具有在医疗机构从事临床护理工作 5 年以上的工作经历。

291. 什么是健康促进？试述健康促进的五项原则。

健康促进是指促进人们维护和改善自身健康的过程,是协调人类与环境之间的战略,它规定了个人与社会对健康所负的责任。

健康促进的五项原则是:

(1) 制定健康的相关政策。

(2) 营造支援健康的环境。

(3) 强化社区活动。

(4) 开发个人技术(要求进一步启发个人认识自身健康问题,并且自己作出决策)。

(5) 转换卫生服务方向。

292. 什么是社区健康教育？其目的是什么？

社区健康教育是以社区为基本单位,以社区人群为教育对象,以促进居民健康为目标,有目的、有计划、有组织、有评价的系统社会活动和教育活动。

对社区群体和个体健康教育的目的是发动和引导社区居民树立健康意识,关爱自身、家庭和社区的健康问题,积极参与健康教育和健康促进规划的制定和实施,养成良好的卫生行为和生活方式,提高自我保健能力和群体健康水平,从而使人们达到最佳的健康状态。

293. 何谓健康信念模式?

健康信念模式是以心理学为基础,由刺激理论和认知理论综合而成,并在预防医学领域中最早得到应用和发展。该模式强调个体的主观心理过程,认为健康信念是人们接受劝导、改变不良行为和采纳健康行为的关键。

294. 何谓家庭访视?

家庭访视是指在服务对象家庭里,为了维护和促进个人、家庭和社区的健康而对访视对象及其家庭成员所提供的护理服务活动。

295. 居家护理的概念是什么?

居家护理是指在有医嘱的前提下,社区护士直接到患者家中,应用护理程序,向社区中有疾病的个人即出院后的患者或长期家庭疗养的慢性病患者、残障人、精神障碍者,提供连续的、系统的基本医疗护理服务。

296. 何谓社区康复?

社区康复是指在社会的层次上依靠社区人力资源而采取的康复措施,这些人力资源包括残损、残疾、残障人员自身,以及他们的家庭和社会。

297. 什么是社区健康档案?

社区健康档案是由全科医生和社区护士提供的,以社区为基础、协调性的医疗保健服务的必备工具,是了解社区卫生工作状况、确定社区中主要健康问题及制定卫生保健计划的重要文献资料。

城乡居民健康档案的内容、服务流程与要求,以及如何建立、使用等,须遵循《国家基本公共卫生服务规范(2011年版)》。

298. 何谓老年医学?

老年医学是老年学学科体系中的一个重要组成部分。它是研究人类衰老成因、规律、特征与延缓衰老的对策,研究老年人常见病的病因、诊治和预防,以及老年保健、康复等综合性边缘学科。

299. 试述老年人的生理特点及其护理指导。

随着年龄增长,老年人机体出现一系列衰退性变化。主要表现为组织器官储备能力减弱,各种功能衰退,免疫能力下降,对内外环境的适应能力降低,容易出现各种慢性退行性疾病;视觉、听力减退,反应迟钝,操作能力和反应速度降低,手足协调功能下降,生活自理能力差;平衡功能减退,易发生跌倒。因此应注意保护老年人的安全,避免发生意外损伤,必要时可帮助老年人使用助听器、老花镜、手杖和助行器等日常生活辅助用品;注意做好健康教育,如进行健康运动、营养膳食及自我保健等方面的指导。

300. 老年人心理健康的标准是什么?

老年人心理健康标准:① 认知正常;② 情绪健康;③ 关系融洽;④ 环境适应;⑤ 行为正常;⑥ 人格健全。

301. 老年人有哪些常见的心理问题?

(1) 失落。由于退休,社会地位的改变、经济收入的减少,有一种自我价值的丧失,产生失落感。

(2) 孤独。体弱多病,或受经济环境条件的限制,自认为老了,不愿外出与他人交往,子女与其分居,尤其是丧偶,会使老人感到孤独无助。

(3) 焦虑。是一种内心紧张、预感到似乎即将发生不幸时的心境。老人焦虑的因素是体弱多病,力不从心,担心日后生活水平下降。

(4) 多疑。人到老年之后,社会和家庭角色改变,与外界接触少,了解新事物也较少,对别人的一言一行易产生疑虑。

(5) 抑郁。老年人反应迟钝和生活能力下降,得不到家人和亲友的理解和关心,易产生抑郁,闷闷不乐、压抑的心境。

(6) 恐惧。对自己的健康缺乏信心,过高估计疾病的严重程度,害怕死亡,害怕被家人抛弃。

302. 简述 WHO 关于老年保健的基本概念。

老年保健即在平等享用卫生资源的基础上,充分利用现有人力、物力、以促进和维持老年人健康为目的,发展老年保健事业,使老年人得到基本的医疗、护理、康复、保健等服务。老年保健组织对于保障老年人的健康和生活具有重要意义,护理人员在老年保健组织中所发挥的作用将会越来越大。实施老年保健,需要在医院、中间机构、社区及临终关怀等老年医疗保健服务体系中进行,需充分利用社会资源,重视长期保健护理的需要,对老年人进行保健服务。

303. 老年保健的目标是什么?

最大限度地延长老年期独立生活自理的时间,缩短功能丧失及在生活上依赖他人的时段,达到延长健康预期寿命,提高老年人的生命质量,进而实现健康老龄化。

304. 老年人保健原则包括哪些内容?

（1）独立。主要体现在以下方面:老年人应能通过家庭和社会支助以及自助,享有足够的食物、水、住房、衣着和保健;有工作或其他创造收入机会;能参与决定退出劳动力队伍的时间;能参加适当的教育和培训;能生活在安全且适合个人选择和能力变化的环境;能尽可能长期在家居住。

（2）参与。老年人应始终融合于社会,积极参与制定和执行直接影响其福祉的政策,并将其知识和技能传给后代子孙;能寻求和发展为社会服务的机会,并以志愿工作者身份担任与其兴趣和能力相称的职务;能组织老年人运动或协会。

（3）照顾。老年人应按照社会的文化价值体系,享有家庭和社区的照顾和保护;应享有保健服务,以帮助他们保持或恢复到身体、智力和情绪的最佳水平并预防或延缓疾病的发生;老年人应享有各种社会和法律服务,以提高其自主能力并使他们得到更好的保护和照顾;老年人居住在任何住所、安养院或治疗所时,均应能享有人权和基本自由。

（4）自我充实。老年人应能追寻充分发挥自己潜能的机会;老年人应能享用社会的教育、文化、精神和文娱资源。

（5）尊严。老年人的生活应有尊严、有保障,且不受剥削和身心虐待;老年人不论其年龄、性别、种族或族裔背景、残疾或其他状况,均应受到公平对待,而且不论其经济贡献大小均应受到尊重。

305. 试述"离退休综合征"的主要临床表现及其预防护理方法。

主要表现为坐卧不安、行为重复、犹豫不决、不知所措,易急躁和发脾气,敏感多疑,易产生偏见,甚至引起失眠、多梦、心悸、全身燥热等症状。预防和护理方法为:① 调整心态,顺应规律;② 发挥余热,重归社会;③ 善于学习,渴求新知;④ 培养爱好,寄托精神;⑤ 扩大社交,排解寂寞;⑥ 生活规律,保健身体;⑦ 进行必要的药物和心理治疗。

306. 什么是"空巢家庭"和"空巢综合征"?

"空巢家庭"是指家中无子女或子女长大成人后相继分离出去,只剩下老年人独自生活的家庭。生活在空巢家庭中的老人常由于人际关系疏远、缺乏精神慰藉而产生被疏离、舍弃的感觉,出现孤独、寂寞、空虚、伤感、精神萎靡、情绪低落等一系列心理失调症状,称为空巢综合征。

307. 简述灾害的定义及其分类、分期。

世界卫生组织（WHO）将"灾害"定义为任何能引起设施破坏、经济严重损失、人员伤亡、人的健康状况及社会卫生服务条件恶化的事件,当其破坏力超过了所发生地区所能承受的程度,而不得不向该地区以外的地区求援时,就可以认为灾害（或灾难）发生了。

目前最多见的灾害分类是按原因进行的分类方法。按照灾害发生的原因可分为自然灾害和人为灾害（又称技术性灾害）。自然灾害,如地震、洪水、台风等。人为灾害:如大型交通事故、传染病传播（非典、禽流感等）、煤气爆炸、战争、恐怖活动等。

根据"灾害周期理论",灾害从发生到恢复经历 5 个时期,即灾害前期（或准备期）、超急性期（发生灾害 48 小时内）、急性期（灾后 1 周）、亚急性期（灾后 2～3 周）和恢复期（灾后 1 月及之后）。

308. 何谓灾害护理学?

灾害护理学是指主要研究在各种自然灾害和人为事故所造成的灾害性损伤条件下实施紧急护理救援、疾病防护和卫生保障的一门科学,研究为受灾伤员提供预防、救治、康复等护理服务问题,是与灾害学、救援医学、临床医学相关的护理学科的分支学科。

309. 灾害护理的内容主要有哪些?

（1）防灾备灾阶段:包含灾害护理教育、防灾训练、设备及物资器材的检测维修、组建并确认护理支援联系网等。

（2）灾害发生阶段:由于灾害的突发性和强烈的破坏性,常常会有大批伤员同时出现且病情紧急。检伤分诊是灾害应对中最重要的组成部分,以迅速识别最需要优先救治的伤员,并对其实施紧急救治。应对灾后急剧发生的资源匮乏,护理人员还需及时评估受灾人群的健康状况及需求,承担资源协调和运作责任。后送疏散在为灾区减压的同时为专科疾病伤员提供专科治疗,提高危重患者的治疗质量。在转移过程中,护士主要承担伤员转运途中的病情观察、保障伤员安全、测量伤员生命体征、建立静脉通道等工作。

（3）灾后重建阶段:主要完成灾后重建期的心理干预、卫生防疫等工作。对灾害目击者、志愿者及护理人员提供心理危机评估与干预服务,预防创伤后应急障碍（PTSD）等心理疾病的发生。洪水、地震等重大灾难发生后,极易造成各种传染病的流行,护士应参与传染病评估、预防与控制。

310. 何谓医院感染和医源性感染? 何谓医院感染管理?

医院感染是指住院患者在医院内获得的感染,包括在住院期间发生的感染和在医院内获得出院后发生的感染;但不包括入院前已开始或入院时已处于潜伏期的感染。医院工作人员在医院内获得的感染也属医院感染。

医源性感染是指在医学服务中,因病原体传播引起的感染。

医院感染管理是各级卫生行政部门、医疗机构及医务人员针对诊疗活动中存在的医院感染、医源性感染及相关的危险因素进行的预防、诊断和控制活动。

311. 什么是医院感染暴发和疑似医院感染爆发?

医院感染暴发是指在医疗机构或其科室的患者中短时间内发生3例以上同种同源感染病例的现象。

疑似医院感染暴发是指在医疗机构或其科室的患者中,短时间内出现3例以上临床症候群相似、怀疑有共同感染源的感染病例;或者3例以上怀疑有共同感染源或感染途径的感染病例现象。

312. 何谓标准预防?

标准预防是针对医院所有患者和医务人员采取的一组预防感染措施,包括手卫生;根据预期可能的暴露选用手套、隔离衣、口罩、护目镜或防护面屏,以及安全注射;也包括穿戴合适的防护用品,处理患者环境中污染的物品与医疗器械等。

标准预防基于患者的血液、体液、分泌物(不包括汗液)、非完整皮肤和黏膜均可能含有感染性因子的原则。

313. 安全注射的三要素是什么?

安全注射的三要素是:

(1) 对接受注射者无害。

(2) 对实施注射者无害。

(3) 注射产生的废弃物对他人无害。

314. 引起锐器伤的器具有哪些? 如何预防? 发生锐器伤后如何应急处理?

引起锐器伤的器具有一次性注射器针头、缝合针、头皮钢针、各种穿刺针、手术刀、剪刀、采血针、静脉导管针等。

锐器伤的预防:最有效的方法是减少锐器的使用,使用无针系统或带防刺伤装置的锐器,联合开展员工教育和操作行为的控制,包括禁止双手回套针帽、及时处理锐器、免用手传递技术、使用合适的个人防护用品等,可以降低90%以上的锐器伤。

发生锐器伤后应立即进行紧急处理,其处理流程:

(1) 用肥皂液和流动水清洗被污染的皮肤,用生理盐水冲洗被污染的黏膜。

（2）如有伤口,应当轻轻由近心端向远心端挤压,避免挤压伤口局部,尽可能挤出损伤处的血液,再用肥皂水和流动水进行冲洗。

（3）受伤部位的伤口冲洗后,应当用消毒液（如 70％酒精或者 0.5％碘伏）进行消毒,必要时包扎伤口。

（4）被接触的黏膜,应当反复用生理盐水冲洗干净。

（5）应立即报告医院相关部门,以便获得进一步的应急处理,包括采取应急措施预防 HIV、HBV 等。

315. 何谓医务人员职业暴露？医务人员职业暴露一般分几类？

医务人员职业暴露是指医务人员在从事诊疗、护理活动过程中接触有毒、有害物质,或传染病病原体,从而损害健康或危及生命的一类职业暴露。

医务人员职业暴露分为感染性职业暴露、放射性职业暴露、化学性（如消毒剂、某些化学药品）职业暴露及其他职业暴露。感染性职业暴露最常见,以锐器伤导致的血源性病原体（艾滋病病毒 HIV、乙型肝炎病毒、丙型肝炎病毒和梅毒螺旋体等）职业暴露最多,也存在其他传播途径的病原体职业暴露,如肺结核、水痘、麻疹、SARS 等。

316. 哪些情况下应穿隔离衣？哪些情况下应穿防护服？

下列情况下应穿隔离衣：

（1）接触经接触传播的感染性疾病患者,如传染病患者、多重耐药菌感染患者等时。

（2）对患者实行保护性隔离时,如大面积烧伤患者、骨髓移植患者等的诊疗、护理时。

（3）可能受到患者血液、体液、分泌物、排泄物喷溅时。

下列情况下应穿防护服：

（1）临床医务人员在接触甲类或按甲类传染病管理的传染病患者时。

（2）接触经空气传播或飞沫传播的传染病患者,可能受到患者血液、体液、分泌物、排泄物喷溅时。

317. 何谓隔离？隔离的原则是什么？

隔离是指采用各种方法和技术,防止病原体从患者及携带者传播给他人的措施。

隔离的原则包括：

（1）在标准预防的基础上,医院应根据疾病的传播途径（接触传播、飞沫传播、空气传播和其他途径的传播),结合本院的实际情况,制定相应的隔离和预防措施。

(2)一种疾病可能有多种传播途径时,应在标准预防的基础上,采取相应传播途径的隔离和预防。

(3)隔离病室应有隔离标志,并限制人员的出入。黄色为空气传播的隔离,粉色为飞沫传播的隔离,蓝色为接触传播的隔离。

(4)传染病患者或可疑传染病患者应安置在单人隔离房间。

(5)受条件限制的医院,同种病原体感染的患者可安置于一室。

(6)建筑布局应符合医院卫生学要求,并应具备隔离预防的功能。

318. 什么是手卫生?什么是洗手、卫生手消毒和外科手消毒?手消毒效果合格的判断标准是什么?

手卫生是指医务人员洗手、卫生手消毒和外科手消毒的总称。

洗手是指医务人员用肥皂(皂液)和流动水洗手,去除手部皮肤污垢、碎屑和部分致病菌的过程。

卫生手消毒是指医务人员用速干手消毒剂揉搓双手,以减少手部暂居菌的过程。

外科手消毒是指外科手术前医务人员用肥皂(皂液)和流动水洗手,再用手消毒剂清除或者杀灭手部暂居菌和减少常居菌的过程。

手消毒效果合格的判断标准:

(1)卫生手消毒:监测的细菌菌落总数应≤10 cfu/cm²。cfu(colony-forming unit——菌落形成单位)

(2)外科手消毒:监测的细菌菌落总数应≤5 cfu/cm²。

319. 哪些情况下需要洗手或使用速干手消毒剂?哪些情况下应先洗手,然后进行卫生手消毒?

下列情况下应洗手或使用速干手消毒剂:

(1)直接接触每个患者前后,从同一患者身体的污染部位移动到清洁部位时。

(2)接触患者黏膜、破损皮肤或伤口前后,接触患者的体液、血液、分泌物、排泄物、伤口敷料等之后。

(3)穿脱隔离衣前后,摘手套后。

(4)进行无菌操作、接触清洁、无菌物品前。

(5)接触患者周围环境及物品后。

(6)处理药物或配餐前。

下列情况下应先洗手,然后进行卫生手消毒:

（1）接触患者的血液、体液和分泌物以及被传染性致病微生物污染的物品后。

（2）直接为传染病患者进行检查、治疗、护理或处理传染病患者污物之后。

320. 外科手消毒应遵循什么原则?

（1）先洗手,后消毒。

（2）不同患者手术之间、手套破损或手被污染时,应重新进行外科手消毒。

321. 何谓医疗废物? 医疗废物分为哪几类?

医疗废物是指医疗卫生机构在医疗、预防、保健以及其他相关活动中产生的具有直接或者间接感染性、毒性以及其他危害性的废物。

医疗废物分为五类:感染性废物、化学性废物、损伤性废物、药物性废物、病理性废物。

322. 什么是多重耐药菌(MDRO)? 常见的多重耐药菌有哪些? 预防与控制的主要措施有哪些?

多重耐药菌(MDRO)是指对临床使用的三类或三类以上抗菌药物同时呈现耐药的细菌。

常见的多重耐药菌包括:耐甲氧西林的金黄色葡萄球菌(MRSA)、耐万古霉素肠球菌(VRE)、产超广谱 β—内酰胺酶(ESBLs)细菌、耐碳青霉烯类抗菌药物肠杆菌科细菌(CRE)、耐碳青霉烯类抗菌药物鲍曼不动杆菌(CR-AB)、多重耐药/泛耐药铜绿假单胞菌(MDR/PDR-PA)。

预防与控制多重耐药菌传播的主要措施包括:

（1）加强医务人员手卫生。

（2）严格实施隔离措施。

（3）遵守无菌技术操作规程。

（4）加强清洁和消毒工作。

323. 消毒灭菌基本原则中首要的要求有哪些?

（1）重复使用的诊疗器械、器具和物品,使用后应先清洁,再进行消毒灭菌。

（2）被朊病毒、气性坏疽及突发不明原因的传染病病原体污染的重复使用的诊疗器械、器具和物品,应先消毒,后清洗,再消毒灭菌,并严格执行《医疗机构消毒技术规范》(WS/T 367—2012)有关规定。

（3）耐热、耐湿的手术器械,应首选压力蒸汽灭菌,不应采用化学消毒剂浸泡灭菌。

（4）环境与物体表面,一般情况下先清洁,再消毒;当受到患者的血液、体液等污染时,先去除污染物,再清洁与消毒。

(5) 医疗机构消毒工作中使用的消毒产品应经卫生行政部门批准或符合相应标准技术规范,并应遵循批准使用的范围、方法和注意事项。

324. 气性坏疽病原体污染的物品和环境应如何消毒处理?

(1) 诊疗器械的消毒:应先消毒,后清洗,再灭菌。消毒可采用含氯消毒剂1000~2000 mg/L 浸泡消毒 30~45 min,有明显污染物时应采用含氯消毒剂 5000~10000 mg/L 浸泡消毒 ≥60 min,然后按规定清洗、灭菌。

(2) 物体表面的消毒:手术部(室)或换药室,每例感染患者之间应及时进行物体表面消毒,采用 0.5% 过氧乙酸或 500 mg/L 含氯消毒剂擦拭。

(3) 环境表面消毒:手术部(室)、换药室、病房环境表面有明显污染时,随时消毒,采用 0.5% 过氧乙酸或 1000 mg/L 含氯消毒剂擦拭。

(4) 终末消毒:手术结束、患者出院、转院或死亡后应进行终末消毒。终末消毒可采用 3% 过氧化氢或过氧乙酸熏蒸,3% 过氧化氢按照 20 mL/m³ 气溶胶喷雾,过氧乙酸按照 1 g/m³ 加热熏蒸,湿度 70%~90%,密闭 24 h;5% 过氧乙酸溶液按照 2.5 mL/m³ 气溶胶喷雾,湿度为 20%~40%。

(5) 织物的消毒:患者用过的床单、被罩、衣物等单独收集,需重复使用时应专包密封,标识清晰,压力蒸汽灭菌后再清洗。

325. 何谓空气净化? 在有人或无人的不同情况下空气净化的方法各有哪些?

空气净化是指降低室内空气中的微生物、颗粒物等使其达到无害化的技术或方法。

(1) 有人情况下:① 普通病房首选自然通风;自然通风不良,宜采取机械通风。② 集中空调通风系统。③ 循环风紫外线空气消毒器或静电吸附式空气消毒器或其他获得卫生部消毒产品卫生许可批件的空气消毒器。④ 空气洁净技术。⑤ 获得卫生部消毒产品卫生许可批件、对人体健康无损害的其他空气消毒产品。

(2) 无人情况下:① 可选用以上的空气净化方法。② 紫外线灯照射消毒。③ 化学消毒。④ 其他获得卫生部消毒产品卫生许可批件、适宜于超低容量喷雾消毒的消毒剂进行喷雾消毒,其使用方法、注意事项等遵循产品的使用说明。

326. 手术部(室)选用哪些方法净化空气?

(1) 安装空气净化消毒装置的集中空调通风系统。

(2) 空气洁净技术。

(3) 循环风紫外线空气消毒器或静电吸附式空气消毒器或其他获得卫生部消

毒产品卫生许可批件的空气消毒器。

（4）紫外线灯照射消毒。

（5）能使消毒后空气中的细菌总数达 4 cfu/（15 min·直径 9 cm 平皿）、获得卫生部消毒产品卫生许可批件的其他空气消毒产品。

327. 何谓洁净手术部（室）？洁净手术部（室）洁净用房是如何分级的？

洁净手术部（室）是指采取一定的空气洁净技术，使空气菌落数和尘埃粒子数等指标达到相应洁净度等级标准的手术部（室）。

洁净用房的分级标准：洁净手术部（室）洁净用房一般分为 4 级，各级用房在空态或静态条件下，细菌浓度（沉降法或浮游法）和空气洁净度级别的分级标准应符合表 2.4 中的规定。

表 2.4　洁净手术室用房的分级标准（空态或静态条件）

洁净用房等级	细菌最大平均浓度				空气洁净度级别	
	手术区		周边区		手术区	周边区
	沉降法（cfu/30 min·Φ90 皿）	浮游法（cfu/m³）	沉降法（cfu/30 min·Φ90 皿）	浮游法（cfu/m³）		
Ⅰ	0.2	5	0.4	10	5	6
Ⅱ	0.75	25	1.5	50	6	7
Ⅲ	2	75	4	150	7	8
Ⅳ	6	/	6	/	8.5	

注：空气洁净度级别的分级标准详见《洁净手术部建筑技术规范》（GB 50333—2013）。洁净度 5 级相当于原 100 级，洁净度 6 级相当于原 1000 级，洁净度 7 级相当于原 10000 级，洁净度 8 级相当于原 100000 级，洁净度 8.5 级相当于原 300000 级。

328. 不同等级的洁净用房参考手术范围是什么？

Ⅰ级洁净用房参考手术：假体植入、某些大型器官移植、手术部位感染可直接危及生命及生活质量等手术。

Ⅱ级洁净用房参考手术：涉及深部组织及生命主要器官的大型手术。

Ⅲ级洁净用房参考手术：其他外科手术。

Ⅳ级洁净用房参考手术：感染和重度污染手术。

329. 呼吸道传染病患者所处场所可选用哪些方法进行空气净化？普通患者出院或死亡后病室可选用哪些方法进行空气净化？

呼吸道传染病患者所处场所可选用以下方法进行空气净化：

（1）受客观条件限制的医院可采用通风，包括自然通风和机械通风，宜采用机械排风。

（2）负压隔离病房。

（3）安装空气净化消毒装置的集中空调通风系统。

（4）使用获得卫生部消毒产品卫生许可批件的空气净化设备，其操作方法、注意事项等应遵循产品的使用说明。

普通患者出院或死亡后病室可选用以下方法进行空气净化：

（1）通风。

（2）紫外线灯照射消毒。

（3）使用获得卫生部消毒产品卫生许可批件的空气净化设备。其操作方法、注意事项等应遵循产品的使用说明。

330. 医院环境如何分类？医院各类环境空气、物体表面菌落总数的卫生标准是多少？

医院环境分为以下四类：

Ⅰ类环境：采用空气洁净技术的诊疗场所，分洁净手术部和其他洁净场所。

Ⅱ类环境：非洁净手术部（室），产房，导管室，血液病病区、烧伤病区等保护性隔离病区，重症监护病区，新生儿室等。

Ⅲ类环境：母婴同室，消毒供应中心的检查包装灭菌区和无菌物品存放区，血液透析中心（室），其他普通住院病区等。

Ⅳ类环境：普通门（急）诊及其检查、治疗室，感染性疾病科门诊和病区。

医院各类环境空气、物体表面菌落总数的卫生标准见表 2.5。

表 2.5　各类环境空气、物体表面菌落总数的卫生标准

环境类别		空气平均菌落数*		物体表面平均菌落数 cfu/cm³
		cfu/皿	cfu/m³	
Ⅰ类环境	洁净手术部	符合 GB 5033 要求	≤150	≤5.0
	其他洁净场所	≤4.0(30 min)ᵇ		
Ⅱ类环境		≤4.0(15 min)	—	≤5.0
Ⅲ类环境		≤4.0(5 min)		≤10.0
Ⅳ类环境		≤4.0(5 min)		≤10.0

* cfu/皿为平板暴露法，cfu/m³ 为空气采样器法。

* 平板暴露法检测时的平板暴露时间。

331. 何为导管相关血流感染？其危险因素有哪些？

导管相关血流感染(Catheter Related Blood Stream Infection,简称 CRBSI)是指带有血管内导管或者拔除血管内导管 48 小时内的患者出现菌血症或真菌血症,并伴有发热(＞38 ℃)、寒战或低血压等感染表现,除血管导管外没有其他明确的感染源。实验室微生物学检查显示:外周静脉血培养细菌或真菌阳性;或者从导管段和外周血培养出相同种类、相同药敏结果的致病菌。

血管内导管相关血流感染的危险因素主要包括:导管留置的时间、置管部位及其细菌定植情况、无菌操作技术、置管技术、患者免疫功能和健康状态等因素。

332. 手术部位感染的危险因素有哪些？

(1) 患者方面的主要因素是:年龄、营养状况、免疫功能、健康状况等。

(2) 手术方面的主要因素是:术前住院时间、备皮方式及时间、手术部位皮肤消毒、手术室环境、手术器械的灭菌、手术过程的无菌操作、手术技术、手术持续的时间、预防性抗菌药物使用情况等。

333. 外科手术部位感染术前预防要点是什么？

(1) 尽量缩短患者术前住院时间。择期手术患者应当尽可能待手术部位以外感染治愈后再行手术。

(2) 有效控制糖尿病患者的血糖水平。

(3) 正确准备手术部位皮肤,彻底清除手术切口部位和周围皮肤的污染。术前备皮应当在手术当日进行,确需去除手术部位毛发时,应当使用不损伤皮肤的方法,避免使用刀片刮除毛发。

(4) 消毒前要彻底清除手术切口和周围皮肤的污染,采用卫生行政部门批准的合适的消毒剂以适当的方式消毒手术部位皮肤,皮肤消毒范围应当符合手术要求,如需延长切口、做新切口或放置引流时,应当扩大消毒范围。

(5) 如果需预防用抗菌药物时,那么手术患者皮肤切开前 30 分钟～2 小时内或麻醉诱导期给予合理种类和合理剂量的抗菌药物。需要做肠道准备的患者,还需术前一天分次、足剂量给予非吸收性口服抗菌药物。

(6) 有明显皮肤感染或者患感冒、流感等呼吸道疾病,以及携带或感染多重耐药菌的医务人员,在未治愈前不应当参加手术。

(7) 手术人员要严格按照《医务人员手卫生规范》进行外科手消毒。

(8) 重视术前患者的抵抗力,纠正水电解质的不平衡、贫血、低蛋白血症等。

334. 手术人员在实施手术过程中应遵循哪些无菌原则？

(1) 手术人员的脐平以下、肩部以上及背部均视为有菌区,手术器械一旦触碰上述部位应立即更换。

（2）器械护士不得从手术者身后传递手术器械。

（3）手术中应保持无菌台的清洁和干燥,器械使用后应及时擦净血迹,无菌台上备用的器械最好盖以无菌巾;接触空腔脏器的器械应视为被污染,必须与其他器械分开单独放置和处理。

（4）手术人员需要调换位置时,应先退后一步,背对背地交换,并注意不污染手臂及无菌区。

（5）已打开摆放在无菌台上的备用物品,不论是否使用,均不得重新放回无菌容器内,且必须重新灭菌后方可使用。

（6）手术中如有手套破损或触及有菌区,应更换手套。衣袖触及有菌区,则加套无菌袖套或更换手术衣。

（7）巡回护士不得跨越无菌台传递物品,给手术者擦汗时,术者的面部应转向侧面,并用湿毛巾擦汗。

（8）参观者应与手术区保持 30 cm 以上的距离。

（9）手术间内不得从事与本次手术无关的工作,如叠单、制作敷料等。

335. 何谓医院消毒供应中心? 其工作区域的功能如何划分? 区域划分的基本原则是什么?

消毒供应中心(简称 CSSD),即医院内承担各科室所有重复使用诊疗器械、器具和物品清洗消毒、灭菌以及无菌物品供应的部门。CSSD 工作区域应划分为去污区、检查包装及灭菌区(包括敷料制作等)和无菌物品存放区。去污区是对重复使用的诊疗器械、器具和物品进行回收、分类、清洗、消毒(包括运送器具的清洗消毒等)的区域。检查、包装及灭菌区是对去污后的诊疗器械、器具和物品进行检查、装配、包装及灭菌(包括敷料制作等)的区域。无菌物品存放区是存放、保管、发放无菌物品的区域。三区域之间应设有实际屏障。

区域划分应遵循的基本原则是物品由污到洁,不交叉、不逆行。空气流向由洁到污;去污区保持相对负压,检查、包装及灭菌区保持相对正压。

336. 临床科室对使用后的器械、器具和物品如何进行预处理?

对使用后的器械、器具进行预处理,有利于提高器械清洗质量与降低后续处理的成本。临床科室应做到以下四个方面:

（1）应将使用后的诊疗器械、器具和物品与一次性使用物品分开放置。一次性医疗废物,不得返回 CSSD。专科手术器械、锐器及贵重精密器械应分类放置在专用器械盒内或用原包装进行包裹封闭放入专用封闭容器中,由 CSSD 集中回收处理。

（2）使用后的器械、器具沾有明显血迹、污渍，应及时予以流动水冲洗、擦拭或保湿，减少血、污体液在物体表面停留造成金属腐蚀。

（3）被朊毒体、气性坏疽及突发原因不明的传染病病原体污染的诊疗器械，器具和物品，应使用黄色医疗垃圾袋双层封闭包装，标明感染性疾病名称，放置于污染物品封闭容器中，由 CSSD 单独回收处理。

（4）不应在诊疗场所对污染的诊疗器械、器具和物品进行清点，减少其重新接触污染器械的机会，采取封闭方式回收，避免反复装卸。

337. 何谓清洗？手工清洗器械、器具和物品时应注意哪些问题？

清洗即去除医疗器械、器具和物品上污物的全过程，流程包括冲洗、洗涤、漂洗和终末漂洗。

手工清洗的注意事项如下：

（1）手工清洗时水温宜为 15～30 ℃。

（2）去除干固的污渍应先用酶清洁剂浸泡，再刷洗或擦洗。

（3）刷洗操作应在水面下进行，防止产生气溶胶。

（4）管腔器械应用压力水枪冲洗，可拆卸部分应拆开后清洗。

（5）不应使用钢丝球类用具和去污粉等，应选用相匹配的刷洗用具、用品，避免器械磨损。

（6）清洗用具、清洗池等应每天清洁与消毒。

338. 消毒供应中心应如何进行器械清洗质量的检查与保养？

包装前必须对器械进行洁净度检查。

（1）应采用目测或使用带光源放大镜对干燥后的每件器械、器具和物品进行清洗质量检查。器械表面及关节、齿牙处应光洁，无血渍、污渍、水垢、锈斑等残留物质，器械功能完好，无损毁。

（2）清洗质量不合格的，应重新处理；有锈迹，应除锈；器械功能损毁或锈蚀严重，应及时维修或报废。

（3）带电源器械应进行绝缘性能等安全性检查。

（4）应使用润滑剂进行器械保养。不应使用石蜡油等非水容性的产品作为润滑剂保养器械。

339. 灭菌物品包装方法分为哪几类？封包要求有哪些？

灭菌物品包装分为闭合式包装（信封式、对折式）和密封式包装方法。手术器械采用闭合式包装方法,应由 2 层包装材料,分 2 次包装。密封式包装如纸袋、纸塑袋等材料,可使用一层,适合于单件或少量物品的包装。

封包要求:

(1) 包外应设有灭菌化学指示物。高度危险性物品灭菌包内还应放置包内化学指示物;如果透过包装材料可直接观察包内灭菌化学指示物的颜色变化,则不放置包外灭菌化学指示物。

(2) 闭合包装应使用专用胶带封包,胶带长度应与灭菌包体积、重量相适宜、松紧适度,封包应严密,保持闭合完好性。

(3) 纸袋、纸塑袋等密封包装其密封宽度应≥6 mm,包内器械距包装袋封口处≥2.5 cm,封口处与袋子的边缘应≥2 cm,封包严密、均匀完整。

(4) 医用热封机在每日使用前应检查参数的准确性和闭合完好性。

(5) 硬质容器应设置安全闭锁装置,无菌屏障完整性破坏时应可识别。

(6) 灭菌物品包装的标识应注明物品名称、包装者等内容。灭菌前注明灭菌器编号、灭菌批次、灭菌日期和失效日期;纸袋、纸塑袋等包装标识应打印或写在封口外侧。标识应具有追溯性。

(7) 消毒后直接使用的物品包装应注明物品名称、消毒日期、包装者等。

340. 灭菌物品的装载有哪些要求?

(1) 装载应使用专用灭菌架或篮筐,灭菌物品不得直接接触灭菌器的内壁及门。灭菌包之间应留空隙,利于灭菌介质的穿透。

(2) 宜将同类材质的器械、器具和物品,置于同一批次进行灭菌。材质不相同时,纺织类物品应放置于上层、竖放,金属器械类放置于下层。

(3) 手术器械包、硬式容器应平放;盆、盘、碗类物品应斜放,包内容器开口朝向一致;玻璃瓶等底部无孔的器皿类物品应倒立或侧放;纸袋、纸塑包装应侧放;利于蒸汽进入和冷空气排出。

(4) 下排气压力蒸汽灭菌器中,大包宜摆放于上层,小包宜摆放于下层。

(5) 下排气压力蒸汽灭菌器的装载量不应超过柜室容积 80%。预真空和脉动真空压力蒸汽灭菌器的装载量不应超过柜室容积的 90%;同时不应小于柜室容积的 10% 和 5%。

341. 无菌物品的储存与发放有什么要求?

灭菌后物品的储存应分类、分架存放在无菌物品存放区。一次性使用无菌物品应去除外包装后,进入无菌物品存放区。物品存放架或柜应距地面高度 20～25 cm,离墙体 5～10 cm,距天花板 50 cm。物品放置应固定位置,设置标识。接触无菌物品前应洗手或手消毒。消毒后直接使用的物品应干燥、包装后专架存放。

灭菌物品发放时应确认在有效期内并遵循先进先出的原则。植入物及植入性手术器械应在生物监测合格后,方可发放。发放记录应具有追溯性,应记录一次性使用无菌物品出库日期、名称、规格、数量、生产厂家、生产批号、灭菌日期、失效期等。

342. 灭菌质量监测的通用要求是什么?

(1) 对灭菌质量采用物理监测法、化学监测法和生物监测法进行监视,结果应符合 WS 310.3—2009 标准要求。

(2) 物理监测不合格的灭菌物品不得发放,并应分析原因进行改进,直至监测结果符合要求。

(3) 包外化学监测不合格的灭菌物品不得发放,包内化学监测不合格的灭菌物品不得使用。并应分析原因进行改进,直至监测结果符合要求。

(4) 生物监测不合格时,应尽快召回上次生物监测合格以来所有尚未使用的灭菌物品,重新处理,并应分析不合格的原因,改进后,生物监视连续三次合格后方可使用。

(5) 灭菌植入型器械应每批次进行生物监测,生物监测合格后,方可发放。

(6) 按照灭菌装载物品的种类,可选择具有代表性的 PCD 进行灭菌效果的监测。

343. 医院应怎样加强植入物及外来器械管理?

(1) 对外来器械的使用应建立管理制度,由医院统一招标。招标后的外来医疗器械由医院物流部门或设备科严格把关,统一备案,确定其资质及验收合格后方可应用于临床。

(2) 临床科室使用外来器械应提出申请,批准后方可使用。严禁擅自使用招标以外的高值耗材,严禁擅自将器械商带入手术室。

(3) 所有外来器械必须由 CSSD 集中接收清点、清洗、消毒、包装及灭菌等处理,确保外来器械和植入物灭菌效果。

(4) 器械供应商应于术前一天持验货单至 CSSD,双方核对使用科室、手术名称、器械和植入物名称及完好性,清点器械数量,做好交接登记。

(5) CSSD 专人根据生产厂家提供的清洗消毒、灭菌等参数进行规范处理。

(6) 植入物及植入性器械灭菌后应在生物监测合格后发放。紧急情况下,可在生物 PCD 中加用 5 类化学指示物,5 类化学指示物合格可作为提前放行的标志,生物监测的结果应及时通报使用部门。

（7）手术室使用时应检查灭菌质量，并及时将灭菌包包外标识粘贴在手术护理记录单上。

344. 基层医疗机构对医疗器械、器具、物品的消毒灭菌应遵循哪些要求？

（1）进入人体组织、无菌器官的医疗器械、器具和物品必须灭菌；耐热、耐湿的手术器械，应首选压力蒸汽灭菌，不应采用化学消毒剂浸泡灭菌。

（2）接触皮肤、黏膜的医疗器械、器具和物品必须消毒。

（3）各种用于注射、穿刺、采血等有创操作的医疗器具必须一用一灭菌。

（4）医疗机构使用的消毒药械、一次性医疗器械和器具应当符合国家有关规定。一次性使用的医疗器械、器具不得重复使用。

（5）被朊病毒、气性坏疽及突发不明原因的传染病病原体污染的诊疗器械、器具和物品，应按照《医疗机构消毒技术规范》（WS/T 367—2012）有关规定执行。

345. 内镜及附件的清洗、消毒或灭菌必须遵循哪些原则？

（1）凡进入人体无菌组织、器官或者经外科切口进入人体无菌腔室的内镜及附件，如腹腔镜、关节镜、脑室镜、膀胱镜、宫腔镜等，必须灭菌。

（2）凡穿破黏膜的内镜附件，如活检钳、高频电刀等，必须灭菌。

（3）凡进入人体消化道、呼吸道等与黏膜接触的内镜，如喉镜、气管镜、支气管镜、胃镜、肠镜、乙状结肠镜、直肠镜等，应当按照《医疗机构消毒技术规范》的要求进行高水平消毒。

（4）内镜及附件用后应当立即清洗、消毒或者灭菌。

（5）医疗机构使用的消毒剂、消毒器械或者其他消毒设备，必须符合《医疗机构消毒管理规范》的规定。

（6）内镜及附件的清洗、消毒或者灭菌时间应当使用计时器控制。

（7）禁止使用非流动水对内镜进行清洗。

346. 采用2%碱性戊二醛消毒胃/肠镜、支气管镜各需多长时间？

（1）胃镜、肠镜、十二指肠镜浸泡不少于10分钟。

（2）支气管镜浸泡不少于20分钟。

（3）结核杆菌、其他分枝杆菌等特殊感染患者使用后的内镜浸泡不少于45分钟。

（4）需要灭菌的内镜采用2%碱性戊二醛灭菌时，必须浸泡10小时。

347. 口腔诊疗器械如手机、车针、口镜等如何选择消毒或者灭菌方法？

（1）进入患者口腔内的所有诊疗器械，必须达到"一人一用一消毒或者灭菌"

的要求。

（2）凡接触患者伤口、血液、破损黏膜或者进入人体无菌组织的各类口腔诊疗器械,包括牙科手机、车针、根管治疗器械、拔牙器械、手术治疗器械、牙周治疗器械、敷料等,使用前必须达到灭菌。

（3）接触患者完整黏膜、皮肤的口腔诊疗器械,包括口镜、探针、牙科镊子等口腔检查器械、各类用于辅助治疗的物理测量仪器、印模托盘、漱口杯等,使用前必须达到消毒要求。

（4）凡接触患者体液、血液的修复、正畸模型等物品,送技工室操作前必须消毒。

348. 预防 ICU 危重症患者医院获得性肺炎的有效措施有哪些？

医院内肺炎（HAP）是最常见的医院感染类型,呼吸机相关肺炎（VAP）是其中的重要类型,根据有关指南和规范应采用以下预防措施：

（1）防止口咽部分泌物吸入。若无禁忌,抬高床头 30°,以减少胃液反流。

（2）对有发生 HAP 高危险因素的患者,常规做口腔护理,建议使用 0.2% 洗必泰漱口或口腔冲洗,每 2～6 小时一次。

（3）鼓励术后患者早期下床活动,指导/协助患者正确的咳嗽、翻身和拍背。

（4）提倡积极使用胰岛素控制血糖在 80～110 mg/dl。

（5）不应常规采用选择性消化道脱污染来预防 HAP。

（6）对于使用呼吸机的患者,应正确处理如下问题：① 严格掌握气管插管或切开适应证,使用呼吸机辅助呼吸的患者应优先考虑无创通气；② 若要插管,尽量使用经口的气管插管；③ 有建议保持气管插管气囊压力在 20 cm H_2O 以上；④ 进行气管内吸引时应严格无菌操作,吸痰前后医务人员应进行手卫生；⑤ 对使用中的呼吸机管道和湿化器没有明显的呼吸道分泌物污染时每周更换 1～2 次,有明显的分泌物污染时应及时更换。湿化器中须使用无菌水,每 24 h 更换 1 次,呼吸机管道和积水杯中的冷凝水要及时倾倒,不可再流向患者气道；⑥ 建立人工气道患者应每天进行评估,确定是否可以撤机和拔管,减少插管天数；⑦ 定期对全体医务人员包括护工进行有关预防措施的教育培训。

349. 导尿管相关尿路感染的危险因素包括哪些？其感染的主要方式是什么？

导尿管相关尿路感染危险因素包括：

（1）患者方面的危险因素：患者年龄、性别、基础疾病、免疫力和其他健康状况等。

（2）导尿管置入与维护方面的危险因素：导尿管留置时间、导尿管置入方法、导尿管护理质量和抗菌药物临床使用等。

导尿管相关尿路感染方式主要为逆行性感染。

350. 导致新生儿医院感染的主要危险因素与常见医院感染病原体有哪些?

新生儿发生医院感染的危险因素主要与出生时的体重、植入中央静脉导管、呼吸机的使用等因素有关,同时与抗菌药物的不合理使用、医疗器械消毒不严、住院时间长、自身免疫系统和功能发育不成熟等因素也有关。

常见的病原体包括:细菌类的常见金黄色葡萄球菌、溶血性葡萄球菌、大肠埃细菌、肺炎克雷伯菌等。病毒类的有呼吸道合胞病毒、流感病毒、巨细胞病毒、轮转病毒、柯萨奇病毒等,还有衣原体、支原体等。

351. 血液透析中心(室)控制血源性病毒感染的措施有哪些?

(1)患者血液透析前需做乙肝、丙肝、梅毒、艾滋病等检查,有乙肝、丙肝、梅毒、艾滋病的患者应分区管理,设立乙肝、丙肝病毒等阳性患者透析区。急诊透析患者设专用透析机。透析过程中每半年监测一次肝炎病毒等标志物。

(2)感染患者使用的物品(如病历、血压计、听诊器,治疗车等)与非感染患者分开,各区均配备专门的治疗车,工作人员相对固定,一个工作人员不应同时护理感染患者和易感患者。

(3)严格遵守无菌操作原则,医务人员对患者进行侵入性治疗操作时,应当戴工作帽、口罩、洗手或消毒手、戴一次性无菌手套;对患者穿刺部位的皮肤应进行严格消毒。

(4)严格执行医务人员手卫生规范,不同患者治疗之间必须认真洗手或消毒手,穿刺、引血、回血时须戴手套,一副手套只能护理一个患者。

(5)血液透析室使用的消毒药械、一次性医疗器械和器具应当符合国家有关规定。一次性使用的医疗器械、器具不得重复使用。复用的透析器材必须严格按照复用的规章制度使用。

(6)每次透析结束后,应当对透析机进行有效的内部管路消毒,对透析单元内透析机等设备、设施表面、物品表面用75%酒精或500 mg/L有效氯的84液进行擦拭消毒,84液擦拭作用30分钟后再用清水擦拭一遍。患者床单、被套、枕套一人一用一换。

(7)使用后的穿刺针放在利器盒内,透析器\透析管路\换药敷料等放入黄色的医疗垃圾袋中,密封转运,按感染性垃圾焚烧处理。

(8)工作人员应每年组织体格检查,重点检测经血源感染的各项指标。必要时进行免疫接种。

三、护理管理、教育、科研

352. 何谓护理管理？

世界卫生组织提出："护理管理是为了提高健康水平，系统地运用护士的潜在能力和其他的有关人员、设备、环境及社会的运动过程。"这一过程是运用科学管理的理论和方法，以提高护理质量和护理工作的效率为目的对医院护理工作进行的管理。其任务是研究医院护理工作的特点，探索其规律性和科学性，提出管理目标，制定出有效的管理制度和实施办法，达到为患者提供高质量的业务技术、生活及身心方面的整体护理之目的。

护理管理分为护理行政管理、护理业务管理和护理教育管理三个部分，三者之间既相互独立又相互依赖，共同影响着护理管理水平的高低。

353. 护理管理的特点是什么？

（1）科学性和艺术性。护理管理必须以理论指导实践，通过运用科学管理的理论和方法，借助社会学、心理学、逻辑学、教育学、运筹学、管理学等方面的知识对医院护理工作进行协调和安排。因此，护理管理是一门科学性极强的学科。护理管理的艺术性主要表现在强调科学、管理的前提下，重视提高并改善管理的方式和方法，以期达到最佳的管理效果，充分调动每一位护理人员的工作热情。

（2）统一性和多样性。护理管理的统一性主要表现在护理是一门专门的技术，护理人员必须运用这种技术去护理患者，使患者身心得到满足并实现康复。由于护理工作是一项复杂的系统工程，每一位护理人员面对的是不同的患者，而每位患者所患的疾病又各不相同，因此决定了护理工作的多样性。因此护理管理必须体现以上特点，将统一性和多样性有机地结合起来。

（3）整体性和独立性。护理管理的整体性是指对占医院工作人员总数 1/3 左右的护理人员队伍的整体护理管理是医院管理系统的子系统，其管理是否良好有效，将直接关系到整个医院管理工作的成败，因此护理管理有其自身的特点和规律，其工作相对独立地自成体系，这就要求护理管理者注意工作的性质及队伍的特点，单独制定一整套符合其特点的规章制度。

（4）理论性和实践性。现代护理模式的形成，促进了护理管理的理论发展，使护理管理成为一门理论性很强的科学。同时必须强调和充分认识护理工作本身是一项实践性很强的工作,护理工作昼夜不能间断,连续性强,工作细致、艰苦,这是护理工作的又一大特点。

354. 护理管理主要职能是什么?

(1) 组织计划。对决定护理质量高低的诸要素,如人员、技术、设备、信息等进行研究,组织制订与医院总体目标相一致,又符合医院实际的护理工作计划和切实可行的规章制度。

(2) 管理。其内容包括建立健全护理管理体系,对护理人员进行思想政治、专业认知教育和业务培训,对护理业务、护理教学、护理科研实施全面规划和全面管理。

(3) 协调。既要协调好护理系统内部的纵向垂直关系,又要协调好与各临床科室、医技科室、后勤等部门的横向平行关系,以有效地提高护理管理效率。

355. 简述我国医院护理管理的现行体制。

医院护理工作实行分管护理工作的院长领导下的护理部主任负责制。在实际工作中,实行护理部主任、科护士长、护士长三级管理或护理部主任(总护士长)、护士长二级管理体制。

病区护理管理实行护士长负责制。

护理部主任由院长聘任,副主任由主任提名院长聘任,科护士长、护士长由护理部主任聘任。

356. 护理管理学研究的内容包括哪些?

(1) 护理管理服务模式。

(2) 护理质量管理。

(3) 护理人力资源管理。

(4) 护理经济管理。

(5) 护理文化建设。

357. 现代管理的基本特征是什么?

(1) 系统化管理。

(2) 人本化管理。

(3) 科学化管理。

(4) 效益化管理。

(5) 战略化管理。

（6）信息化管理。

（7）弹性化管理。

358. 护理质量管理的特点及常用方法有哪些？

护理质量管理的特点：

（1）质量第一。用护理技术为患者健康服务，是护理工作的基本特点。护理质量是护理工作的核心，各项护理工作质量都直接或间接地与患者的病情变化、伤残病痛、生命安危有关，因此，护理工作的每一环节都应牢固树立质量第一的观点。

（2）预防为主。医院护理服务的对象是患者，工作上的任何粗心、疏漏都会给患者造成不良后果，严重的可能危及患者的生命。因此，护理质量管理的重点是"事先预防"、"事中防范"，而不是"事后把关"，必须掌握各项护理工作的质量规律，采取控制措施，以防差错事故的发生。

（3）数据化。现代护理管理的特点之一是数据化，没有精确的数量就没有准确的质量。因此，护理质量管理需要把说明质量的各种规定要求数据化，采用质量达标率统计的方法来判断质量的好坏程度，分析原因，找出主要矛盾，揭示其规律性，促进质量的达标。

（4）标准化。护理质量标准化是质量管理的基础工作，也是质量管理的依据。必须把每项护理工作环节的质量要求及其检查评定方法制定成标准，并按这个标准进行检查、评价和管理。

（5）科学性、实用性。护理质量管理必须合乎实际，讲究效果，在护理工作中主要是保证和提高护理服务质量和效果。

（6）网络化。在护理质量管理中实行全方位管理，建立有效的质量管理控制网络，建立院、科二级质控小组，实行网络化管理。

护理质量管理的方法有：头脑风暴法、因果图法、调查表法、分类法、标杆对比法、流程图法、甘特图法、排列图法、直方图法、控制图法等。

359. 何谓 PDCA 循环法，其特点有哪些？

PDCA 循环法是一种科学的思想方法，是护理质量改进和提高的有效措施。控制护理质量必须经过四个阶段：第一阶段为计划阶段（P）；第二阶段为执行阶段（D）；第三阶段为检查阶段（C）；第四阶段为总结阶段（A）。

PDCA 循环法的特点如下：

（1）PDCA 四个阶段是个有机整体，只有四个阶段协调一致才能组成一个完整的循环。

（2）大环套小环，互相衔接，互相促进。在大的 PDCA 循环中，包括若干个小的 PDCA 循环。

(3) 不断上升的循环。

(4) 循环的关键环节是 A 阶段。

360. 什么是前瞻性护理质量管理,其包括哪三个环节?

前瞻性质量管理是指坚持预防为主的指导思想,建立系统安全和患者安全文化,通过文化、制度、思维、操作层面建立和创造条件及环境,使管理者终末式的监控行为转变为对系统安全性监控、前瞻性干预以及为临床护士提供指导、指引和培训的服务行为;同时,通过对医疗护理风险和高危因素的正确评估、预测和前瞻性干预,以最大限度减少不良事件的一种管理模式。建立前瞻性护理质量管理的目的是从系统上、组织体制、工作机制上建立一个不容易出错的系统。

包括三个环节:质量建设、质量监察/检查/监测/评价、质量持续改进。

361. 简述作为一个护理管理者应具备的基本素质。

(1) 身体素质。是个人最基本的素质,包括:体质、体力、体能、体型和精力。

(2) 思想素质。是个人从事社会政治活动所必需的基本条件、基本素质和基本品质。

(3) 知识素质。是个人做好本职工作所必须具备的基础知识与专业知识,基础知识是护理管理者知识结构的基础,专业知识是护理管理者知识结构的核心。

(4) 能力素质。是一个综合的概念,是技术能力、决策能力和交往协调能力等各种能力的有机结合。

(5) 心理素质。是指人在感知、想象、思维、观念、情感、意志、兴趣等多方面心理品质上的修养。包括:事业心、责任感、创新意识、权变意识、心理承受能力、心理健康状况、气质类型和护理管理者风格等。

362. 护士长应担任哪几种社会角色?

护士长的主要社会角色有:① 领导者;② 计划者;③ 监督者;④ 护、患代言人;⑤ 传达者;⑥ 联络者;⑦ 处理冲突者;⑧ 代表者;⑨ 分配资源者;⑩ 协商谈判者;⑪ 护理学科带头人。

363. 何谓护理质量管理? 护理质量管理的任务是什么?

护理质量管理是指按照护理质量形成的过程和规律,分析和研究构成护理质量的各组成要素,建立护理质量体系,通过对护理质量体系实施有效的计划、组织、协调和控制,以保证护理服务达到规定的标准,满足和超越服务对象需要的活动过程。

护理质量管理的任务:建立护理质量体系,建立护理质量的理念、标准、评价;通过有效管理,建立监督管理和持续改进的机制;进行质量教育,包括质量意识、持续改进质量理念和患者安全文化的教育、质量管理方法和技术、质量责任等。

364. 什么是品管圈?品管圈活动的基本步骤是什么?

品管圈(简称 QCC)是指由相同、相近或有互补性质工作场所的人们自动、自发组成数人一圈的活动团队,通过全体合作、集思广益,按照一定的活动程序,活用科学统计工具及品管手法,来解决工作现场、管理、文化等方面所发生的问题及课题。

品管圈活动的基本步骤:① 组圈;② 主题选定;③ 活动计划拟定;④ 现状把握;⑤ 目标设定;⑥ 对策拟定;⑦ 对策实施与检讨;⑧ 效果确认;⑨ 标准化;⑩ 检讨与改进。

365. 何谓护理安全?

护理安全是指在实施护理服务全过程中,患者不发生法律和法定的规章制度允许范围以外的心理、人体结构或功能上的损害、障碍、缺陷或死亡,它包括了一切护理缺陷和一切不安全的隐患,涉及参与护理活动的每个人员及各个环节。

366. 中国医院协会 2009 年提出的"患者十大安全目标"是什么?

目标一:严格执行查对制度,提高医务人员对患者身份识别的准确性。

目标二:提高用药安全。

目标三:严格执行在特殊情况下医务人员之间的有效沟通的程序,做到正确执行医嘱。

目标四:严格防止手术患者、手术部位及术式错误。

目标五:严格执行手卫生规范,落实医院感染控制的基本要求。

目标六:建立临床实验室"危机值"报告制度。

目标七:防范与减少患者跌倒事件发生。

目标八:防范与减少患者压疮发生。

目标九:主动报告医疗安全(不良)事件。

目标十:鼓励患者参与医疗安全。

367. 何谓护理风险管理?其主要内容有哪些?

护理风险管理指对患者、护士、护理技术、药物、环境、设备、护理制度与护理工作程序等风险因素进行识别、评价和处理的管理活动。

护理风险管理的主要内容包括:① 护理环境风险管理;② 护理制度风险管理;

③ 护理组织风险管理。

368. 何谓不良事件？其严重程度分为哪四个等级？

不良事件是指与患者疾病的自然病程或潜在问题无关的、导致未预期的患者死亡或主要器官功能永久丧失的事件。广义的定义是在疾病医疗过程中因诊疗活动非疾病本身造成的医疗异常事件（即非正常的过程和结局）。

不良事件按事件的严重程度分四个等级：

（1）警告事件：非预期的死亡，或是非疾病自然过程中造成永久性功能丧失。

（2）不良事件：在疾病医疗过程中是因诊疗活动而非疾病本身造成的患者机体与功能损害。

（3）未造成后果事件：虽然发生了错误事实，但是未给患者机体与功能造成任何损害。

（4）隐患事件：由于及时发现错误，未形成不良事实。

369. 何谓临床护理质量指标？

临床护理质量指标是在一定时间和条件下，科学、动态地反映护理质量的基础、过程与结果。建立临床护理质量指标是实施科学的护理管理的基础，通过建立指标、持续监测和动态数据来评价护理质量，实现护理质量的科学管理和持续改进。

370. 高危患者包括哪些？

高危患者包括一级护理、危重、手术（产）后 24 小时、神志不清、特殊检查后的患者、新生儿、老年患者、高危压疮患者、有自杀倾向者。

371. 何谓高危药物？应如何管理？

高危药物：包括能产生职业暴露危险或者危害的药品，以及血管活性药物及刺激性、高渗性（pH＞9）、低渗性（pH＜4.1）药物、阳离子药物肌肉松弛剂等。

高危药物管理：

（1）要单独存放，禁止与其他药品混合存放。标识清楚明显、醒目。

（2）使用前严格执行查对制度，使用时应用高危药品标识。

（3）高浓度的电解质溶液（10％KCl、10％NaCl），用于临床治疗时，严格按照说明书的要求和医嘱要求使用，并密切观察患者用药后的反应。

（4）护理人员应定时巡视患者，根据患者病情调整滴速，静滴过程中注意观察有无不良反应，发现不良反应按规范要求予以处理。

（5）发现药物不良反应的科室及工作人员，按医院相关的规定，填写不良反应表报药学部及有关部门。

（6）高危药物使用科室，定期组织科内相关人员讨论高危药品的不良反应，及时向医院药事管理委员会提出停止、淘汰、更换高危药物的建议。不用的高危药物如肌松药要退回药房。

372. 何谓护理服务？护理服务的特点是什么？

护理服务是指护士借助各种资源向护理服务对象提供的各种服务。护理服务的对象是人，应当以尊重患者的生命、人格、权利为前提；护理服务的目标是在保证患者安全的前提下，提供及时、有效、让服务对象满意的服务；护理服务是一种行为，但包含了服务态度和信念，护理服务的基本理念是"以患者为中心"，开展护理工作要以一切为患者的安全、健康和需求为出发点和落脚点。

护理服务的特点：

（1）专业性和技术性。

（2）相对垄断性。

（3）高质量和无误性。

（4）供给者的主导性。

373. 就医者的特点一般有哪些？

（1）求愈心理。尤其是重病、慢性病和疑难杂症患者，恢复健康的渴求更为强烈。

（2）求快心理。时间意味着痛苦和成本，甚至意味着生命，希望药到病除，尽快好转、康复。

（3）求廉心理。经济困难、自费患者特别注意医疗服务、检查、药品的价格。所有患者都希望价格低，透明度高。

（4）求新心理。新药、新技术等，总引起一部分人的兴趣和需求。

（5）求名心理。名医普遍受到追捧，很多人即使小病也宁肯花较多的挂号费和等候时间来寻求专家。

（6）求安全心理。不论是大病或小病，人们都愿意去技术过硬和条件完善的大医院看病。

（7）关系心理。一般情况下，人们都愿意到有熟人的医院就医。

（8）求优心理。在价格相差不大的情况下，一般人们都愿意到具备良好服务、舒适环境和设施精良的机构看病。

374. 医院护士岗位一般分为哪几类？

医院护理岗位设置一般分为护理管理岗位、临床护理岗位和其他护理岗位。

护理管理岗位是从事医院护理管理工作的岗位,临床护理岗位是护士为患者提供直接护理服务的岗位,其他护理岗位是护士为患者提供非直接护理服务的岗位。护理管理岗位和临床护理岗位的护士应当占全院护士总数的95%以上。

375. 护理岗位管理的基本原则及工作任务是什么?

(1) 基本原则:① 以改革护理服务模式为基础。医院要实行"以患者为中心"的责任制整体护理工作模式,在责任护士全面履行专业照顾、病情观察、治疗处置、心理护理、健康教育和康复指导等职责的基础上,开展岗位管理的相关工作。② 以建立岗位管理制度为核心。医院根据功能任务、医院规模和服务量,将护士从按身份管理逐步转变为按岗位管理,科学设置护理岗位,实行按需设岗、按岗聘用、竞聘上岗,逐步建立激励性的用人机制。通过实施岗位管理,实现同工同酬、多劳多得、优绩优酬。③ 以促进护士队伍健康发展为目标。遵循公平、公正、公开的原则,建立和完善护理岗位管理制度,稳定临床一线护士队伍,使医院护士得到充分的待遇保障、晋升空间、培训支持和职业发展,促进护士队伍健康发展。

(2) 工作任务:科学设置护理岗位;合理配置护士数量;完善绩效考核制度;加强护士岗位培训;保障合同制护士权益。

376. 护理人力资源管理需做好哪三方面的工作?

(1) 人与岗位的匹配。做到人尽其才,才尽其用。

(2) 人与人的科学匹配。使组织中护理人员结构优势互补,提高群体工作效率。

(3) 人的需求与工作报酬的匹配。使组织薪酬发挥有效激励作用。

377. 何谓绩效管理?绩效管理与绩效考核的区别是什么?

绩效管理是指依赖于管理人员与员工之间达成的协议来实现组织或工作目标的一个动态的沟通过程。强调通过员工的积极参与和上下级之间的双向沟通来提高员工绩效和组织效率。绩效管理与绩效考核的区别见表2.6。

表 2.6　绩效管理与绩效考核的区别

区别点	过程的完整性	侧重点	出现的阶段
绩效管理	一个完整的管理过程	侧重信息沟通与绩效的提高强调事先的沟通与承诺	伴随管理活动的全过程
绩效考核	管理过程的局部环节和手段	侧重于判断和评估,强调事后的评价	只出现在特定的阶段

378. 简述绩效工资分配的原则有哪些?

(1) 逐步建立护士的岗位身份及其相关的管理制度。从护士人事身份管理逐渐过渡到护士岗位身份管理。依据全院各护理岗位的专业内涵、技术含金量、风险程度和工作量,以及责权利统一的原则,统筹建立并合理划分全院护理工作的专业岗位、层级岗位和绩效岗位,确保护士同工同酬,同岗同酬,并在此基础上保障高技术含金量、高风险和高工作量的岗位获得较高报酬。

(2) 建立优先临床的激励机制。按照岗位公开、条件公布、定员定编、自主选择的用人制度,促进护士合理流动,稳定临床一线护士队伍。

(3) 建立垂直管理的分配机制。在人事、财务部门配合下,护理部负责全院护士绩效工资分配。建立总额包干、垂直管理、工效挂钩、自主分配的运行机制,实行全院护士绩效工资集中管理的分配机制。

379. 何谓继续护理学教育?

继续护理学教育是为正在从事实际工作的护理人员提供的教育,是以学习新理论、新知识、新技术和新方法为目标的、持续终身的在职教育。

380. 创新临床教学模式,强化学生实践能力训练主要表现在哪些方面?

(1) 建立健全临床教学管理组织机构,设立在护理部领导下的临床教研室、总带教、科室带教三级护理教学管理体系。

(2) 制定科学实习计划,强化对学生综合能力,如临床技能、科研能力和管理能力的训练。

(3) 实施科学的评价方法,加强过程评价和终末评价,引入标准化患者为对象的多站式临床技能综合考评,有效测评学生的护理操作技能、沟通能力、团队协作能力、评判性思维能力和职业态度等。

381. 教案有哪些内容?

教案又称课时计划,是备课中最深入、具体的一步。其内容包括:① 确定具体、可行、可测量的教学的目标;② 确定教学的重点、难点和关键点;③ 确定课程的类型和结构;④ 选择合适的教学方法和教学媒体;⑤ 设计教学的语言行为和非语言行为;⑥ 设计提问、练习和课外作业;⑦ 确定各个教学进程的步骤和时间分配。

382. 临床教学中常用的教学方法有哪些? 何谓体验学习法?

临床教学中常用的教学方法有体验学习法、带教制、实习讨论会、临床查房等。

体验学习法又称经验学习法或发现反思学习法,是指在设定教学目标的前提下,让学习者在真实或模拟真实的环境中,通过自己的经历或事物的观察,再通过反思和与他人分享感悟中构建知识、技能和态度的一种教学方法。其最突出的特点是通过学生自己"做"进行学习,而不是听别人讲述或自己阅读来学习知识。体验学习的过程首先是学生亲身经历某方面的护理实践产生了体验或感受(具体体验);接着通过与小组的同学交流、讨论这一经历,对感受进行分析、思考和评价,明确自己学到了什么、发现了什么(反思观察);然后,学生将反思和观察到的结果进一步抽象,形成一般性的结论或理论;最后,学生要把这次获得的经验和发现的结论迁移到其他新的情境中进行应用(行动应用)。其形式有:体验学习日记、反思性小组讨论会、实地参观学习、应用课题。

383. 现代护理教学方法有哪些?

(1) 以问题为基础的教学法(problem-based learning,PBL)。

(2) 情景教学法(situational teaching method),又称模拟教学(simulated teaching method)。

(3) 自学指导法(guided self-study method)。

(4) 发现教学法(discovery teaching method)。

(5) 行动学习法(action learning)。

(6) 微型教学法(micro-teaching)。

(7) 计算机辅助教学法(computer assisted instruction,CAI)。

384. 何谓以问题为基础的教学法? 该教学法有何特点?

以问题为基础的教学法(简称PBL)是一种以临床问题激发学生学习动机并引导学生把握学习内容的教学方法,由美国神经病学教授巴罗斯(Barrows H S)于1969年在加拿大麦克马斯特大学创立,在国外医学教育与护理教育领域得到广泛使用。

PBL的实质是以患者问题为基础、以学生为中心的小组讨论式教学。该教学法可发展学生多方面的技能:① 解决问题的技能;② 团队合作能力与赏识和包容学习同伴不同见解的精神;③ 组织利用时间的技能;④ 高层次的思维能力;⑤ 获取和评价信息、传播信息、利用信息灵活建构知识的能力;⑥ 成为自主学习者。不足之处是:学生习得的知识不够系统;对教师的数量、质量以及教学资源、条件、实习基地等有较高要求,不利于推广。

385. 对学生临床护理能力的评价方法通常有哪几种?

对学生临床护理能力的评价方法通常有观察法、床边考核法、模拟考核和综合评定法等。

386. 什么是统计学？什么是数理统计学？

统计学是通过搜索、整理、分析数据等手段，以达到推断所测对象的本质，甚至预测对象未来的一门综合性科学。其中用到了大量的数学及其他学科的专业知识，它的使用范围几乎覆盖了社会科学和自然科学的各个领域。

数理统计学是统计学的数学基础，从数学的角度去研究统计学，为各种应用统计学提供理论支持。它研究怎样有效地收集、整理和分析带有随机性的数据，以对所考察的问题作出推断或预测，直至为采取一定的决策和行动提供依据和建议的数学分支。

387. 什么是医学统计学？试述统计学在医学中的应用。

医学统计学是以医学理论为指导，运用概率论和数量统计原理和方法，研究医学资料的收集、整理与分析，从而掌握事物内在客观规律的一门学科。医学研究的对象主要是人体以及与人的健康有关的各种因素。医学统计学的内容包括：① 统计研究设计；② 总体指标的估计；③ 假设检验；④ 联系、分类、鉴别与监测等研究。医学是较早使用数理统计方法的领域之一，在防治一种疾病时，需要找出导致这种疾病的种种因素。统计方法在发现和验证这些因素上，是一个重要工具。另一方面的应用是，用统计方法确定一种药物对治疗某种疾病是否有用，用处多大，以及比较几种药物或治疗方法的效力。

388. 何谓护理研究？

护理研究是指用科学的方法反复地探索、回答和解决护理领域的问题，直接或间接地指导护理实践的过程。护理研究是为护理专业，包括护理实践、护理教育、护理管理相关的问题形成可靠证据的系统的探索。

389. 护理科研有哪几种类型？

护理科研一般包括以下几种类型：

（1）基础研究。目的在于发现新知识，探求新事物，探索自然现象的内在联系及其发展变化的规律。

（2）应用研究。是将基础研究所取得的科学发现与科学理论等成果，应用到临床实践中去；也可以对临床实践中的某些问题进行系统的研究。

（3）发展研究。目的在于动用基础研究和应用研究的知识与成果去研究开发新理论、新方法、新技术等。

护理科研大多属于应用研究，即临床为科研积累了大量的资料，并不断向科研提出新的课题;科研则将新成果用于临床,以验证其实用价值,并且力求能够解决一些实践中的难题。

390. 护理研究中基本的伦理原则有哪些?

(1) 有益的原则。即研究者有责任将研究对象的伤害减至最低,获得的益处最大。也就是说,研究要给研究对象或其他人群带来益处。

(2) 尊重人的尊严的原则。即在研究中研究对象有自主决定的权利和充分认知的权利。

(3) 公正的原则。指研究对象有被公平对待的权利和隐私权。

391. 试述量性研究的基本步骤。

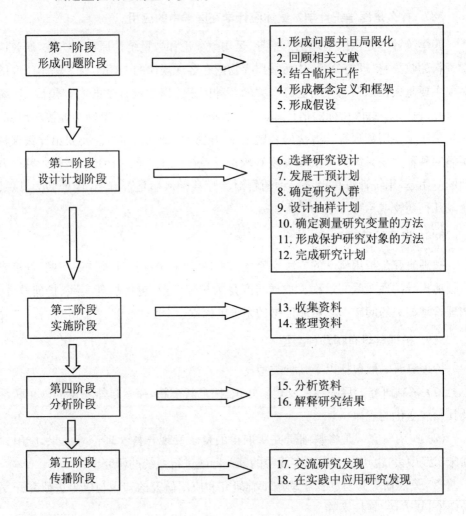

| 第一阶段
形成问题阶段 | ⟹ | 1. 形成问题并且局限化
2. 回顾相关文献
3. 结合临床工作
4. 形成概念定义和框架
5. 形成假设 |

| 第二阶段
设计计划阶段 | ⟹ | 6. 选择研究设计
7. 发展干预计划
8. 确定研究人群
9. 设计抽样计划
10. 确定测量研究变量的方法
11. 形成保护研究对象的方法
12. 完成研究计划 |

| 第三阶段
实施阶段 | ⟹ | 13. 收集资料
14. 整理资料 |

| 第四阶段
分析阶段 | ⟹ | 15. 分析资料
16. 解释研究结果 |

| 第五阶段
传播阶段 | ⟹ | 17. 交流研究发现
18. 在实践中应用研究发现 |

392. 量性研究论文的特点有哪些？

(1) 选题的创新性。 (2) 设计的科学性。

(3) 主题的重要性。 (4) 方法的实用性。

(5) 学术的规范性。 (6) 节段的逻辑性。

(7) 内容的可读性。 (8) 项目的攻坚性。

(9) 文献的广泛性。

393. 评价对量性研究论文的基本要求是什么？

(1) 创新。首先是内容有新意，观点新颖；其次是立论角度新颖，论述别致可取。

(2) 正确。论文内容要正确，包括调查或实验方法的正确、材料和数据的正确，以及文字表达和图表使用等均要尽可能做到正确无误。

(3) 完整。完整的量性研究论文应包括以下内容：题目、作者及其单位、合作者及其单位、中文摘要、外文摘要、关键词、前言、材料与方法、结果、讨论（结论）、致谢及参考文献等。

(4) 严谨。论文内容要求简洁精练，实事求是，无重复的段落、句子或词。论文内容要结构严谨，前后一致，不能相互矛盾，不涉及与论文无关的问题，不使用夸张或华丽的辞藻。

394. 何谓质性研究？

质性研究是通过系统、主观的方法描述生活体验并赋予其含义的研究方法。它是以文字叙述为材料、以归纳法为论证步骤、以构建主义为前提的研究方法。质性研究以反实证主义为基础，考虑主体的旨趣及其他主观因素的影响，具有透过被研究者的眼睛看世界、描述现象的特点。

395. 护理科研设计如何选题？

选题就是确定研究课题。它是护理科研的第一步，也是关键的一步。题目应严格课题范围，重视每一个环节，使课题严谨、周密。必须选择在工作中易于遇到的问题进行探讨。所选的题目应当能够验证一个假说，具有科研价值。并且可提高工作的质量和效率。实现护理工作现代化。具有实用价值的课题，题目不可过大，能解决一个问题即可。

396. 常用的随机抽样方法包括哪些？

(1) 简单随机抽样。具体方法有很多种，最简单为抽签或抛硬币或掷骰子，最常用的是按随机数字表数字进行分配。

（2）分层抽样。是先将研究对象按某一种或几种特征进行分层，然后在各层中采用简单随机抽样抽取研究对象组成样本。

（3）系统抽样。先将总体的观察单位按某种与观察指标无关的特征顺序编号，再根据抽样比例将其分为若干部分，先从第一部分随机抽取第一个观察单位，然后按一固定间隔在第二、第三……各部分抽取观察单位组成样本。

（4）整群抽样。是以现成的群体而不是个体为单位，进行随机抽样。

（5）多级抽样。是一种从大到小多个级别进行的抽样方法。

397. 什么是护理论文？

护理论文是指护理工作者对某一护理课题在实验性、理论性或临床应用性研究方面所取得的具有创新意义的新成果、新见解、新知识的科学记录，或者是对某种已知的护理理论和技术在实际应用中所创造的新方法、新技术、新产品的科学总结。

398. 撰写学术论文的基本要求有哪些？

（1）科学性：论文的科学设计、研究方法、资料及数据分析、讨论、总结等都必须真实地反映客观事实，绝不能以主观愿望来代替科学。

（2）创新性：论文创新表现在两个方面，一是论文必须是报导新发现，总结新规律，阐述新见解，创建新理论。二是表现在科研方法或实验程序上有所改进和提高。论文所反映的内容须有新意，对他人具有新的参考价值。

（3）实践性：论文中的理论来源于实践，总结出来的理论又反过来为实践服务，并能解决现实所存在的问题，使工作得到推进和发展。

（4）可读性：论文是理论思维的产物，它不同于艺术作品，其主要的要求是语法正确，文理通顺，结构严谨，重点突出，不带夸张或渲染。

399. 学术论文的格式包括哪几方面？

包括两大部分，即前置部分和正文部分。前者包括题目、作者及单位署名、内容摘要和关键词；后者包括引言、材料与方法、结果、讨论、小结、致谢、参考文献、英文摘要等。但这种格式并非一成不变，根据文稿具体情况，有时可将引言、材料与方法合并，小结与讨论合并，内容摘要也可免写等。

400. 何谓文献综述？它和科研论文有何区别？

文献综述是作者在阅读有关问题的大量文献后，将各种资料分析整理写成的文章。

综述与科研论文的主要区别是:综述文章资料来源于别人的工作,来自文献,属于回顾性研究,而科研论文的资料、数据是由作者通过科研设计,自己在工作中收集得到的,属于前瞻性研究。

401. 什么是护理信息学?

护理信息学属于现代护理学范畴,是应用信息科学理论、技术和方法去研究解决护理学科所提出的问题的一个专门学科。它是以护理学理论为基础,以护理管理模式和流程为规范,以医疗护理信息为处理对象,以计算机为工具专门研究护理信息处理理论和方法的新兴边缘学科。

402. 什么是电子病历和电子病历系统?

电子病历是指医务人员在医疗活动过程中,使用医疗机构信息系统生成的文字、符号、图表、图形、数据、影像等数字化信息,并能实现存储、管理、传输和重现的医疗记录,是病历的一种记录形式。使用文字处理软件编辑、打印的病历文档,不属于本规范所称的电子病历。

电子病历系统是指医疗机构内部支持电子病历信息的采集、存储、访问和在线帮助,并围绕提高医疗质量、保障医疗安全、提高医疗效率而提供信息处理和智能化服务功能的计算机信息系统,既包括应用于门(急)诊、病房的临床信息系统,也包括检查检验、病理、影像、心电、超声等医技科室的信息系统。

403. 什么是护理电子病历?

护理电子病历是医院信息系统(简称 HIS)构成要素之一,是将计算机信息技术应用于临床护理记录,并以此建立的一种提高效率、改进质量为目的的信息系统,是护士对患者病情观察和实施护理措施的原始记载,体现护理质量及管理水平高低,并为临床、科研、教学提供一手资料。

404. 什么是移动工作站?

移动工作站,英文名称为 Mobile Workstation。是一种面向专业领域用户,兼具工作站和笔记本电脑的特征,具备强大的数据运算与图形、图像处理能力,为满足工程设计、动画制作、科学研究、软件开发、金融管理、信息服务、模拟仿真等专业领域而设计开发的高性能移动计算机。移动工作站其实就是一台高性能的笔记本电脑。

405. 什么是PDA?

PDA 是 Personal Digital Assistant 的缩写,字面意思是“个人数字助理”。又

称掌上电脑,这种手持设备集中了计算,电话,传真,和网络等多种功能。它不仅可用来管理个人信息(如通讯录,计划等),更重要的是可以上网浏览,收发 Email,可以发传真,甚至还可以当作手机来用。尤为重要的是,这些功能都可以通过无线方式实现。

四、护理专业中的法律问题

406. 简述护理法的概念与表现形式。

护理法是卫生法的重要组成部分,是指国家、地方以及专业团体等颁布的关于护理人员的资格、权利、责任和行为规范的法律法规、行政规章等的总称。目前我国基本法律中尚无卫生法律和护理法律。

护理法的表现形式包含与护理工作相关的法律、法规条文(如《中华人民共和国传染病防治法》、《中华人民共和国侵权责任法》、《医疗事故处理条例》、《医疗机构管理条例》等)和直接对护理工作进行规范的护理法规(如《护士条例》)、护理行业标准(如《静脉治疗护理技术操作规范》、《护理分级》)等。

407. 试述护理立法的意义。

一是促进护理管理法制化。将护理管理纳入标准化、科学化的轨道,保障国家对护理活动的管理和护理活动本身有法可依、有章可循,使护理质量和安全得到可靠的保证。二是切实保障护士的执业权益,提高护士法律素养。护理立法可使护士在行使护理工作的权利、义务和职责时,最大限度地受到法律保护,从而维护护士人格尊严,人身安全不受侵犯。护士在理性、自觉、有效维护自身权利的前提下,规范护理行为,提高法律素养,有利于促进护士整体素质的提高。三是有利于维护护理对象的正当权益。对于护理工作中违反法律准则的行为,患者可依据护理法规寻求法律救济并追究护士的法律责任。

408.《护士条例》立法宗旨是什么?《护士条例》中所称"护士"的含义是什么?

《护士条例》的立法宗旨是为了维护护士的合法权益,规范护理行为,促进护理事业发展,保障医疗安全和人体健康。

《护士条例》所称护士,是指经执业注册取得护士执业证书,依照本条例规定从事护理活动,履行保护生命、减轻痛苦、增进健康职责的卫生技术人员。

409. 护士执业的必备条件是什么？护士执业注册的有效期多长？

护士执业，应当经执业注册取得护士执业证书。

护士执业注册有效期为 5 年。有效期届满需要继续执业的应当在 30 日向执业地省、自治区、直辖市人民政府卫生主管部门申请延续注册，延续执业注册有效期为 5 年。

410. 申请护士执业注册需具备哪些条件？

申请护士执业注册应当具备如下条件：① 具有完全民事行为能力；② 在中等职业学校、高等学校规定的普通全日制 3 年以上的护理、助产专业课程学习，包括在教学、综合医院完成 8 个月以上护理临床实习，并取得相应学历证书；③ 通过国务院卫生主管部门组织的护士执业资格考试；④ 符合国务院卫生主管部门规定的健康标准。符合条件者应当向拟执业地的省/自治区/直辖市人民政府卫生主管部门提出申请。

同时要求，护士执业注册申请应当自通过护士执业资格考试之日起 3 年内提出；逾期提出申请的，除应当具备前款第①、②、④项规定条件外，还应当在符合国务院卫生主管部门规定条件的医疗卫生机构接受 3 个月临床护理培训并考核合格。

411. 《护士条例》对护士的权利与义务做了哪些规定？

《护士条例》第 12～15 条，明确护士执业的四项权利，一是有按照国家有关规定获取工资报酬、享受福利待遇、参加社会保险的权利；二是有获得与其所从事的护理工作相适应的卫生防护、医疗保健服务的权利。从事直接接触有毒有害物质、有感染传染病危险工作的护士，有接受职业健康监护的权利；患职业病的，依照有关法律、法规获得赔偿；三是获得与本人业务能力和学术水平相应的专业技术职务、职称的权利。有参加专业培训、从事学术研究和交流、参加行业协会和专业学术团体的权利；四是有获得疾病诊疗、护理相关信息和其他与履行护理职责相关的权利，可以对医疗卫生机构和卫生主管部门的工作提出意见和建议。

《护士条例》第 16～19 条，明确护士执业的五项义务，一是应当遵守法律、法规、规章和诊疗技术规范。这是护士执业的根本准则，即合法性原则。二是在执业活动中发现患者病情危急，应当立即通知医师，紧急情况下为抢救垂危患者生命，应当先行实施必要的紧急救护。三是发现医嘱违法、违规、违章或违反诊疗技术规范规定的，应当及时向开具医嘱的医师提出；必要时应当向该医师所在科室的负责人或医疗机构负责医疗服务管理的人员报告。四是应当尊重、关心、爱护患者，保护患者的隐私。五是有义务参与公共卫生和疾病防控；发生自然灾害、突发事件，服从县级以上政府卫生主管部门的安排，参加医疗救护。

412. 医疗卫生机构在规范护理行为、保障护士合法权益，促进护理事业发展方面应承担哪些责任？

《护士条例》第 20～26 条阐述了七个方面的责任：

(1) 按照国务院卫生主管部门的规定配备护士。

(2) 不允许未取得护士执业证书(包括变动执业地点而未办理变更注册手续和注册有效期届满而未延续注册的)人员从事诊疗技术规定的护理活动。护理实习生应当在护士指导下开展有关工作。

(3) 为护士提供卫生防护用品，并采取有效的卫生防护和医疗保健措施。

(4) 执行国家有关工资、福利待遇等规定，为护士足额缴纳社会保险费用；对在艰苦边远地区工作或从事直接接触有毒有害物质、有感染传染病危险工作的护士，应当按照国家有关规定给予津贴。

(5) 应当制定、实施护士在职培训计划，并保证护士接受培训；护士培训应当注重新知识、新技术的应用；根据临床专科护理发展和专科护理岗位需要，开展专科护理培训。

(6) 加强护士管理。应当按照国务院卫生主管部门的规定设置专门机构或配备专/兼职人员负责护理管理工作。

(7) 应当建立护士岗位责任制并进行监督检查。

413. 医德规范的内容是什么？

(1) 救死扶伤，实行人道主义，时刻为患者着想，千方百计为患者解除病痛。

(2) 尊重患者的人格与权利，对待患者，不分民族、性别、职业、地位、财产状况，一视同仁。

(3) 文明礼貌服务，举止端庄，语言文明，态度和蔼，同情、关心和体贴患者。

(4) 廉洁奉公，自觉遵纪守法，不以医谋私。

(5) 为患者保守医密，实行保护性医疗，不泄露患者隐私与秘密。

(6) 互学互尊，团结协作，正确处理与同行、同事间的关系。

(7) 严谨求实，奋发进取，钻研医术，精益求精，不断更新知识，提高技术水平。

414. 患者的权利和义务是什么？

患者的权力：

(1) 与医疗有关的法律权利：① 生命健康权；② 肖像权；③ 名誉权；④ 隐私

权;⑤ 索赔权;⑥ 要求惩戒权。

（2）医患关系中的患者权利有:① 获得基本医疗保健的权利;② 人格受到尊重的权利、不得歧视、遗弃、侮辱等;③ 知情同意权;④ 隐私权;⑤ 自主权;⑥ 拒绝治疗权;⑦ 有获得社会支助的权利;⑧ 有对医疗机构的批评建议权（监督权）;⑨ 有因医疗事故所造成损害获得赔偿权利。

患者的义务:

（1）有如实陈述病情的义务。

（2）有配合医疗机构和医务人员进行一切检查治疗的义务（遵守医嘱的义务）。

（3）有尊重医务人员的劳动及人格尊严的义务。

（4）有遵守医疗机构规章制度的义务。

415. 护理工作中的侵权行为主要有哪几种表现?

护理工作中常见的侵权行为有:

（1）侵犯患者享受医疗的权利。依据我国宪法:公民在年老、残疾或者丧失劳动能力的情况下,有从国家和社会获得物质帮助的权利。《护士条例》明确:发现患者病情危急……在紧急情况下为抢救患者生命,应当先实施必要的紧急救护。据此,医疗机构不能因为患者无力支付医疗费用等原因而拒绝对患者进行救治,否则即为侵权行为。

（2）侵犯患者的知情同意权。知情同意权要求护士在对患者进行各项护理工作时均应做好解释工作,大多数情况下取得患者或家属的口头同意即可,但有些侵害性较大的操作（如 PICC）,需要患者或家属的书面同意。在护士反复向患者或家属说明、解释的前提下仍不接受或不同意时,护士应尊重其意见并以文字形式记录保存。

（3）侵犯患者隐私权。护理工作中禁止公开谈论患者入院的原因、病历资料、生理缺陷、经济收入等患者隐私,接触患者的信件、联系方式、家庭住址等私人物件时注意保护其隐私。

416. 医务人员应如何尊重患者的知情同意权?

知情同意权是患者人身权中人格权的一部分,指患者知晓病情、治疗措施及风险后自主决定是否同意接受。护士尊重患者的知情同意权应做到如下几点:① 明确法定的告知对象;② 遵守法定的告知内容,让患者真正知情;③ 帮助患者做出正确的选择;④ 尊重患者的自愿和自主,让患者从被动地位转化到参与治疗决策的主动地位;⑤ 不以告知作为推卸过错责任的手段;⑥ 紧急情况下,不能拒绝急救处置;⑦ 干预患者知情后的错误决定,医疗措施必须做到科学、严谨、正确,特殊情况应有权威的第三方确认。

417. 何谓医疗事故？如何分级？

医疗事故是指医疗机构及其医务人员在医疗活动中,违反医疗卫生管理法律、行政法规、部门规章和诊疗护理规范、常规,过失造成患者人身损害的事故。

医疗事故分为四级:

一级医疗事故:造成患者死亡、重度残疾的。

二级医疗事故:造成患者中度残疾,器官组织损伤导致严重功能障碍的。

三级医疗事故:造成患者轻度残疾,器官组织损伤导致一般功能障碍的。

四级医疗事故:造成患者明显人身损害的其他后果的。

418. 临床护理记录的法律责任是什么？

临床护理记录包括体温单、医嘱执行记录、监护记录、护理病历、护理计划等,既是衡量护理质量的重要资料,也是医生观察诊疗效果、调整治疗方案的依据。书写记录应及时、准确无误和完整。完整、真实的护理记录可提供患者当时诊治的实际过程,可作为判断医疗纠纷性质的重要依据或刑事犯罪时、侦破案件的重要线索或证据。临床护理记录丢失、被涂改、隐匿、伪造或销毁都属于违法行为,要承担相应的法律责任。

419. 护士应如何谨慎执行口头医嘱？

护士应谨慎对待口头医嘱,一般不执行口头医嘱。在急诊等特殊情况下必须执行口头医嘱时,护士应向医师重复一遍医嘱,确认无误后方可执行。执行后应尽快记录医嘱时间、内容、患者当时的情况等,并让医师及时补上书面医嘱。

420. 法定传染病如何分类？

传染病分为甲、乙、丙三类。其中甲类2种,包括鼠疫和霍乱。乙类25种,包括传染性非典型性肺炎、艾滋病、病毒性肝炎、脊髓灰质炎、人感染高致病性禽流感、麻疹、流行性出血热、狂犬病、流行性乙型脑炎、登革热、炭疽、肺结核等,其中,传染性非典型性肺炎、炭疽中的肺炭疽和人感染高致病性禽流感虽列入乙类,但要求按甲类传染病管理。丙类10种,包括流行性感冒、流行性腮腺炎、黑热病等。

421. 简述如何开展传染病疫情控制？

医疗机构发现甲类传染病时应当采取以下措施:对患者/病原携带者予以隔离治疗,隔离时间根据医学检查报告结果确定;对疑似患者,确诊前在指定场所单独隔离治疗;对医疗机构内的患者、病原携带者、疑似患者的密切接触者,在指定场所进行医学观察和采取其他必要的预防措施。

甲类传染病病例涉及的场所或者该场所内特定区域的人员，可由县级以上地方政府实施隔离措施。拒绝隔离治疗或者隔离期未满擅自脱离隔离治疗的，可由公安机关协助医疗机构采取强制隔离治疗措施。对乙、丙类传染病患者，医疗机构应当根据病情采取必要的治疗和控制传播措施。对本单位内被传染病病原体污染的场所、物品以及医疗废物，必须依照法律法规的规定实施消毒和无公害化处置。

患甲类传染病或炭疽死亡的，应当立即将尸体进行卫生处理，就近火化。为了查找病因，必要时可按照国务院卫生行政部门的规定进行尸体解剖查验，并告知死者家属。发生疫情时，疾病控制机构和省级以上卫生行政部门指派的其他与传染病有关的专业技术机构，可以进入传染病疫点、疫区进行调查、采集样本、技术分析和检验。

422.《中华人民共和国献血法》的重要意义是什么？

一是保证医疗临床用血的需要。血液在临床治疗和战备中都起着重要的作用。目前，人造血液还不能取代血液。因此，医疗临床用血只能靠公民献血解决。过去临床用血大部分来自有偿供血或卖血，血源不足，临床用血不能充分保证。所以通过立法，确立献血制度，来保证临床和战备用血的需要。

二是保障献血者和用血者的安全。个体供血者在经济利益的驱动下，频繁供血，造成血液质量不高，容易引起经血液途径传播疾病及蔓延，如丙肝、乙肝、艾滋病病毒感染等。只有依法实行公民献血制度，禁止血液买卖，才能杜绝隐患，保障血液安全。

三是促进社会主义物质文明和精神文明。实行无偿献血，不仅能达到治病救人的目的，它还是一种无私奉献的人道主义的重要体现。一个国家献血事业的发展程度，是社会文明程度的标志之一，我国实行无偿献血，有助于弘扬中华民族团结、友爱、互助的传统美德，是建设社会主义精神文明的具体体现。

423. 为保障安全输血，护士应如何把握静脉输血过程中的法律问题？

（1）输血前准备。由主治医师提出申请，填写《临床输血申请单》，并核准签字。护士当面核对患者姓名、性别、年龄、病案号、床号、血型和诊断，采集血样。将血样、输血申请单连同受血者血样交与输血科作交叉配血及备血。《医疗机构临床用血管理办法》规定，输血前应向患者或其家属告知输血目的、可能发生的输血反应等，由医患双方共同签署输血治疗同意书。患者无自主意识需紧急输血时，应上报医院职能部门同意，备案并记入病历。

（2）输血过程中要严格执行查对制度，遵守输血规范。输血前由两名护士核对交叉配血报告单及血袋标签的各项内容,检查血袋有无破损、血液颜色是否正常,确保准确无误后方可输血。血液制品从血库取回后应在最短时间内输入患者体内。血液中不得加入其他药物。输血时,由两名护士带病历到患者床旁进行核对,确认与配血报告相符,再次核对血液后,用符合标准的输血器输血。

(3) 输血完毕,护士应注意保护穿刺部位皮肤的清洁、干燥,使用后的输血器按医疗废物处理,血袋应至少保存 1 天。病历中应保存输血治疗同意书、交叉配血报告、血袋标签(若发生输血反应,应待查清原因后取下置于病历中)和各种输血护理记录的登记签字。对有输血反应的应逐项填写反应报告单,并返还输血科保存。若发生纠纷,需按《医疗事故处理条例》规定:疑似输液、输血等引起不良后果的,医患双方应当共同对现场实物进行封存和启封,封存的实物由医疗机构保管。

424. 何谓突发公共卫生事件?

突发公共卫生事件是指突然发生,造成或者可能造成社会公众健康严重损害的重大传染病疫情、群体性不明原因疾病、重大食物和职业中毒以及其他严重影响公众健康的事件。

425. 中华护理学会的性质是什么?

中华护理学会是全国护理科技工作者自愿组成的全国性、学术性、公益性的非营利性组织,是依法登记成立并经中国科学技术协会接纳的法人社会团体,是发展我国护理科技事业的重要社会力量。

第三部分　内　科

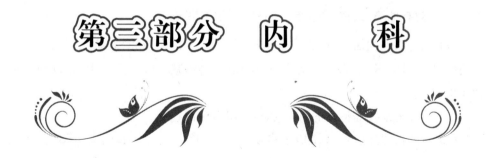

一、综合知识

426. 人体发热时会引起哪些代谢变化?

（1）糖:突发高热时交感肾上腺系统兴奋,垂体肾上腺皮质激素分泌增加,使肝糖原分解加强,血糖升高;而低热时因慢性消耗则使血糖降低。

（2）脂肪:因感染因素而长期低热时,脂肪组织分解增加,使人消瘦。

（3）蛋白质:发热时蛋白质分解增多,血中非蛋白氮升高,尿素氮排出增多,而且发热时食欲减退,蛋白质吸收减少,常出现负氮平衡。

（4）维生素:消耗增加,引起维生素缺乏和营养不良。

（5）体液:由于分解代谢增加,代谢产物蓄积,神经、体液调节功能改变,引起水、电解质特别是钠的潴留,而使尿量减少。

427. 发热时为什么容易发生酸中毒?

发热时糖和脂肪的分解代谢增加且氧化不全,酸性中间代谢产物在体内积聚,血中碱贮减少,因而易发生酸中毒。

428. 人体发热时会引起哪些器官的变化?

（1）神经系统:兴奋性增高,高热时常出现烦躁、谵妄。

（2）心血管系统:心率增快,血压相对升高,但伤寒病患者可出现相对性缓脉。

（3）呼吸系统:呼吸中枢兴奋性增高而呼吸加快。

（4）消化系统:消化功能受抑制而食欲不振,便秘、腹胀。

（5）泌尿系统：尿量减少，尿比重及血中非蛋白氮增高，尿氯化物降低。

429. 对有抽搐、兴奋、躁动症状的患者应如何护理？

（1）患者出现抽搐时，护士应守护在床边，给予护架或床档，防止撞伤、坠床；加用牙垫，防止舌咬伤；解开患者衣领，头偏向一侧，减少呼吸道的阻力，以利分泌物流出。

（2）详细记录抽搐持续的时间、次数、诱因和症状。

（3）对兴奋、躁动者，病床应远离窗口，加床档或以保护具约束，预防自伤及伤人。

（4）抽搐、躁动者易发生脱水和电解质紊乱，需及时控制症状，补充液体和营养。

430. 昏迷患者应采取何种体位？

（1）一般采取仰、侧交替卧位，头偏向一侧，以防舌后坠而阻塞气道。

（2）昏迷伴窒息、严重出血、重症休克或脑疝患者，不应搬动，以防呼吸、心跳骤停。

（3）对颅内压增高无禁忌证者，给予头高脚低位。头部抬高 15°～30°。伴休克者取休克体位。

431. 对于急诊入院的昏迷患者，护士应如何迅速采集病史和观察病情？

（1）采集病史：询问陪送人员，患者有无饮酒、外伤，昏迷现场是否发现安眠药、农药等药品容器，有无传染病的接触史、狗咬伤史及精神刺激因素，有无心血管疾病、肝病、肾病和糖尿病病史，以往有无类似发作等。

（2）观察病情：观察生命体征，瞳孔大小及是否对称，呼吸有无异味，有无皮疹、脑膜刺激征、肢体抽搐或瘫痪，有无呕吐、大小便失禁，并将呕吐物和排泄物立即送检。

432. 内科长期卧床的患者对身体有哪些不良影响？

长期卧床患者易致：① 肺不张；② 坠积性肺炎；③ 静脉血栓形成；④ 废用性肌力减退、肌萎缩；⑤ 骨质疏松；⑥ 食欲减退；⑦ 腹胀便秘；⑧ 精神障碍；⑨ 直立性低血压等。

433. 意识障碍程度如何判断？

（1）嗜睡。是最轻的意识障碍。患者处于持续睡眠状态，可被唤醒，醒后能正确回答问题和作出各种反应，刺激去除后又很快入睡。

（2）意识模糊。程度较嗜睡深,患者能保持简单的精神活动,但对时间、地点、人物的定向能力发生障碍。

（3）昏睡。患者处于熟睡状态,不易唤醒。强刺激下可被唤醒,很快又再入睡。醒后答话含糊或答非所问。

（4）谵妄。是一种以兴奋性增高为主的高级神经中枢急性活动失调状态,表现为意识模糊、定向力丧失、感觉错乱、躁动不安、言语杂乱。

（5）昏迷。是严重的意识障碍,按其程度可分为三个阶段:

第一阶段:轻度昏迷。意识大部分丧失,无自主运动,对声、光刺激无反应,对疼痛刺激可有痛苦表情或肢体退缩等防御反应。角膜反射、瞳孔对光反射、眼球运动、吞咽反射等可存在。

第二阶段:中度昏迷。对周围事物及各种刺激均无反应,对于强烈刺激可出现防御反射。角膜反射减弱,瞳孔对光反射迟钝,眼球无转动。

第三阶段:深度昏迷。全身肌肉松弛,对各种刺激均无反应,深、浅反射均消失。

二、呼 吸 系 统

434. 肺炎按病因如何分类?

（1）细菌性肺炎:如肺炎链球菌、金黄色葡萄球菌、甲型溶血性链球菌、肺炎克雷伯杆菌、流感嗜血杆菌、铜绿假单胞菌肺炎和鲍曼不动杆菌等。

（2）非典型病原体所致肺炎:如军团菌、支原体和衣原体等。

（3）病毒性肺炎:如冠状病毒、腺病毒、呼吸道合胞病毒、流感病毒、麻疹病毒、巨细胞病毒、单纯疱疹病毒等。

（4）肺真菌病:如念珠菌、曲霉、隐球菌、肺孢子菌、毛霉等。

（5）其他病原体所致肺炎:如立克次体、弓形体、寄生虫等。

（6）理化因素所致肺炎:如放射性损伤引起的放射性肺炎,胃酸吸入引起的化学性肺炎,对吸入或内源性脂类物质产生炎症反应的类脂性肺炎等。

435. 对于患有呼吸系统疾病的患者,给予气道湿化有何临床意义?

气道湿化包括湿化治疗和雾化治疗两种方法。湿化治疗法是通过湿化器装置,将水或溶液蒸发成水蒸气或小液滴,以提高吸入气体的湿度,达到湿润气道黏膜、稀释痰液的目的。雾化治疗又称气溶液吸入疗法,应用特制的气溶液装置将水分和药物形成气溶胶的液体微滴或固体颗粒,使之吸入并沉积于呼吸道和肺泡靶器官,达到预防和治疗肺部感染的目的。

436. 气道湿化的注意事项有哪些?

(1) 防止窒息:干结的分泌物湿化后膨胀易阻塞支气管,治疗后要帮助患者翻身拍背以及时排出痰液。

(2) 避免湿化过度:过度湿化会引起黏膜水肿和气道狭窄,使气道阻力增加,甚至诱发支气管痉挛;也可导致体内水潴留而加重心脏负荷。湿化时间以10～20分钟为宜。

(3) 控制湿化温度:一般湿化温度控制在35～37 ℃,要避免温度过高灼伤呼吸道和损害气道黏膜纤毛运动,也要避免温度过低诱发哮喘及寒战反应。

(4) 防止感染:严格无菌操作,加强口腔护理,避免交叉感染。

(5) 避免减低吸入氧浓度:给予患者湿化治疗时,因气流湿度增高,可造成吸入空气量减少,使血氧浓度降低,因此应提高吸氧浓度。

437. 何谓自发性气胸? 其发生原因有哪些?

自发性气胸指肺组织及脏层胸膜的自发破裂,或靠近肺表面的肺大泡、细小气肿泡自发破裂,使肺及支气管内气进入胸膜腔所致的气胸。其发生原因有:

(1) 继发性自发性气胸:由于肺结核、慢性阻塞性肺疾病、艾滋病合并卡氏肺孢子菌感染、肺癌、肺脓肿等肺部基础疾病可引起细支气管的不完全阻塞,形成肺大泡破裂。

(2) 原发性自发性气胸:临床上无明显的肺部病变,常发生在健康的青壮年。可能为胸膜下微小的肺大泡破裂(往往是支气管或肺炎症愈合后的纤维组织牵拉),或肺组织的先天性发育缺陷所致。

438. 对自发性气胸患者,护士应做哪些抢救工作?

(1) 备好胸腔排气物品。如:50 mL 注射器、人工气胸器、胸腔闭式引流装置等。

(2) 配合医生做好局部麻醉。

(3) 必要时协助医生先行用 50 mL 注射器在患侧锁骨中线第二肋间穿刺排气。

(4) 若为张力性气胸应立即配合进行胸腔插管引流排气。

（5）应用人工气胸器排气者,应做好配合工作。

439. 体位引流注意事项有哪些?

（1）一般宜在饭前进行,以免饭后引流引起呕吐。

（2）根据病变部位采取不同姿势作体位引流。原则上抬高病灶部位的位置,使引流支气管开口向下,首先引流上叶,然后引流下叶后基底段。头部外伤、胸部外伤、咯血、严重心血管疾病和患者状况不稳定者,不宜采用头低位进行体位引流。

（3）引流时应适当咳嗽和深呼吸,必要时配合拍胸背。体位引流时间每次15～20分钟,注意评估患者的耐受程度,若患者出现头晕、疲劳、心律失常等应立即停止引流并通知医生。

（4）如果患者痰黏稠不易引流,可先行超声雾化吸入。

440. 二氧化碳潴留对脑、心血管、肺有什么影响?

（1）对脑的影响:少量二氧化碳可兴奋呼吸中枢,但 $PaCO_2$(二氧化碳分压)超过 8 kPa 时,则有抑制作用。当二氧化碳增至正常值二倍以上时,可使脑组织酸中毒,脑细胞水肿,颅内压增高,患者逐渐陷入昏迷(二氧化碳麻醉)。

（2）对心血管的影响:心率加快,轻度二氧化碳潴留时,血压升高,随着二氧化碳潴留加重,血压逐渐下降。

（3）对肺的影响:急性二氧化碳潴留使呼吸加深加大,慢性高碳酸血症使呼吸变浅、变小。

441. 如何指导患者进行缩唇呼吸功能锻炼?

缩唇呼吸的技巧是通过缩唇形成的微弱阻力来延长呼气时间,增加气道压力,延缓气道塌陷。患者闭嘴经鼻吸气,然后通过缩唇(吹口哨样)缓慢呼气,同时收缩腹部,吸气与呼气时间比为1∶2或1∶3。缩唇的程度与呼气流量:以能使距口唇15～20 cm 处,与口唇等高点水平的蜡烛火焰随气流倾斜又不至于熄灭为宜。

442. 慢性阻塞性肺气肿患者为什么要进行腹式呼吸锻炼?

正常情况下,潮气量约25%来自肋骨的活动,75%来自膈肌的活动。肺气肿患者肺泡膨胀充气,弹性减退,横膈下降(桶状胸),功能残气量增加,若为老年人,则肋骨骨化增加,肋间肌萎缩,故很难靠胸式呼吸改善通气功能。进行腹式呼吸锻炼可增加膈肌活动度,增加通气量,改善肺功能,故有重要意义。

443. 试述Ⅰ型与Ⅱ型呼吸衰竭的区别?

Ⅰ型呼吸衰竭即低氧性呼吸衰竭,血气分析特点是 PaO_2(氧分压)<60 mmHg,

$PaCO_2$(二氧化碳分压)降低或正常；Ⅱ型呼吸衰竭即高碳酸性呼吸衰竭,血气分析特点是 $PaO_2 < 60$ mmHg,同时伴有 $PaCO_2 > 50$ mmHg。

444. 呼吸衰竭患者在使用辅助呼吸器时,应如何观察通气量是否合适?

(1) 以血气分析作监护指标。

(2) 观察体征变化。通气量合适时,表情安静,吸气时看到胸廓起伏,呼吸音清楚,生命体征恢复且稳定,与呼吸器协调无对抗或挣扎。通气量不足或出现二氧化碳潴留时,皮肤潮红,多汗,表浅静脉充盈消失。通气过度时,二氧化碳排出过多而出现谵妄、昏迷、抽搐等呼吸性碱中毒症状。

445. 呼吸衰竭患者出现躁动不安时,为什么禁用吗啡类药物? 应如何处理?

(1) 引起呼吸衰竭最为多见的病因是支气管-肺疾病所致气道阻塞、肺泡通气不足而导致机体缺氧和二氧化碳潴留,长期的高碳酸血症可使呼吸中枢兴奋性降低,而吗啡类药物是加重呼吸抑制的镇静药,可诱发和加重肺性脑病,严重时出现呼吸停止,故禁用。

(2) 正确的处理原则是着重改善肺泡通气,必要时在严密观察下小剂量使用安定或水合氯醛。

446. 哪些护理措施可有效地清除呼吸衰竭患者的积痰?

(1) 对清醒患者应鼓励其用力咳嗽排痰。

(2) 对咳痰无力患者应帮助其定时翻身拍背。

(3) 对于痰黏稠患者可用祛痰剂、超声雾化吸入,稀释痰液,帮助排痰。

(4) 对昏迷患者可用无菌鼻导管负压吸痰。

447. 因呼吸系统疾病所致呼吸困难可分哪几种类型?

按发病机理和临床表现不同可分为三种类型:

(1) 吸气性呼吸困难:呼吸深而慢,吸气特别困难,严重时伴"三凹征",并可伴干咳及高调的吸气性哮鸣音。常见于上呼吸道炎症、肿痛或异物引起的气管狭窄或梗阻。

(2) 呼气性呼吸困难:呼气时间延长且特别费力,常伴哮鸣音。见于肺组织弹性减弱,小支气管痉挛性狭窄,如:慢性支气管炎、阻塞性肺气肿、支气管哮喘等。

(3) 混合性呼吸困难:吸气和呼气均感费力,呼吸频率增加,见于广泛性肺部病变,如:重症肺炎、大块肺不张、大量胸腔积液和气胸。

448. 抽取动脉血做血气分析,在操作上应注意哪些问题?

(1) 穿刺前注射器需先抽取经稀释的肝素液,来回抽动活塞,使肝素液涂布注射器内后,针尖向上,排除注射器内气泡和肝素液,但必须留有 0.1~0.2 mL 肝素液充盈乳头和针头,以免抽血时乳头与针头内空气进入注射器内。

（2）除常规消毒穿刺处皮肤,术者的左手食、中指也需进行常规消毒,以触摸和固定动脉。

（3）穿刺成功后,不要抽拉活塞,而应借助动脉压使血液流入注射器内,以免乳头与针栓处衔接不紧而将空气抽入注射器内。

（4）采血完毕拔出针头迅速将针头斜面刺入橡皮塞内,以免与空气接触影响检验结果。

（5）穿刺后用酒精棉球按压穿刺处 2~3 分钟,以防局部出血。

（6）立即送检,以免影响结果。

449. 患者大咯血时,应如何配合抢救?

（1）消除患者紧张情绪,放松身心,避免深呼吸,控制剧咳,切勿屏气,以免造成喉头痉挛、咯血不畅、呼吸道阻塞而窒息。应尽量将血轻轻咯出,保持呼吸道通畅。

（2）去枕侧卧,患侧在下,防止病灶向对侧播散和利于健侧通气。

（3）若出现窒息先兆,应立即用导管吸除血块。若已发生窒息,应迅速将患者取倒立位,托起头部向背屈,清除口腔血块,轻拍背部,并用导管插入进行抽取,必要时作气管插管或气管切开。

（4）按医嘱应用血管收缩剂,并观察不良反应。

（5）密切观察脉搏、呼吸、血压、神志,并对症处理。

450. 如何护理支气管哮喘患者?

对哮喘患者的教育和管理是提高疗效,减少复发,提高患者生活质量的重要措施。① 患者与医护人员建立伙伴关系;② 肺功能监测客观评价哮喘控制或发作程度;③ 避免和控制哮喘诱发因素,减少复发;④ 制定哮喘长期管理的用药计划,以及发作期处理方案;⑤ 定期随访、复诊。

451. 试述支气管扩张的典型症状和治疗原则。

（1）症状:① 慢性咳嗽和大量脓痰,咳嗽和咳痰常与体位改变有关,每日痰量可达数百毫升,呈黄绿色。典型痰液放置后可分三层(上层为泡沫样黏液,中层是较清黏液,下层为脓液及细胞碎屑);② 反复咯血,血痰至大咯血不等;③ 继发肺部感染,可发热,咳嗽加剧,痰量增多。

（2）治疗原则:排除痰液,保持呼吸道通畅,控制感染。

452. 何谓支气管哮喘？何谓心源性哮喘？

支气管哮喘是慢性气道炎症性疾病，是由肥大细胞、嗜酸性粒细胞、T淋巴细胞等多种细胞参与，主要与过敏反应和免疫调节异常有关。慢性气道炎症引起气道高反应性，从而导致反复发作的喘息、气促、胸闷和咳嗽等症状。这种发作通常伴有呼气流速受限，一般可自行或治疗后缓解。

心源性哮喘是因左心功能不全，常于夜间发生的阵发性呼吸困难，亦可伴哮鸣音，但多有高血压、冠心病、二尖瓣狭窄等病史和体征，可咳血性泡沫痰。

453. 何谓成人呼吸窘迫综合征？其产生的病理病因特点是什么？

成人呼吸窘迫综合征（ARDS）是急性肺损伤（ALI）的严重阶段，两者为同一疾病的两个阶段。ALI和（或）ARDS是由心源性以外的各种肺内外致病因素导致的急性、进行性呼吸衰竭。临床上以呼吸窘迫和顽固性低氧血症为特征，肺部影像学表现为非均一性渗出性病变。主要病理变化为肺微血管高通透性所致的高蛋白质渗出性肺水肿和透明膜形成，可伴有肺间质纤维化。

454. 何谓静脉血栓栓塞症？

肺血栓栓塞症（PTE）与深静脉血栓形成（DVT）是一种疾病过程在不同部位、不同阶段的表现，两者合称为静脉血栓栓塞症（VTE）。

455. 肺血栓栓塞症的常见临床症状有哪些？何谓肺梗死三联征？

（1）肺血栓栓塞症的常见症状：不明原因的呼吸困难、胸痛、晕厥、烦躁不安、惊恐甚至濒死感、咯血、咳嗽等。

（2）肺梗死三联征：当肺血栓栓塞症患者同时出现呼吸困难、胸痛和咯血时称为"肺梗死三联征"。

三、循 环 系 统

456. 高血压患者诊断性评估的内容包括哪些？

（1）是否有影响预后的各种心血管危险因素。

（2）是否存在靶器官损害和相关的临床状况。

（3）有无引起高血压的其他疾病。

457. 高血压患者心血管危险如何分层?

高血压患者的预后不仅与血压水平有关,而且还与是否合并其他心血管危险因素以及靶器官损坏程度有关。通常将高血压患者分为低危、中危、高危和很高危四个层级(见表3.1)。

表3.1 高血压患者心血管危险分层标准

其他危险因素和病史	高血压		
	1级	2级	3级
无	低危	中危	高危
1~2个其他危险因素	中危	中危	很高危
≥3个其他危险因素或靶器官损伤	高危	高危	很高危
临床并发症或合并糖尿病	很高危	很高危	很高危

458. 简述高血压急症的护理要点。

(1) 患者绝对卧床休息,抬高床头,避免一切不良刺激和不必要的活动。

(2) 保持呼吸道通畅,吸氧。

(3) 连接好心电、血压、呼吸监护。

(4) 迅速建立静脉通路,遵医嘱尽早应用降压药物。用药时注意监测血压变化,避免出现血压骤降。

459. 何谓急性冠脉综合征?

急性冠状动脉综合征是一组有关急性心肌缺血临床表现的总称。由心肌的急性严重缺血甚至坏死导致的一系列疾病谱组成,包括不稳定型心绞痛、非ST段抬高型心肌梗死和ST段抬高型心肌梗死以及心源性猝死,约占所有冠心病患者的50%。

460. 冠心病的主要危险因素有哪些? 有哪几种临床类型?

冠心病的主要危险因素有:① 年龄、性别;② 血脂异常;③ 高血压;④ 吸烟;⑤ 糖尿病和糖耐量异常。

1979年WHO将冠心病分为5型:无症状性心肌缺血、心绞痛、心肌梗死、缺血性心肌病和猝死。

461. 试述冠心病介入治疗的术前、术后护理。

术前护理:

（1）向患者及家属介绍手术的方法和意义、手术的必要性和安全性，以解除思想顾虑和精神紧张，必要时手术前一晚遵医嘱给予口服镇静剂，保证充足的睡眠。

（2）指导患者完成必要的实验室检查（血常规、出凝血时间、电解质、肝肾功能）、胸部 X 线、超声心动图等。

（3）指导患者进行呼吸、闭气、咳嗽训练以便于术中顺利配合手术。

（4）术前服用抗血小板聚集药物：① 择期 PTCA 者术前晚饭后开始口服阿司匹林和氯吡格雷；② 对于行急诊 PCI 或术前 6 小时内给药者，遵医嘱服用负荷剂量的氯吡格雷。

（5）对于已经服用华法林的患者，术前应停用 3 天，并使 INR<1.8。

（6）拟行桡动脉穿刺者：① 术前行 Allen 试验，同时按压桡、尺动脉，嘱患者连续伸曲五指至掌面苍白时松开尺侧，如 10 秒内掌面颜色恢复正常，提示尺动脉功能好，可行桡动脉介入治疗。② 非术侧上肢留置静脉套管针。

（7）其他：为了减少造影剂的肾毒作用，有肾损害者应适当补液和利尿，做好紧急血透的准备。

术后护理：

（1）术后动脉穿刺处按压 15～20 分钟以彻底止血，加压包扎，沙袋压迫 6 小时，术侧肢体制动 12 小时。经桡动脉穿刺者术后立即拔除鞘管，局部按压彻底止血后加压包扎。

（2）观察局部切口、足背动脉搏动、末梢循环情况。

（3）心电监护，监测生命体征、心电图情况。

（4）遵医嘱使用抗生素预防感染。

（5）术后即可进易消化清淡饮食，但避免过饱；鼓励患者多饮水，以加速造影剂的排泄。

（6）术后配合医生进行动脉鞘管拔除。

（7）遵医嘱使用抗凝药物。

（8）观察并发症：腰酸、腹胀、血肿、低血压等。

462. 心绞痛发作时典型的疼痛特点是什么？

（1）部位：主要在胸骨体中、上段之后，或心前区，界限不清，常放射至左肩、左臂尺侧达无名指和小指，或至颈、咽或下颌部。

（2）性质：常为压迫感、憋闷感或紧缩感、烧灼感，偶伴有濒死感。

（3）诱因：体力活动、情绪激动、饱餐、寒冷、吸烟、心动过速、休克等。

（4）持续时间：疼痛出现后常逐渐加重，持续 3～5 分钟，休息或含服硝酸甘油可迅速缓解。

463. 患者发生急性肺水肿时,如何配合抢救?

（1）体位：立即协助患者取坐位,双腿下垂,以减少静脉回流,减轻心脏前负荷。

（2）给氧：予高流量鼻导管吸氧,6～8 L/min,同时湿化瓶中盛 20％～30％乙醇（若患者不能耐受,可降低乙醇浓度）,以降低肺泡内泡沫的表面张力,病情特别严重者应采用面罩呼吸机持续加压（CPAP）或双水平气道正压（BiPAP）给氧。

（3）迅速建立静脉通道,以利于及时按医嘱正确使用药物。

① 镇静：皮下注射或静注吗啡 3～5 mg 使患者镇静,同时可扩张小血管而减轻心脏负荷。但肺水肿伴颅内出血、神志障碍、慢性肺部疾病时禁用。

② 快速利尿剂：速尿 20～40 mg 静注。

③ 血管扩张剂：可选用硝普钠、硝酸甘油或酚妥拉明静脉滴注。应用中需监测血压,根据血压调整剂量。

④ 洋地黄制剂：可用西地兰静注,适用于快速心房颤动或已知有心脏增大伴左心室收缩功能不全者。

⑤ 氨茶碱：对解除支气管痉挛有效,并有一定的正性肌力及扩张血管、利尿作用。

（4）保持呼吸道通畅。对急危重患者,有条件的医院可采用主动脉内球囊反搏（IABP）。

（5）病情监测。严密监测血压、呼吸、血氧饱和度、心率、心电图,检查血电解质、血气分析等。

464. 试述心源性水肿的主要病因及其发生机理。

（1）病因：最常见的病因为右心衰竭或全心衰竭,也可见于渗液性心包炎或缩窄性心包炎。

（2）机理：① 右心功能不全,使静脉压升高。毛细血管内的静水压亦随之升高,引起水肿;② 心功能不全,使肾血流量减少,肾小球滤过率降低,而使肾素—血管紧张素—醛固酮系统活性增加,致使体内钠、水潴留;③ 心功能不全,致静脉瘀血,心排出量降低,使血液中氧含量降低,毛细血管内皮细胞因缺氧而受损,致使毛细血管渗透性增高,引起水肿;④ 长期体循环瘀血,使消化和肝脏功能降低致血浆蛋白减少,血浆胶体渗透压降低而产生水肿。

465. 何谓期前收缩? 心电图有何特点?

期前收缩是指比窦性心律提早出现的异位搏动。根据异位起搏点的部位不同,可分为房性、房室交界性、室性三类,以室性期前收缩最多见。

(1) 房性期前收缩:① P 波提前出现,其形态与窦性 P 波稍有差异,PR 间期＞0.12 s;② 提前出现的 P 波后,继以形态正常的 QRS 波;③ 代偿间歇不完全。

(2) 房室交界性期前收缩;① 提前出现的 QRS-T 波群形态与正常窦性激动的 QRS-T 波群基本相同;② P 波为逆行型,可出现在 QRS 波群之前(PR 间期＜0.12 s),或出现在 QRS 波群之后(RP 间期＜0.20 s),偶尔可埋没于 QRS 波群之内;③ 有一完全性代偿间歇。

(3) 室性期前收缩:① 提前出现宽大畸形的 QRS-T 波群,时限通常＞0.12 s;② 其前无 P 波;③ T 波与 QRS 波群主波方向相反;④ 代偿间歇完全。

466. 临床常见的心律失常有哪几种?

(1) 窦性心律失常:① 窦性心动过速;② 窦性心动过缓;③ 窦性停搏;④ 窦房传导阻滞;⑤ 病态窦房结综合征。

(2) 异位性心律失常:① 期前收缩,包括房性、房室交界性和室性期前收缩;② 阵发性室上性心动过速;③ 阵发性室性心动过速;④ 心房扑动与心房颤动;⑤ 心室扑动与心室颤动;⑥ 房室传导阻滞。

467. 何谓心源性晕厥? 常见原因有哪些?

心源性晕厥是由于心脏排血量骤减、中断或严重低血压而引起脑供血骤然减少或停止而出现的短暂意识丧失。一般心脏供血暂停 3 s 以上可发生近乎晕厥;5 s 以上可发生晕厥;超过 10 s 则可出现抽搐,称为阿—斯综合征。常见病因包括严重心律失常和器质性心脏病。

468. 何谓心肌病? 分哪几类? 肥厚型心肌病易发生猝死的主要原因是什么?

心肌病是指伴有心肌功能障碍的心肌疾病。

心肌病分为扩张型心肌病、肥厚型心肌病、限制型心肌病、致心律失常型右室心肌病四类。

严重心律失常是肥厚型心肌病患者易发生猝死的主要原因。

469. 试述急性心肌梗死的急救原则。

急性心肌梗死一旦诊断确立,应紧急处理,以挽救濒死心肌,缩小梗死范围,及时处理严重心律失常和各种并发症,改善预后。

急救原则为:① 急性期监护;② 急性期需绝对卧床休息;③ 镇静止痛;④ 增加氧和能量供给;⑤ 心肌再灌注;⑥ 消除心律失常;⑦ 控制休克;⑧ 治疗心力衰竭;⑨ 心理及饮食指导,保持大便通畅等。

470. 急性心肌梗死时,心电图的特征性改变有哪些?

(1) 有 Q 波心肌梗死者,在面向透壁心肌坏死区的导联上出现以下特征性改变:① 宽而深的 Q 波(病理性 Q 波);② ST 段抬高呈弓背向上型;③ T 波倒置,往往宽而深,两肢对称。在背向心肌梗死的导联则相反:ST 段压低,T 波直立并增高。

(2) 无 Q 波心肌梗死中的心内膜下心肌梗死者,则不出现病理性 Q 波,会发生 ST 段压低,但 avR 导联 ST 段抬高,或有对称性 T 波倒置。

471. 如何指导急性心肌梗死患者的休息和饮食?

(1) 发病后一般以卧床休息为宜,卧床时间不宜过长,症状控制并且稳定者应鼓励早期活动,有利于减少并发症和及早康复。

(2) 环境应安静、舒适、整洁、室温适宜。

(3) 限制或尽量减少家属探望,避免情绪激动。

(4) 饮食:在最初 2～3 天应以流质为主,随着症状的减轻而逐渐增加其他容易消化的半流质,少量多餐,钠盐和液体的摄入量应根据汗量、尿量、呕吐量及有无心力衰竭而作适当估计。

472. 护理急性心肌梗死患者,为什么需注意其排便情况?

急性心肌梗死患者由于卧床及环境、排便方式等改变,常易引起便秘。若排便用力则增加心脏负担,加重心肌缺氧;又由于迷走神经张力过高而反射性引起心律失常可危及生命。因此,必须重视患者排便的护理。可调整饮食习惯,常规服用缓泻剂,劝告患者忌用力排便,便前亦可舌下含服硝酸甘油片或消心痛。

473. 对急性心肌梗死患者,康复后应做哪些健康教育?

(1) 注意劳逸结合,根据心功能分阶段循序渐进增加活动量。

(2) 避免诱发因素,如:紧张、劳累、情绪激动、饮食过饱、便秘、感染等。

(3) 节制饮食,禁忌烟、酒、咖啡、酸辣刺激性食物;平时多吃蔬菜、低脂、低胆固醇饮食。肥胖者限制热量摄入,控制体重。

(4) 按医嘱服药,随身常备硝酸甘油等扩张冠状动脉的药物。

(5) 门诊随访,定期复查。

474. 左心衰竭和右心衰竭主要临床表现有何不同?

左心衰竭:以肺循环淤血和心排血量降低的临床表现为主。可出现呼吸困难(呈劳力性呼吸困难、夜间阵发性呼吸困难、端坐呼吸、急性肺水肿)。咳嗽、咳痰和咯血;疲倦、乏力、少尿及肾功能损害症状。

右心衰竭:以体循环静脉淤血的临床表现为主。可出现因胃肠道及肝淤血引起的腹胀、食欲不振、恶心、呕吐、肝区疼痛等;肾脏淤血而致肾功能减退,出现少尿、尿检异常;呼吸困难常不如左心衰竭明显。颈静脉充盈、怒张,肝大及下肢对称性、压陷性水肿等体征。

475. 为什么左心衰竭时会出现夜间阵发性呼吸困难?

(1) 因睡眠平卧血液重新分配使肺血流量增加。

(2) 夜间迷走神经张力增高,小支气管收缩,膈上抬,肺活量减少。

476. 何谓心脏电复律?

心脏电复律是在短时间内向心脏通以高压强电流,使心肌瞬间同时除极,消除异位性快速心律失常,使之转复为窦性心律的方法。最早用于消除心室颤动,故亦称心脏电除颤。

477. 安装永久性人工心脏起搏器的指征是什么?

人工心脏起搏是通过人工心脏起搏器发放脉冲电流,通过导线和电极的传导刺激心肌,使之兴奋和收缩,从而替代正常心脏起搏点,控制心脏按脉冲电流的频率有效地搏动。

其主要指征:

(1) 心脏传导阻滞:完全性房室传导阻滞,Ⅱ度Ⅱ型房室传导阻滞等。

(2) 病态窦房结综合征。

(3) 反复发作的颈动脉窦性晕厥和心室停顿。

(4) 异位性快速心律失常药物治疗无效者。

(5) 外科手术前后的"保护性"应用,主要预防发生心率过缓。

(6) 心脏病的诊断:包括快速起搏负荷试验等。

478. 试述安装人工心脏起搏器患者的护理要点。

(1) 迎接和安置好患者,向手术医生了解术中情况及起搏方式和频率,按病情需要进行心电监护。

(2) 休息与活动:埋藏式起搏患者术后卧床 1～3 天,取平卧位或略向左侧卧位,术侧肢体不宜过度活动,勿用力咳嗽。经股静脉临时起搏患者需绝对卧床,且术侧肢体避免屈曲和过度活动,防止电极移位。

(3) 心电监护:了解起搏、感知功能,观察血压和体温。

(4) 切口护理:埋藏式起搏患者局部切口沙袋压迫 6～8 小时,密切观察有无渗血,确认无出血后按时撤去。按无菌原则定期更换敷料,一般术后 7 天拆线,年老及体瘦者酌情延长。临时起搏患者术后应每日换药。

(5) 观察并发症:注意有无心脏穿孔、血栓栓塞、局部感染等。

479. 埋藏式人工心脏起搏器安置后,对患者的健康教育内容有哪些?

(1) 告知患者起搏器的设置频率及使用年限。

(2) 教会患者自测脉搏,出现脉搏明显加快、减慢(低于起搏频率 5 次/分钟)或有头晕、乏力、晕厥等不适时及时就医。

(3) 术侧上肢避免过度用力或幅度较大的动作,如打网球、举重物等,沐浴时局部禁止用力揉搓,以免影响起搏器的功能。

(4) 避开强磁场和高电压(家庭生活用电一般不影响起搏器的功能)。

(5) 妥善保管起搏器卡(卡内项目要填写齐全),外出时随身携带。

(6) 定期随访,测试起搏器功能。

480. 试述降压药物应用基本原则?

(1) 小剂量。

(2) 优先选择长效制剂。

(3) 联合用药。

(4) 个体化。

481. 抗心律失常药的临床应用分哪几类?

(1) 抗快速性心律失常药物:

Ⅰ类钠通道阻滞剂:包括奎尼丁、普鲁卡因酰胺、丙吡胺、利多卡因、美西律(慢心律)、普罗帕酮(心律平)等。

Ⅱ类β受体阻滞剂:包括美托洛尔(倍他洛克)、普萘洛尔(心得安)等。

Ⅲ类钾通道阻滞剂:包括胺碘酮、索他洛尔、溴苄铵等。

Ⅳ类钙通道阻滞剂:包括维拉帕米(异搏定)、地尔硫草等。

其他类:腺苷、地高辛等。

(2) 抗缓慢性心律失常药物:包括异丙肾上腺素、肾上腺素、阿托品、氨茶碱等。

482. 为什么洋地黄类药物易于中毒? 洋地黄中毒的临床表现有哪些?

洋地黄类药物易于中毒的原因是:治疗安全范围小,一般治疗量接近中毒量的60%,又因在治疗中常与排钾利尿药合用,故容易导致低血钾,而加剧心脏中毒。

洋地黄中毒的临床表现:① 胃肠道症状:厌食是最早表现,继而恶心、呕吐,属中枢性。老年人表现不明显;② 心脏表现:各种类型的心律失常。最常见的是多源性室早呈二、三联律,房性心动过速伴房室传导阻滞及心房颤动等。在应用洋地黄的过程中,原有心力衰竭一度好转而又突然加重,应注意洋地黄中毒;③ 神经系统症状:头痛、头晕、乏力、烦躁、失眠及黄、绿视等症状。

483. 简述应用洋地黄类药物的观察要点。

(1) 严格按医嘱给药,督促服药,用药前要听心率和心律。仔细询问患者用药后的反应。

(2) 要监测血钾,必要时监测血清地高辛浓度。

(3) 加强巡视,严密观察患者病情变化,特别对老年人、心肌缺血缺氧、重度心衰等对洋地黄较敏感的患者,使用中尤其应密切观察。如果发现患者心率<60次/分钟,或心电图提示有心脏中毒表现时,应立即停止用药,报告医生,配合治疗。

(4) 嘱患者多食含钾多的水果,以补充体内丢失的钾;少食粗纤维食物,以免影响地高辛在肠道的吸收。

(5) 应用毛花甙丙或毛花甙 K 时,必须稀释后缓慢静注,并同时监测心率、心律及心电图变化。

(6) 注意不与奎尼丁、心律平、异搏定,钙剂、胺碘酮等药物合用,以免增加药物毒性。

484. 何谓经皮冠状动脉介入治疗?

经皮冠状动脉介入治疗(PCI)是用心导管技术疏通狭窄甚至闭塞的冠状动脉管腔,从而改善心肌的血流灌注的方法。包括经皮冠状动脉腔内成形术(PTCA)、冠状动脉内支架置入术、冠状动脉内旋切术、旋磨术和激光成形术,统称为冠状动脉介入治疗。其中,PTCA 和支架置入术是冠心病的重要治疗手段。

485. 何谓射频消融术?

射频消融术是将电极导管经静脉或动脉送入心腔特定部位,释放射频电流导致局部心内膜及心内膜下心肌凝固坏死,达到阻断快速心律失常异常传导束和起源点的介入性技术。

486. 何谓心脏再同步治疗?

心脏再同步治疗(CRT)即三腔起搏器,需要将三根电极分别植入右心房、右心室和左心室,主要通过双心室起搏纠正室间或心室内不同步,增加心室排血和充盈,减少二尖瓣反流,提高射血分数,从而改善患者心功能。

487. 何谓主动脉夹层？有哪些临床特点？

主动脉夹层是指主动脉腔内的血液从主动脉内膜撕裂口进入主动脉中膜，并沿主动脉长轴方向扩展，造成主动脉真假两腔分离的一种病理改变，因通常呈继发瘤样改变，故将其称为主动脉夹层动脉瘤。

临床特点为急性起病，突发剧烈疼痛、休克和血肿压迫相应的主动脉分支血管时出现的脏器缺血症状。

488. 怎样判断溶栓后的血管再通？

（1）心电图抬高的 ST 段于 2 小时内回降＞50％。

（2）胸痛 2 小时内基本消失。

（3）2 小时内出现再灌注性心律失常。

（4）血清 CK-MB 酶峰提前出现（14 小时内）等，间接判断血栓是否溶解。

四、消 化 系 统

489. 何谓胃食管反流病？

胃食管反流病（GERD）是指胃十二指肠内容物反流入食管引起烧心等症状。根据是否导致食管黏膜糜烂溃疡，分为反流性食管炎（RE）及非糜烂性反流病（NERD）。GERD 也可引起咽喉、气道等食管邻近的组织损害，出现食管外症状。

490. 急性胃炎常见的病因有哪些？

（1）应激。如严重创伤、手术、多器官功能衰竭、败血症等。

（2）药物与酒精。引起胃炎最常见的药物是非甾体类抗炎药，如阿司匹林、吲哚美辛等。

（3）创伤和物理因素。

（4）十二指肠-胃反流。

（5）胃黏膜血液循环障碍。如门脉高压、胃动脉栓塞治疗后常可引起。

491. 幽门螺杆菌（Hp）如何检测？

（1）非侵入性方法：常用^{13}C- 或^{14}C- 尿素呼气试验，该检查不依赖内镜，患者依从性好，准确性高，为 Hp 检测的"金标准"方法之一。

（2）侵入性方法：主要包括快速尿素酶试验、胃黏膜组织切片染色镜检及细菌培养等。其中胃黏膜组织切片染色镜检也是 Hp 检测的"金标准"方法之一。

（3）检测前宜空腹，勿剧烈运动，停用抗生素 4 周，停用质子泵抑制剂及铋剂至少 2 周，以免出现假阴性。

492. 试述消化性溃疡疼痛的特点及常见并发症。

（1）特点：反复发作的慢性上腹痛是消化性溃疡的特征性症状。其性质可为钝痛、灼痛、胀痛甚至剧痛，或呈饥饿样不适感。疼痛部位多位于上腹中部、偏右或偏左。多数患者疼痛有典型的节律，胃溃疡疼痛多在餐后 1 小时内出现，经 1～2 小时后逐渐缓解，至下次进餐后再次出现疼痛，午夜痛也可发生，但较十二指肠溃疡少见。十二指肠溃疡表现为空腹痛即餐后 2～4 小时或（及）午夜痛，进食或服用抗酸剂后可缓解。发作多在初秋至次年早春，可因精神紧张、应激、吸烟、饮食不当而诱发。

（2）并发症：上消化道出血，穿孔，幽门梗阻，癌变。

493. 试述胃镜的术前与术后护理重点。

（1）术前护理：禁食、禁水 8 小时。

（2）术后护理：① 咽喉部麻醉作用消失后，先饮水，无呛咳后可进食。当天宜进流质或半流质，行活检的患者应进食温凉饮食。② 观察有无出血、穿孔、感染等并发症。③ 无痛胃镜术后应观察 30 分钟，监测呼吸、血压、氧饱和度等；注意有无体位性低血压，当天不宜驾车等，以免出现意外。

494. 急性胰腺炎的饮食护理措施有哪些？

（1）急性期严格禁食禁饮，必要时胃肠减压。

（2）当疼痛减轻、发热消退、白细胞计数和血、尿淀粉酶降至正常后逐步恢复饮食，从少量无脂流质慢慢过渡到正常饮食。

（3）加强营养支持：早期一般给予 TPN，如无梗阻，宜早期行空肠插管，过渡到肠内营养。

（4）避免刺激性强、产气多、高脂肪和高蛋白食物。

（5）注意饮食卫生，养成规律的进食习惯。避免暴饮暴食。

（6）戒烟戒酒。

495. 肝硬化患者的饮食应注意些什么？

（1）给予高热量、高蛋白质、高维生素、易消化饮食，严禁饮酒，适当摄入脂肪。

（2）血氨升高时应限制或禁食蛋白质，病情好转后逐渐增加，以植物蛋白为主。

（3）有腹水者应低盐或无盐饮食，进水量限制在每天 1000 mL 左右；应用排钾利尿剂时应进含钾多的食物。

（4）食管胃底静脉曲张者进食应细嚼慢咽，避免进食坚硬粗糙食物。

（5）监测营养状况的变化。

496. 肝硬化患者有哪些主要的并发症？

（1）上消化道出血。为最常见的并发症。主要因食道下段与胃底静脉曲张破裂而发生呕血和黑便。

（2）胆石症。

（3）感染。以自发性腹膜炎、胆道感染、肺部、肠道及尿路感染多见。

（4）门静脉血栓形成和海绵样变。

（5）电解质和酸碱平衡紊乱。可有低钠、低钾、低氯血症与代谢性碱中毒。

（6）肝肾综合征。表现为少尿或无尿、氮质血症、稀释性低钠血症和低尿钠，但肾无明显器质性损害。

（7）肝肺综合征。严重肝病伴肺血管扩张和低氧血症，表现为低氧血症和呼吸困难，吸氧只能暂时缓解症状，但不能逆转病程。

（8）原发性肝癌。

（9）肝性脑病。是晚期肝硬化最常见的严重并发症之一。

497. 试述肝硬化腹水患者的护理要点。

（1）大量腹水者应予半卧位，以减轻呼吸困难和心悸。

（2）避免腹内压骤增：如剧烈咳嗽、打喷嚏、用力排便等。

（3）加强皮肤护理，防止皮肤破损。

（4）根据病情限制钠盐、入液量和补充蛋白质。

（5）准确记录出入量，定期测量腹围和体重。

（6）应用利尿剂时，注意水电解质和酸碱平衡。利尿速度不宜过快，每天体重减轻不超过 0.5 kg，有下肢水肿者每天体重减轻不超过 1 kg。

（7）腹腔穿刺放腹水时，给予相应护理。

498. 何谓肝性脑病？其主要诱因有哪些？前驱症状有哪些？

肝性脑病（HE）是严重肝病引起的、以代谢紊乱为基础的中枢神经系统功能失调的综合征，其主要临床表现是意识障碍、行为失常和昏迷。

肝性脑病的主要诱因是：上消化道出血、感染、高蛋白饮食、大量排钾利尿或放腹水、外科手术、催眠镇静药和麻醉药、便秘、尿毒症、低血糖等。

前驱症状有:轻度性格改变和行为异常,如欣快激动或淡漠少言、步态失调或哭笑无常,随地大小便等异常行为,可有扑翼样震颤,无神经系统体征,脑电图正常。

499. 对肝性脑病患者,应如何减少肠道有毒物质的产生和吸收?

(1) 暂停蛋白质饮食,以葡萄糖、蜂蜜为主供给热量。

(2) 有消化道出血者,应清除肠道内积血,减少氨的吸收。

(3) 口服新霉素以抑制肠内细菌,减少氨的形成。

(4) 保持大便通畅,便秘者可采用灌肠和导泻的方法清除肠内毒物。灌肠应使用生理盐水或弱酸性溶液,忌用肥皂水。

(5) 口服乳果糖,以保持肠内酸性环境,并起轻泻作用。

500. 门脉高压时有哪些侧支循环建立?

(1) 食管下段和胃底静脉曲张。常可因粗糙、刺激性食物或腹内压突然增高,胃酸反流腐蚀损伤而致破裂出血,发生呕血、黑便及休克等症状。

(2) 腹壁和脐周静脉曲张,以脐为中心向上及下壁延伸。

(3) 痔核形成。为门静脉系的直肠上静脉与下腔静脉系的直肠中、下静脉吻合扩张形成,破裂时引起便血。

501. 门静脉高压产生腹水的主要原因有哪些?

(1) 门静脉压力增高使腹腔脏器毛细血管床静水压增高,组织间液回吸收减少而漏入腹腔。

(2) 肝功能减退使白蛋白合成减少及蛋白质摄入和吸收障碍(血浆白蛋白低于 30g/L),低白蛋白血症时血浆胶体渗透压降低,血管内液外渗。

(3) 肝静脉回流受阻时,肝内淋巴液生成增多,超过胸导管引流能力,淋巴管内压力增高,使大量淋巴液自肝包膜和肝门淋巴管渗出至腹腔。

(4) 抗利尿激素及继发性醛固酮增多而致水钠重吸收增加。

(5) 有效循环血容量不足致肾血流量减少,肾小球滤过率降低,钠、水潴留。

502. 如何估计消化道出血量?

(1) 每日出血量>5 mL 时粪便隐血试验呈阳性,出血量达 50 mL 时表现为黑便,胃内积血达 250~300 mL 时,可导致呕血。

(2) 轻度出血时,失血量占全身总血量 10%~15%(小于 500 mL),表现为一般症状,如怕冷、苍白、头昏等。

（3）中度出血时，失血量占全身总血量 20%（为 800~1000 mL），表现为眩晕、口渴、尿少、心悸、血压偏低等。

（4）重度出血时，失血量占全身总血量 30%（大于 1500 mL），主要表现为出血性休克。

503. 对上消化道大出血患者应采取哪些急救护理措施？

（1）一般急救措施：绝对卧床，保持呼吸道通畅，必要时吸氧；活动性出血期间禁食；备齐急救药品及器械；密切观察病情变化。

（2）补充血容量：依失血量的多少决定输液量和输血量。失血较多的患者应用粗针建立多条静脉通道快速输液、输血，以便及时纠正休克。但对老年患者或有心血管疾患的患者应防止输液过快、过多而致心衰，必要时测定中心静脉压来调整输液量和速度。

（3）止血措施：抑酸剂及止血剂应用，冰盐水洗胃，口服或胃管注入经稀释的去甲肾上腺素；内镜下检查及治疗；对食管、胃底静脉曲张破裂出血患者，可使用三腔二囊管压迫止血。

504. 使用三腔二囊管压迫止血，在护理上应注意哪些事项？

（1）插管后表现先向胃囊充气 150~200 mL，如单囊能止血，则不必再向食管囊充气；若未能止血，继向食管囊注气约 100 mL 并封闭管口。

（2）管外端以绷带连接 0.5 kg 沙袋，经牵引架作持续牵引。

（3）经常抽吸胃内容物，观察有无再出血。

（4）置管期间保持口、鼻腔清洁，用石蜡油润滑鼻腔、口唇；忌咽唾液、痰液，以免误入气管。

（5）当胃囊充气不足或破裂时，可引起窒息，一旦发生应立即抽出囊内气体，拔出管道。

（6）置管 12~24 小时应放气 15~30 分钟，以免局部黏膜受压过久糜烂、坏死。

（7）出血停止，放出囊内气体，保留管道继续观察 24 h，无出血现象可考虑拔管，拔管前应吞服石蜡油 20~30 mL。

（8）床旁置备用三腔二囊管、血管钳及换管所需用品，以便紧急换管时用。

505. 怎样鉴别咯血与呕血？

咯血与呕血的鉴别方法列于表 3.2。

表 3.2　咯血与呕血的鉴别

	咯血	呕血
病史	有肺、支气管、心脏病病史	有溃疡病、肝硬化病史
出血前症状	咳嗽、胸闷、缺氧、血压无变化	恶心、一次呕血量多、血压下降
出血方式、量	咳出,量多少不一	呕出、量多
颜色	鲜红色、泡沫状	暗红色或咖啡色、无泡沫
性质	混有痰、无食物残渣、呈碱性	常有食物残渣、呈酸性
大便颜色	除经消化道咽下,无其他改变	黑便或柏油样便

五、泌尿系统

506. 何谓膀胱刺激症? 如何护理?

(1) 膀胱刺激症:因尿道、膀胱黏膜受到炎症或机械刺激而引起的尿频、尿急、尿痛症状。

(2) 护理:① 鼓励患者多饮水,以达到冲洗、清洁尿路的目的;② 注意会阴清洁;③ 平时少憋尿;④ 按时服药、坚持治疗;⑤ 新患者留尿培养,标本应在使用抗菌药物治疗前采集。

507. 尿路感染的主要病原体有哪些?

主要是细菌直接引起的感染,致病菌以大肠杆菌多见,占 70% 以上。其次依次是变形杆菌、克雷伯杆菌、产气杆菌、绿脓杆菌和葡萄球菌,偶见厌氧菌、真菌、病毒和原虫感染。

感染途径:上行性感染为最常见的感染途径,血行感染较少见。

508. 尿细菌定量培养应注意哪些事项?

(1) 在应用抗菌药物之前或停用抗菌药 5 天之后留取尿标本。

(2) 宜留取清晨第一次尿(尿液在膀胱停留 6 小时以上)。

(3) 留取尿液时要严格无菌操作,先充分清洁外阴、包皮,消毒尿道口,再留取中段尿液。

(4) 标本及时送检,应在 1 小时内作细菌培养或冷藏保存。

（5）尿标本中勿混入消毒液,女性勿混入白带。

509. 急性肾小球肾炎的临床表现有哪些?

（1）尿液改变:几乎所有患者均有肉眼可见或镜下可见血尿,一般为首发症状。常伴有轻、中度蛋白尿,少尿。

（2）水肿:80%以上患者可出现水肿,多表现为晨起颜面水肿,可伴有双下肢轻度凹陷性水肿。

（3）高血压:约80%患者初期出现轻、中度高血压,经利尿后血压可恢复正常。

（4）肾功能异常:大部分患者起病时尿量减少(400~700 mL/d),可出现一过性的氮质血症。肾功能于利尿后数日恢复正常。

510. 肾炎性水肿与肾病性水肿在症状上有何不同? 肾源性水肿病情观察要点有哪些?

（1）肾炎性水肿多从颜面部开始,重者可波及全身,指压凹陷不明显。由于水钠潴留,血容量扩张,血压常可升高。

（2）肾病性水肿一般较重,多从下肢部位开始,常为全身性、体位性和凹陷性,可无高血压及循环淤血的表现。

（3）肾源性水肿病情观察要点:① 监测生命体征,尤其是血压变化;② 记录24小时出入液量,监测尿量变化;③ 定期测量体重;④ 观察水肿消长情况,观察有无胸腔、腹腔和心包积液;⑤ 密切监测实验室检查结果,包括尿常规、肾小球滤过率、血尿素氮、血肌酐、血清白蛋白、血清电解质等。

511. 何谓肾病综合征?

肾病综合征是由多种肾脏疾病所致的,以大量蛋白尿(尿蛋白定量>3.5 g/d)、低蛋白血症(血浆清蛋白<30 g/L)、水肿、高脂血症为临床表现的一组综合征。

512. 肾病综合征常见的并发症有哪些?

（1）感染:常见感染部位有呼吸道、泌尿道、皮肤及自发性腹膜炎等。感染是肾病综合征复发和疗效不佳的主要原因之一。

（2）血栓和栓塞:以肾静脉血栓最为常见。此外,可发生下肢深静脉、肺血管、脑血管和冠状血管血栓。

（3）急性肾功能衰竭。

（4）其他:动脉硬化、冠心病等心血管并发症。

513. 糖皮质激素治疗肾病综合征的机理是什么?

糖皮质激素可能是通过抑制免疫与炎症反应,抑制醛固酮和抗利尿激素的分泌,降低肾小球基底膜通透性(减少蛋白尿)而起到治疗作用。

514. 急性肾功能衰竭时,为什么易出现高血钾和代谢性酸中毒? 高钾血症的护理要点有哪些?

高血钾:与酸中毒、蛋白质分解代谢增加释放钾离子增多、尿少排钾降低等因素有关。

代谢性酸中毒:肾小球滤过功能降低、酸性代谢产物排出减少,肾小管排 H^+ 泌氨和保存 HCO_3^- 的能力下降,常合并高分解代谢状态,使酸性产物明显增多。

高钾血症的护理要点:

(1) 密切观察患者生命体征,观察有无高钾血症的征象,如脉律不齐、肌无力、心电图改变等。

(2) 高钾患者限制钾的摄入,少用或忌用含钾高的食物如紫菜、菠菜、香蕉等。禁止输入库存血。

(3) 降钾治疗:当血钾超过 6.5 mmol/L,心电图表现为 QRS 波增宽等异常变化时,应予紧急处理。① 10%葡萄糖酸钙 10~20 mL 稀释后缓慢静注(不少于 5 分钟),以拮抗钾离子对心肌的毒性作用;② 5%碳酸氢钠 100~200 mL 静滴,以纠正酸中毒并促使钾离子向细胞内转移;③ 50%葡萄糖液 50~100 mL 加中性胰岛素 6~12u 缓慢静注,可促进糖原合成,使钾离子向细胞内转移;④ 可用离子交换树脂 15~30 g 口服,每天 3 次。但起效慢不能作为高钾血症的急救措施。以上措施无效,或为高分解代谢型急性肾小管坏死的高钾血症患者,血液透析是最有效的治疗。

515. 慢性肾衰患者在纠正酸中毒后发生抽搐的主要原因是什么? 如何处理?

(1) 原因:慢性肾衰出现代谢性酸中毒时,血浆中游离钙浓度升高可接近正常水平,在用碱剂纠正酸中毒后,游离钙减少,可发生低钙抽搐。

(2) 处理:可静脉注射 10%葡萄糖酸钙。

516. 慢性肾功能衰竭行血液透析的适应证有哪些?

(1) 内生肌酐清除率下降接近 5~10 mL/min,肾小球滤过率(GFR)小于 10 mL/min,血肌酐高于 707 μmol/l,并且出现尿毒症症状。对糖尿病肾病患者,可适当提前透析[(GFR)小于 10~15 mL/min]。

(2) 重度高血钾(>6.5 mmol/L),严重代谢性酸中毒(pH<7.15),容量负荷过重对利尿剂治疗无效、心包炎和严重脑病等。

517. 尿毒症患者最早出现的症状表现在哪个系统? 为什么?

最早出现的症状表现在胃肠道。食欲不振是常见的最早期表现,此外,多有恶心、呕吐、腹胀、腹泻、口腔氨味和黏膜溃疡、顽固性呃逆,上消化道出血也很常见。其原因是:① 尿素从胃肠道排出增多,经细菌分解为氨等刺激胃肠道黏膜;② 代谢性酸中毒和水、电解质紊乱;③ 胍类等毒性物质直接对胃肠道和中枢神经系统作用。

518. 腹膜透析操作的注意事项有哪些?

(1) 腹膜透析的换液场所应清洁、相对独立、光线充足,定期进行紫外线消毒。

(2) 分离和连接各种管道时,严格无菌操作。

(3) 掌握各种管道连接系统,如双联系统的应用。

(4) 透析液灌入腹腔前应干加热至 37 ℃,并严格检查有无异常。

(5) 每天测量和记录体重、血压、尿量、饮水量、超滤量,准确记录透析液每次进出腹腔的时间和液量,定期送腹透出液做各种检查。

(6) 观察透析管皮肤出口处有无渗血、漏液、红肿。

(7) 保持导管和出口处清洁、干燥。

519. 血液透析永久性血管通路自体动静脉内瘘的护理要点是什么?

(1) 内瘘形成术前护理:慢性肾衰竭期的患者,在保守治疗期间,应有意识地保护一侧上肢静脉(多选择非惯用侧上肢),避免静脉穿刺和输液。

(2) 内瘘形成术后护理:抬高术侧上肢 30°以上,术后 72 小时内密切观察内瘘血管是否通畅,手术部位有无出血及血肿,吻合口远端的循环及全身情况。

(3) 内瘘形成术后早期功能锻炼:内瘘术后第 3 天开始,每天做握拳运动或手握橡皮握力圈,每天 3～4 次,每次 10～15 分钟。

(4) 内瘘的保护:禁止在内瘘侧肢体测量血压、抽血、静脉注射、输血或输液。透析结束后按压内瘘穿刺部位 10 分钟以上,以彻底止血,也可用弹力绷带加压包扎止血。

(5) 血管通路护理指导:① 教会患者每天判断内瘘是否通畅,可用手触摸吻合口静脉端,若扪及震颤,则提示通畅;② 保持内瘘局部皮肤清洁,每次透析前清洁手臂;③ 透析结束当天保持穿刺部位清洁干燥,避免弄湿;④ 避免内瘘侧肢体受压、负重、戴手表,勿穿紧袖衣服,注意睡姿,避免压迫内瘘侧肢体,避免肢体暴露于过冷或过热的环境;⑤ 注意保护内瘘,避免碰撞等外伤。

520. 试述对肾脏疾病患者进行饮食指导的内容?

(1) 急性肾小球肾炎患者,若伴有水肿和高血压,应限制钠盐和水的摄入。

(2) 急性肾盂肾炎、慢性肾衰竭氮质血症但无明显水肿和高血压患者,应鼓励饮水以保持一定的尿量。

（3）肾病综合征患者一般给予正常量的优质蛋白[0.8～1.0 g/(kg·d)]，当肾功能不全时，应根据肾小球滤过率调整蛋白质的摄入量，供给足够的热量，少食富含饱和脂肪酸的动物脂肪。给予低盐饮食以减轻水肿。

（4）急性肾功能衰竭患者，能进食者，给予优质蛋白饮食，蛋白质的摄入量应限制为 0.8 g/(kg·d)，并适量补充必需氨基酸。饮食以清淡流质或半流质食物为主，尽可能减少钠、钾、氯的摄入量。

（5）慢性肾衰竭患者，应限制蛋白质的摄入，且饮食中 50％以上的蛋白质为优质蛋白，如鸡蛋、牛奶、瘦肉等。由于植物蛋白中含非必需氨基酸多，因此应尽量减少摄入，如花生、豆类及其制品，具体可根据患者的肾小球滤过率来调整。供给足够的热量，以减少体内蛋白质的消耗，可选用热量高但蛋白质含量低的食物，如麦淀粉、藕粉、薯类、粉丝等。

（6）血液透析患者，保证热量，其中碳水化合物占 60％～65％，以多糖为主，脂肪占 35％～40％。蛋白质摄入量为 1.2 g/(kg·d)，50％以上的蛋白质为优质蛋白。控制液体摄入：两次透析之间，体重增加不超过 5％或每天体重增加不超过 1 kg。限制钠、钾、磷的摄入，予低盐饮食，慎食含钾高食物，避免含磷高的食物，需补充维生素 C 及 B 族维生素和叶酸等，除膳食中的钙以外，一般要补充钙剂和活性维生素 D。

（7）腹膜透析患者，蛋白质的摄入量 1.2～1.3 g/(kg·d)，50％以上的蛋白质为优质蛋白。水的摄入量应根据每天的出量而定，每天水分摄入量＝500 mL＋前一天尿量＋前一天腹透超滤量。

六、血 液 系 统

521. 血液系统疾病常见的临床症状有哪些？如何预防出血？

血液系统疾病常见临床症状有：① 出血或出血倾向；② 发热；③ 骨、关节疼痛；④ 贫血。

预防出血应注意：

（1）保持皮肤清洁，重点在于避免人为的损伤而导致或加重出血。

（2）尽可能避免肌肉注射及诊断或治疗性穿刺，拔针后局部按压时间宜适当延长,并观察有无渗血情况。

(3) 保持口腔、鼻腔清洁湿润,指导患者勿用力擤鼻、勿用手抠鼻痂。应用软牙刷刷牙,忌用牙签剔牙。避免食用油炸食品或质硬的水果,以防牙龈和口腔黏膜损伤。

(4) 血小板计数低于 $50 \times 10^9/L$ 时,应减少活动,增加卧床休息时间,防止外伤。严重出血或血小板计数低于 $20 \times 10^9/L$ 时,应绝对卧床休息。

522. 出血性疾病分哪几类?

(1) 血管壁异常:① 遗传性;② 获得性。

(2) 血小板异常:① 血小板数量减少:A. 血小板生成减少:如再生障碍性贫血、白血病、感染;B. 血小板破坏过多:如原发性血小板减少性紫癜;C. 血小板消耗过多:如血栓性血小板减少性紫癜;② 血小板功能异常:A. 遗传性如血小板无力症;B. 获得性:如抗血小板药物、尿毒症;③ 血小板增多:A. 原发性:如原发性血小板增多症;B. 继发性:脾切除术后等。

(3) 凝血异常:① 遗传性:如血友病;② 获得性:维生素 K 缺乏症、严重肝病、尿毒症等。

(4) 抗凝及纤维蛋白溶解异常。

(5) 复合性止血机制异常。

523. 贫血如何分类?

(1) 按红细胞形态特点分类:① 大细胞性贫血:常见巨幼细胞性贫血(叶酸或维生素 B12 缺乏);② 正常细胞性贫血:再生障碍性贫血,急性失血性贫血,溶血性贫血;③ 小细胞性低色素性贫血:缺铁性贫血,铁粒幼细胞性贫血,球蛋白生成障碍性贫血。

(2) 按贫血的病因与发病机制分类:① 红细胞生成减少性贫血;② 红细胞破坏过多性贫血;③ 失血性贫血。

(3) 按血红蛋白的浓度分类:轻度(>90 g/L),中度($60 \sim 90$ g/L),重度($30 \sim 59$ g/L),极重度(<30 g/L)。

(4) 按骨髓红系增生情况分类:增生性贫血(如缺铁性贫血);增生低下性贫血(如再生障碍性贫血)。

524. 缺铁性贫血患者服铁剂时应注意哪些问题?

(1) 饭后或餐中服用可减少胃肠道反应。

(2) 避免与牛奶、茶、咖啡同服(牛奶含磷较高,茶中鞣酸与铁结合成不易吸收物质,影响铁的吸收。)

(3) 避免与抗酸剂(碳酸钙、硫酸镁)以及 H_2 受体拮抗剂等同时服用(可抑制铁的吸收)。

(4) 口服液体铁剂时应使用吸管,以免染黑牙齿。

(5) 服铁剂期间,大便可呈黑色,应做好解释,消除患者顾虑。

(6) 在血红蛋白完全正常后,患者仍需继续服用 3～6 个月。

525. 何谓溶血性贫血? 主要病因有哪些?

溶血性贫血是指红细胞遭到破坏、寿命缩短,超过骨髓造血代偿能力时发生的一组贫血。

主要病因:

(1) 红细胞内结构异常或缺陷(① 红细胞膜异常;② 遗传性红细胞内酶缺乏;③ 珠蛋白和血红素异常。)

(2) 红细胞外环境异常:(① 免疫因素;② 化学因素;③ 生物因素;④ 物理和机械因素。)

526. 再生障碍性贫血分几型? 有何临床特征?

再生障碍性贫血根据病人的病情、血象、骨髓象及预后分两型:

(1) 重型再生障碍性贫血(SAA)。起病急,进展快,病情重。少数可由非重型进展而来。① 贫血:多呈进行性加重,皮肤苍白、乏力、头昏、心悸和气短等症状明显。② 感染:多数患者发热,体温在 39 ℃ 以上,呼吸道感染最常见。③ 出血:均有不同程度的皮肤、黏膜及内脏出血,有的甚至有颅内出血。

(2) 非重型再生障碍性贫血(NSAA)。起病和进展缓慢、病情较重型再障轻。① 贫血:慢性过程,常见皮肤苍白、乏力、头昏、心悸、活动后气短。② 感染:高热较重型少见且容易控制。③ 出血:倾向较轻,常见皮肤黏膜出血。

527. 急性白血病致器官和组织浸润的表现有哪些?

(1) 肝脾、淋巴结肿大:以急淋为多见。表现为轻到中度的肝脾淋巴结肿大。

(2) 骨骼和关节压痛:胸骨下端局部压痛对白血病诊断有一定价值。

(3) 皮肤与口腔浸润:多见于急单和急粒-单核细胞白血病。可发生牙龈肿胀、皮肤粒细胞肉瘤、弥漫性斑丘疹、皮下结节、多形红斑等。

(4) 中枢神经系统白血病:以急淋白血病最多见,儿童患者尤甚。可发生在疾病的各个时期,但多数患者的症状出现较晚,常发生在缓解期。表现为头痛,重者有呕吐、颈项强直,甚至抽搐、昏迷。

（5）其他部位:可浸润眼眶骨膜引起眼球突出、复视或失明;浸润睾丸出现一侧无痛性肿大;可累及心、肺、胃肠等部位。

528. 白血病患者在化疗期间可出现哪些副反应?

（1）静脉炎及组织坏死:① 化疗药物对组织刺激性大,可引起静脉周围组织炎症;② 炎症消退后,注射的血管因内膜增生而狭窄,严重者可致血管闭塞;③ 发疱性化疗药液渗漏可致局部组织坏死。

（2）骨髓抑制:多数化疗药对骨髓抑制作用最强的时间为化疗后第 7～14 天,恢复时间为之后的 5～10 天,但存在个体差异。

（3）消化系统反应:恶心、呕吐、腹痛等。

（4）口腔溃疡。

（5）心脏毒性。

（6）肝肾功能损害:可出现黄疸、血尿。

（7）尿酸性肾病。

（8）脱发。

（9）其他:某些药物可引起末梢神经炎(手足麻木感)、门冬酰胺酶可引起过敏反应等。

529. 急性白血病患者为何易发生感染?

（1）正常粒细胞缺乏或功能缺陷。

（2）化疗药物及激素的应用,促使机体的免疫功能进一步下降。

（3）白血病细胞的浸润及化疗药物的应用,易造成消化道与呼吸黏膜屏障受损。

（4）各种穿刺或插管留置时间长。

530. 如何预防和护理白血病患者在化疗期间发生的局部血管反应?

（1）化疗时应首选中心静脉置管,如 PICC、植入式静脉输液港。

（2）如果应用外周浅表静脉,尽量选择粗直的静脉。先用生理盐水静脉穿刺成功后,确定针头在血管内方可注入药物;药物输完后再用生理盐水冲洗后拔针,以减轻药物对局部血管的刺激。

（3）联合化疗时,先输注对血管刺激性小的药物,再输注刺激性、发疱性药物。

（4）输注中如疑有外漏或发生外渗,立即停止注入,并尽量回抽渗入皮下的药液,再注入生理盐水稀释药液后拔针或用解毒剂;并用利多卡因局部封闭,同时外涂 50％硫酸镁或喜疗妥等;局部冷敷(24 小时内间断冷敷),并抬高患肢。后再用 25％硫酸镁湿敷。

531. 弥漫性血管内凝血(DIC)的病因有哪些?

(1) 感染性疾病:最常见。包括:① 细菌感染;② 病毒感染;③ 立克次体感染;④ 其他感染。

(2) 恶性肿瘤。常见者如急性早幼粒白血病、淋巴瘤、前列腺癌、胰腺癌及其他实体瘤。

(3) 病理产科。见于羊水栓塞、感染性流产、死胎滞留、重度妊娠高血压综合征、子宫破裂、胎盘早剥、前置胎盘等。

(4) 手术及创伤。富含组织因子的器官如脑、前列腺、胰腺、子宫及胎盘等,可因手术及创伤等释放组织因子,诱发 DIC。大面积烧伤、严重挤压伤、骨折也易致 DIC。

(5) 医源性因素:除了手术治疗及相关创伤性检查外,还与药物应用、化疗及放疗等因素有关。

(6) 其他:包括全身各系统多种疾病,如急性胰腺炎、肺心病、异型输血、酮症酸中毒、系统性红斑狼疮、移植物抗宿主病等。

532. 简述弥散性血管内凝血(DIC)的临床表现及护理要点。

临床表现:① 出血 是 DIC 最常见的症状之一;② 低血压、休克或微循环障碍;③ 栓塞;④ 溶血。

护理要点:

(1) 出血的观察:① 临床观察,注意出血部位、范围及其严重度的观察。② 实验室检查指标的监测,应正确、及时采集和送检各类标本,关注检查结果,及时报告医生。

(2) 抢救配合与护理:① 迅速建立两条静脉通道,以保证抢救药物的应用和液体补充。② 用药护理,熟悉 DIC 救治过程中各种常用药物的名称、给药方法、主要不良反应及其预防和处理,遵医嘱正确配制和应用有关药物,尤其是抗凝药的应用。

(3) 潜在并发症的护理:严密观察病情变化,及时发现休克或重要器官功能衰竭。

533. 何谓成分输血? 常用的种类有哪些?

成分输血是把血液中的有效成分分离出来,精制成高纯度和高浓度的制品,根据患者病情的需要,选择性地输注有关血液成分,以达到治疗的目的。常用的种类有:红细胞制品、浓缩白细胞制品、浓缩血小板制品、血浆(包括 FⅧ浓缩剂,凝血酶原复合物)、蛋白制剂(清蛋白、丙种球蛋白)。

534. 何谓造血干细胞移植? 如何分类?

(1)是指对患者进行全身照射、化疗和免疫抑制预处理后,将正常供体或者自体的造血细胞注入患者体内,使之重建正常的造血和免疫功能。

(2)分类:异基因移植和同基因移植。

535. 造血干细胞移植有哪些适应证?

(1)非恶性病:① 重型再生障碍性贫血;② 阵发性睡眠性血红蛋白尿症;③ 其他疾病:多种免疫缺陷病。

(2)恶性病:① 急、慢性白血病;② 恶性淋巴瘤;③ 多发性骨髓瘤;④ 其他对放化疗敏感的实体肿瘤。

七、内分泌系统

536. 甲状腺功能亢进的临床特点有哪些?

(1)甲状腺激素分泌过多综合征。① 高代谢综合征:患者常有疲乏无力、怕热多汗、低热、多食消瘦,胃肠蠕动增快,排便次数增多;② 精神、神经系统:表现为神经过敏,多言好动,焦躁易怒,失眠,记忆力减退,注意力不集中,手、眼睑和舌震颤,严重者可有幻觉和狂躁;③ 心血管系统:心悸、胸闷,严重者可发生甲亢性心脏病,心律失常,心脏增大,心力衰竭。脉压差增大,也可出现周围血管征;④ 其他:肌无力及肌萎缩,月经减少或闭经,阳痿等。

(2)甲状腺肿。一般为弥漫性对称性增大,质软,可随吞咽上下移动,有时可扪及震颤及血管杂音。

(3)突眼。轻重不一,一般为双侧性,但也可有一侧显著或仅有一侧突出。

537. 治疗甲亢的常用药物有哪些? 有哪些副作用?

(1)常用药物:硫脲类有甲硫氧嘧啶及丙硫氧嘧啶。咪唑类有他巴唑、甲亢平等。

(2)副作用:① 粒细胞减少,多发生在用药后2~3个月内,严重者可致粒细胞缺乏症。如果外周血细胞低于 $3 \times 10^9/L$ 或中性粒细胞低于 $1.5 \times 10^9/L$,应考虑停药;② 药疹:一般可用抗组胺药,不必停药;如果皮疹加重,应立即停药;③ 其他:中毒性肝炎、肝坏死、精神病、胆汁淤积综合征、狼疮样综合征等,应立即停药。

538. 甲状腺危象的诱因及临床表现有哪些?

主要诱因:严重精神创伤、感染、甲状腺手术前准备不充分、放射性碘治疗、手术中过度挤压甲状腺等。

临床表现:

(1) 早期表现:原有的甲亢症状加重,伴中度发热、恶心、呕吐、大便次数增多、体重锐减等。

(2) 危象期:体温在 40 ℃以上,心率＞160 次/分钟,伴烦躁、大汗淋漓、腹痛、腹泻、谵妄或昏迷。若不及时抢救,可因高热虚脱、心力衰竭、肺水肿、严重水电解质紊乱而死亡。

539. 甲亢患者的健康教育内容有哪些?

(1) 嘱患者保持身心愉快,避免过度劳累和精神刺激。

(2) 教导患者有关甲亢的疾病知识和保护眼睛的方法。避免压迫肿大的甲状腺,严禁用手挤压甲状腺,以免加重病情。

(3) 坚持按时、按量、长期服药。服用抗甲状腺药物者每周查血象一次,每隔 1～2 个月做甲状腺功能测定。每周测量体重,每日清晨起床前自测脉搏(脉搏减慢、体重增加是治疗有效的标志)。

(4) 若出现高热、恶心、呕吐、腹泻症状,应及时就诊。

(5) 妊娠期甲亢者,宜用抗甲状腺药物治疗,首选 PTU,禁用[131]I 治疗。哺乳期如需继续服药首选 PTU,一般 300 mg/d 对婴儿是安全的。

(6) 饮食指导:给予高热量、高蛋白、高维生素及矿物质丰富的食物,减少粗纤维摄入,避免进食含碘丰富的食物,禁止摄入刺激性食物及饮料,如浓茶、咖啡等,无心脏疾病者鼓励多饮水,2000～3000 mL/d。

540. 原发性甲状腺功能减退的临床表现有哪些?

(1) 低代谢症状:体温低于正常,疲乏,反应迟钝,行动缓慢。

(2) 精神神经系统:记忆力、注意力、理解力和计算力减退,精神抑郁、嗜睡,重者可出现痴呆、幻想、惊觉。

(3) 黏液性水肿:表情淡漠,面容虚肿苍白,唇厚舌大,皮肤干燥、增厚、粗糙和脱屑,毛发稀疏脱落等。老年人或长期未获得治疗者,可发生黏液性水肿昏迷。

(4) 心血管系统:心动过缓、心音低弱,常伴有心包积液。

（5）消化系统：厌食、腹胀、便秘等。

（6）其他：性欲减退，女性月经过多、经期延长及不育症，肌肉乏力、进行性肌萎缩等。

541. 糖尿病分哪几大类型？典型的临床表现有哪些？

糖尿病分四大类型：即 1 型糖尿病、2 型糖尿病、其他特殊类型糖尿病和妊娠糖尿病。

典型的临床表现有：

（1）多尿、烦渴、多饮。由于血糖升高的渗透性利尿作用导致尿量增多，因多尿体内水分丢失致患者口渴而多饮。

（2）易饥多食。由于大部分葡萄糖随尿排出，体内缺乏能源，患者常易饥多食。

（3）疲乏无力、体重减轻。由于葡萄糖不能被利用，致蛋白质和脂肪消耗增加而致患者消瘦、疲乏。

（4）其他：皮肤瘙痒、视力模糊、四肢麻木、性欲减退、月经失调等。

（5）多数 2 型糖尿病早期常无明显症状。

542. 糖尿病可发生哪些并发症？

（1）糖尿病急性并发症：① 糖尿病酮症酸中毒；② 高渗性非酮症糖尿病昏迷；③ 感染：糖尿病患者常反复发生疖、痈等化脓性感染，甚至引起败血症或脓毒血症；肺结核发病率高；女性患者常合并真菌性阴道炎、肾盂肾炎和膀胱炎。

（2）糖尿病慢性并发症：① 心血管病变：是最严重而突出的并发症。糖尿病患者易伴动脉粥样硬化，其大、中动脉粥样硬化主要侵犯主动脉、冠状动脉、大脑动脉、肾动脉和肢体外周动脉等。其微血管病变主要表现在视网膜、肾、神经、心肌组织；② 肾脏病变：糖尿病肾病指毛细血管间肾小球硬化症，是糖尿病主要的微血管病变之一，是 1 型糖尿病患者的主要死亡原因；③ 神经病变：可累及中枢神经及周围神经，尤以后者为常见，通常为对称性，下肢较上肢严重；④ 眼部病变：糖尿病性视网膜病是糖尿病患者失明的主要原因之一。还可引起黄斑变性、白内障、青光眼、屈光改变、虹膜睫状体病变等；⑤ 糖尿病足：因末梢神经病变，下肢动脉供血不足以及细菌感染等因素，可致足部疼痛、皮肤深溃疡、肢端坏疽等，统称糖尿病足。

543. 糖尿病饮食指导原则是什么？

（1）控制每日摄入所有食物提供的总热量，以达到或维持理想体重。

（2）平衡饮食，选择多样化、营养丰富的食物，坚持少吃多餐、定时定量。

(3) 限制饱和脂肪酸摄入量,适量选择优质蛋白质。

(4) 适当放宽对主食类食物的限制,减少或禁忌高糖食物。

(5) 高纤维膳食,减少食盐摄入,戒烟限酒。

(6) 纠正低血糖的含糖食物不计入总热量。

(7) 合并痛风、高尿酸血症或肾功能损害者,应避免食用豆荚类及豆制品,并控制动物蛋白的摄入量。

544. 胰岛素治疗糖尿病的适应证有哪些?

(1) 1 型糖尿病。

(2) 各种严重的糖尿病急性或慢性并发症。

(3) 手术、妊娠和分娩。

(4) 新发病且与 1 型糖尿病鉴别困难的消瘦糖尿病患者。

(5) 新诊断的 2 型糖尿病伴有明显高血糖;或在糖尿病病程中无明显诱因出现体重显著下降者。

(6) 2 型糖尿病 β 细胞功能明显减退者。

(7) 某些特殊类型糖尿病。

545. 糖尿病患者使用胰岛素治疗时应注意什么?

(1) 准确用药:熟悉各种胰岛素的名称、剂型及作用特点,准确执行医嘱,按时注射。

(2) 吸药顺序:长、短效或中、短效胰岛素混合使用时,应先抽吸短效胰岛素,再抽吸长效胰岛素,然后混匀。切不可反向操作,以免影响其速效性。

(3) 胰岛素的保存:未开封的胰岛素冰箱内 4~8 ℃ 冷藏保存,使用中的胰岛素常温下保存(≤28 ℃)可使用 28 天,避免过冷、过热、阳光直射、剧烈晃动。

(4) 注射部位的选择与更换:人体适合皮下注射胰岛素的部位是腹部、大腿前外侧、上臂外侧和臀部。如参加运动锻炼,避免注射在大腿、臀部等活动的部位。注射部位要经常更换,同一区域内注射,必须与上次注射部位相距 1 cm 以上,严格执行无菌操作,防止发生感染。

(5) 注意监测血糖,一般 2~4 次/天,若血糖波动过大或持续高血糖,应及时通知医生。

(6) 使用胰岛素泵者应定期更换导管和注射部位以避免感染及针头堵塞;使用胰岛素笔者注意笔与笔芯相互匹配,每次注射前要确认笔内是否有足够的剂量,药液是否变质,胰岛素注射针头一次性使用,注射后将针头弃于锐器盒中。

(7) 做好胰岛素不良反应的观察,如低血糖反应、胰岛素过敏、注射部位皮下脂肪萎缩或增生、水肿、视力模糊等。

546. 如何对糖尿病患者进行足部护理?

(1)每天观察足部皮肤颜色、温度,有无红肿、炎症;有无感觉减退、麻木、刺痛、足部动脉搏动减弱及皮肤干燥。

(2)促进肢体的血液循环:① 冬天注意足部保暖,但尽量不用热水袋以免烫伤;② 经常按摩足部;③ 每天进行适度的运动,如散步等,以促进血液循环,避免同姿势站立过久。

(3)选择合适、轻巧、柔软、鞋头宽大的鞋,新鞋第一次穿时间不可太久。袜子以弹性好、透气及散热性好的羊毛、棉毛质地为佳。

(4)保持足部清洁,避免感染。

(5)防止足部外伤。

547. 简述糖尿病酮症酸中毒与高渗性糖尿病昏迷的鉴别方法。

糖尿病酮症酸中毒与高渗性糖尿病昏迷的鉴别方法见表 3.3。

表 3.3 糖尿病酮症酸中毒与高渗性糖尿病昏迷的鉴别

	酮症酸中毒昏迷	高渗性糖尿病昏迷
发病年龄	多见于青少年患者	多见于老年患者
糖尿病史	有糖尿病史	以往无糖尿病史或仅轻度糖尿病
呼吸	有酮味(烂苹果味)	无酮味
循环衰竭和意识障碍	血压下降、昏睡	血压下降、常有四肢肌肉抽动
血糖	16.7~33.3 mmol/L	>33.3 mmol/L
血钾	正常或降低	正常或略降低
血钠	常降低	增高或明显增高
血浆渗透压	不增高	显著增高
血尿酮体	显著增高	正常或稍增高
二氧化碳结合力	降低	多正常
主要治疗	补等渗盐水＋小剂量胰岛素,注意纠正电解质和酸碱平衡失调	无休克者先用等渗溶液,有休克者先输生理盐水和胶体溶液加小剂量胰岛素,参考每小时尿量补钾

548. 糖尿病患者出院时,护理保健指导包括哪些内容?

(1) 指导患者学习和掌握监测血糖、血压、体重指数的方法。使用胰岛素的患者,应教会患者或其家属掌握正确的注射方法。

(2) 掌握饮食治疗的具体措施。

(3) 了解应用降糖药物的方法。

(4) 注意低血糖反应及应急处理。

(5) 随身携带糖尿病诊断卡。

(6) 定期复查血糖及筛查慢性并发症。

(7) 生活规律,注意锻炼,戒烟酒,注意个人卫生,做好足部护理。

(8) 目前尚无根治糖尿病的药物,需终生控制饮食及药物治疗,指导患者正确处理疾病所致的生活压力。

549. 低血糖三联征包括哪些?

(1) 有低血糖症状。

(2) 发作时血糖低于 2.8 mmol/L;

(3) 供糖后低血糖症状迅速缓解。

550. 痛风患者的健康教育有哪些内容?

(1) 痛风是可以治愈的难治性疾病,伴高血压者避免应用含利尿剂的降压药。大部分患者需要长期甚至终生治疗。教导患者保持心情愉快,避免情绪紧张。生活规律,肥胖者应减轻体重。

(2) 应严格控制饮食,避免进食高嘌呤的食物,勿饮酒,多喝水(每天至少饮2000 mL),以助于尿酸的排出。

(3) 鼓励患者适度运动并指导其保护关节的技巧:① 若该项运动后疼痛超过1 小时,应暂时停止此项运动;② 能用肩部负重时尽量不采用手提,能用手臂负重时不用手指;③ 不要长时间持续进行重体力活动,可交替完成轻、重程度不同的工作进行调节;④ 经常改换姿势,保持受累关节舒适。若有局部发热或肿胀,应尽量避免其活动。

(4) 指导患者平时自己用手触摸耳轮及手足关节处有无痛风石。

(5) 嘱患者定期复查血尿酸,门诊随访。

八、理化因素疾病

551. 何为中毒? 何为急性中毒?

某些物质接触人体或进入人体后,在一定条件下,与体液、组织相互作用,损害组织,破坏神经及体液的调节功能,使正常生理功能发生严重障碍,引起一系列症状体征,称为中毒。毒物的毒性较剧或短时间内大量、突然地进入人体内,迅速引起症状甚至危及生命者称为急性中毒。

552. 试述急性中毒的救治原则。

(1) 立即终止毒物接触。

(2) 清除尚未吸收的毒物。

(3) 促进已吸收毒物的排出。

(4) 特效解毒剂的应用。

(5) 对症治疗。

553. 有机磷中毒的机理及其临床表现是什么?

有机磷农药→抑制体内胆碱酯酶活性→体内乙酰胆碱蓄积→胆碱能使神经出现先兴奋后抑制的一系列症状,严重者可昏迷甚至因呼吸衰竭而死亡。其临床表现有:

(1) 毒蕈碱样症状,又称 M 样症状。主要是表现为平滑肌痉挛和腺体分泌增加。临床表现有恶心、呕吐、腹痛、多汗、流涎、腹泻、大小便失禁、心跳减慢和瞳孔缩小等。可有支气管痉挛和分泌物增加、咳嗽、气促,严重者出现肺水肿。

(2) 烟碱样症状,又称 N 样症状。表现为局部横纹肌纤维颤动,严重者可发生全身肌肉强直性痉挛。

(3) 中枢神经系统症状。有头晕、头痛、疲乏、共济失调、烦躁不安、谵妄、抽搐和昏迷等表现。

(4) 中毒后"反跳"、迟发性多发性神经病和中间综合征。患者在病程中、甚至于病情一度好转后,出现中毒表现加重、肌力减退和瘫痪,呼吸肌麻痹,甚至呼吸衰竭。

554. 有机磷中毒病情严重程度如何判断？

急性有机磷农药中毒根据其出现的中毒症状和体征以及全血胆碱酯酶活性，一般分为轻、中、重度。

(1) 轻度中毒：以毒蕈碱样症状为主，全血胆碱酯酶活力为 70%～50%。

(2) 中度中毒：出现典型毒蕈碱样症状和烟碱样症状，全血胆碱酯酶活力为 50%～30%。

(3) 重度中毒：除蕈碱样症状和烟碱样症状外，出现中枢神经系统受累和呼吸衰竭表现，少数患者有脑水肿，全血胆碱酯酶活性下降到 30% 以下。

555. 何为阿托品化？何为阿托品中毒？

阿托品化与阿托品中毒见表 3.3。

表 3.3　阿托品化与阿托品中毒

	阿托品化	阿托品中毒
神经系统	意识清楚或模糊	谵妄、躁动、幻觉、抽搐、昏迷
皮肤	颜面潮红、干燥	紫红、干燥
瞳孔	由小扩大后不再缩小	极度散大
体温	正常或轻度升高	高热，>40 ℃
心率	≤120 次/分钟，脉搏快而有力	心动过速，甚至有室颤发生

556. 一氧化碳(CO)中毒的机理是什么？

一氧化碳(CO)中毒主要引起组织缺氧。CO 吸入人体后，85% 与血液中血红蛋白(Hb)结合，形成稳定的碳氧血红蛋白(COHb)。CO 与 Hb 的亲和力比氧与 Hb 的亲和力大 240 倍，COHb 不能携带氧，且不易解离，是氧合血红蛋白解离度的 1/3600。又由于血中 CO 使氧离曲线左移，HbO_2 中的 O_2 与 Hb 结合较前紧密，组织缺氧加重。中枢神经系统对缺氧最敏感，故首先受累。脑内小血管麻痹、扩张。脑内三磷腺苷在无氧情况下迅速耗尽，钠离子蓄积于细胞内，严重者有脑水肿，继发脑血管病变及皮质或基底节的局灶性缺血性坏死以及广泛的脱髓鞘病变，致使少数患者发生迟发性脑病。

557. 简述毒鼠强、溴鼠隆中毒的临床表现和救治要点。

(1) 毒鼠强(中枢神经系统兴奋性杀鼠剂)：经消化道或呼吸道黏膜迅速吸收后导致严重阵挛性惊厥和脑干刺激的癫痫大发作。救治要点：① 迅速洗胃：越早疗效越好；② 清水洗胃后，胃管内注入活性炭 50～100 g 吸附毒物，并以 20%～30%

硫酸镁导泻;③ 保护心肌:静滴极化液,1,6 二磷酸果糖和维生素 B6;④ 禁用阿片类药;⑤ 抗惊厥;⑥ 血液净化。

(2) 溴鼠隆(抗凝血类杀鼠剂):① 早期:恶心、呕吐、腹痛、低热、食欲不佳、情绪不好;② 中晚期:皮下广泛出血、血尿、鼻和牙龈出血、咯血、呕血、便血和心、脑、肺出血、休克。救治要点:① 立即清水洗胃;② 胃管内注入活性炭 50～100 g 吸附毒物;③ 胃管内注入 20%～30%硫酸镁导泻;④ 特效对抗剂:VitK₁。

558. 试述亚硝酸盐中毒的临床表现及特殊治疗。

(1) 临床表现:① 胃肠道系统:恶心、呕吐、腹痛、腹泻等;② 神经系统:头晕、头痛、嗜睡、烦躁不安甚至谵妄等;③ 全身紫绀明显,俗有"乌嘴病"之称。

(2) 特殊治疗:① 1%亚甲蓝(美兰)溶液 1～2 mg/kg,用 10% GS20 mL 稀释后,10～15 min 缓慢静注(不可漏出血管外,以避免引起组织坏死)。必要时 2 h 后重复注射。儿童剂量:1～5 岁用 1%亚甲蓝溶液 2～3 mL;6～10 岁用 4～5 mL;11 岁以上用 10 mL;② 10%GS+VitC 2～5 g/d,静脉滴注。

559. DDV、敌百虫、安眠药、卤水中毒各用何种溶液洗胃?

(1) DDV 中毒:用 2%碳酸氢钠溶液最理想,1/5000 高锰酸钾溶液、淡盐水或清水亦可。

(2) 敌百虫中毒:禁用碱性溶液洗胃,因敌百虫遇碱后生成 DDV,其毒性增加10 倍。故多选用 1/5000 高锰酸钾、淡盐水或清水。

(3) 安眠药中毒:用 1/2000～1/5000 的高锰酸钾溶液,生理盐水或温开水。

560. 试述洗胃的禁忌证和注意事项。

(1) 禁忌证:食入强腐蚀性毒物、抽搐、食道静脉曲张或上消化道出血、胃穿孔、吞食石油或煤油、主动脉瘤者。器质性心脏病者、老年人、小儿慎用。

(2) 注意事项:① 洗胃前详细询问毒物的种类、性质,以选择正确的洗胃液;② 洗胃液的温度应保持在 35 ℃左右,过热可能促进局部血液循环,加快吸收;而过冷则可能加速胃蠕动,从而促进毒物排进肠腔;③ 对意识不清或不合作者,用开口器将口张开,然后插胃管;④ 凡心跳呼吸停止者,应先复苏后再洗胃,并注意保持呼吸道通畅;⑤ 严格掌握洗胃的原则,即先出后入、快进快出、出入基本平衡,以每次 300～500 mL 为宜,过少不宜抽吸干净,过多则可能引起胃扩张,甚至胃穿孔。抽吸时应经常转动身体,以冲洗盲区;⑥ 洗胃过程中应严密观察病情,防止误吸,有出血、窒息、抽搐及胃管堵塞时应立即停止洗胃,并查找原因;⑦ 掌握适当的抽吸和注入压力,防止空洗、空吸,及时添加洗胃液;⑧ 对老人或儿童应特别注意观察,因其胃壁薄弱,且呕吐反射不敏感。

561. 试述重症中暑的类型及临床表现。

(1) 热射病:是一种致命性急症,又称中暑高热,以高热、无汗、意识障碍"三联症"为典型表现。直肠温度可超过 41 ℃,甚至高达 43 ℃,皮肤干燥、灼热而无汗。患者可有严重的神经系统症状,如不同程度的意识障碍、嗜睡、木僵甚至昏迷。此型可发生于任何年龄的人,但以老年人或心血管疾患者多见。

(2) 热痉挛:常发生在高温环境中强体力劳动后。由于出汗过多,口渴,大量饮水而盐分补充不足以致血中氯化钠浓度显著下降,而引起四肢阵发性的强直性痉挛,最多见于下肢双侧腓肠肌,常伴有肌肉疼痛、腹绞痛及呃逆。体温大多正常。实验室检查有血钠和氯化物降低,尿肌酸增高。

(3) 热衰竭:常发生于老年人、儿童、慢性疾病患者及一时未能适应高温气候及环境者。患者先有疼痛、头晕、恶心,继而有口渴、胸闷、脸色苍白、冷汗淋漓、脉搏细弱或缓慢、血压偏低。可有晕厥,并有手、足抽搐。重者出现周围循环衰竭。

562. 简述急性百草枯中毒的临床表现及其氧疗注意事项。

中毒患者表现与毒物摄入途径、量、速度及身体基础健康状态有关。

(1) 局部损伤:接触部位皮肤迟发出现红斑、水泡、糜烂、溃疡和坏死。口服中毒者,口腔、食管黏膜灼伤及溃烂。毒物污染眼部时,可灼伤结膜或角膜。吸入者可出现鼻出血。

(2) 系统损伤:① 呼吸系统:口服百草枯中毒主要损伤肺,患者多于 2~4 天内逐渐出现咳嗽、呼吸急促(可因代谢性酸中毒、误吸或急性肺泡炎所致)及肺水肿,也可发生纵隔气肿和气胸。肺损伤者多于 2~3 周死于弥漫性肺纤维化所致呼吸衰竭。迅速出现发绀和昏迷者,死亡较快。呼吸系统受损越早,预后越差;② 消化系统:服毒后胸骨后烧灼感、恶心、呕吐、腹痛、腹泻、胃肠道穿孔和出血。1~3 天出现肝损伤和肝坏死。③ 其他:还可出现心悸、胸闷、气短、中毒性心肌炎症状;头晕、头痛、抽搐或昏迷;百草枯吸收后 24 小时发生肾损害,表现血尿、蛋白尿或急性肾衰竭;也可出现溶血性贫血或 DIC、休克。MODS 者常于数天内死亡。

用氧注意事项:轻、中度低氧血症不宜常规供氧,吸氧会加速氧自由基形成,增强百草枯毒性和病死率。$PaO_2 < 40 \ mmHg$ 或出现 ARDS 时,可吸入 $>21\%$ 氧气,维持 $PaO_2 \geq 70 \ mmHg$。严重呼吸衰竭患者,机械通气治疗效果也不理想。

九、神经系统

563. 什么是意识？什么是意识障碍？

意识指机体对自身及周围环境的刺激所作出应答反应的能力。意识障碍是指人对外界刺激缺乏反应的一种精神状态，可表现为觉醒度下降（嗜睡、昏睡、浅昏迷、中昏迷、深昏迷）、意识内容变化（意识模糊、谵妄）、特殊类型的意识障碍（去皮质综合征、无动性缄默症及植物状态）。

564. 什么是感觉？什么是感觉障碍？

感觉：是指各种形式的刺激作用于人体各种感觉器后在人脑中的直接反应。可分为：① 一般感觉：浅感觉（痛、温度及触觉）、深感觉（运动觉、位置觉和振动觉）、复合感觉（实体觉、图形及二点辨别觉等）；② 内脏感觉（由自主神经支配）；③ 特殊感觉（包括视、听、嗅和味觉，由脑神经支配）。

感觉障碍：感觉传导通路损害或功能受到抑制时出现抑制性症状。如：感觉缺失或感觉减退；当感觉传导通路受到刺激或兴奋性增高时出现刺激性症状，如：感觉过敏、感觉倒错、感觉过度、感觉异常或疼痛等。

565. 什么是肌张力和肌力？

肌张力：是肌肉松弛状态的紧张度和被动运动时遇到的阻力。分为：① 肌张力减低：表现肌肉弛缓柔软，被动运动阻力减低，关节活动范围扩大；② 肌张力增高：表现肌肉较硬，被动运动阻力增加，关节活动范围缩小。

肌力：是指肌肉的收缩力，一般以关节为中心检查肌群的伸、屈、外展、内收、旋前、旋后等，用于上运动神经元病变及周围神经损害可致的瘫痪。

566. 什么是肌力的分级？

肌力分为 0～5 级共六级进行记录，主要让患者做有关节肌肉收缩运动，检查者用阻力让患者用力保持某一姿势时，并让其用力改变姿势，以判断其肌力。

0 级——完全瘫痪。

1 级——肌肉能收缩，但不能产生动作。

2 级——肢体在床上可移动，但不能抬起。（不能抵抗自身重力）

3级—肢体能离开床面,但不能抵抗阻力。

4级—肢体能作抗阻力动作,但不完全。

5级—正常肌力。

567. 何谓重症肌无力?

重症肌无力(MG)是由于自身免疫导致神经-肌肉接头传递障碍的慢性疾病。其临床主要特征:为部分或全身骨骼肌疲劳、呈波动性肌无力,眼外肌无力多见,具有活动后加重,休息后减轻和晨轻暮重的特点,精神创伤、过度疲劳可为诱因,感染、妊娠和月经前常可导致病情恶化,某些药物可使病情加剧。

568. 重症肌无力危象有哪几种?

重症肌无力危象是急骤发生的呼吸肌无力,不能维持正常换气功能所致,其临床表现为咳嗽无力甚至呼吸困难、发音障碍和吞咽困难等。其危象有以下三种情况:

(1) 肌无力危象:为最常见的危象,疾病本身发展所致,多由于抗胆碱酯酶药物药量不足。

(2) 胆碱能危象:非常少见,由于抗胆碱酯酶药物过量所致,患者肌无力加重,并且出现明显胆碱酯酶抑制剂的不良反应,如肌束颤动及毒蕈碱样反应。

(3) 反拗性危象:抗胆碱酯酶药物不敏感所致。

569. 何谓脑血管病?

脑血管疾病(CVD)是指脑血管壁病变或在血流障碍基础上发生的局限性或弥漫性脑功能障碍。根据临床症状持续时间长短,分为短暂脑缺血发作(TIA)和脑卒中。TIA是各种病因引起的急性、缺血性、局限性脑功能障碍,每次发作不超过24小时。

脑卒中又称中风,脑血管意外,症状持续在24小时以上。又分为缺血性脑卒中和出血性脑卒中两大类。缺血性为脑梗死,包括脑血栓形成、脑栓塞和腔隙性梗死等;出血性包括脑出血和蛛网膜下腔出血等。

570. 脑血管疾病的危险因素有哪些?

(1) 不可干预因素:年龄、性别、性格、种族、遗传等。

(2) 可干预因素:高血压、高血脂、心脏病、糖尿病、高同型半胱氨酸血症、吸烟、酗酒、体力活动少、高盐饮食、超重、感染等。

在可干预的危险因素中,高血压是各类型脑卒中最重要的独立的危险因素。

571. 何谓脑出血？为什么高血压动脉硬化患者出血部位常在基底节区？

脑出血(ICH)是指原发性非外伤性脑实质内出血,也称自发性脑出血。因为供应基底节区的豆纹动脉是由大脑中动脉起始处呈直角发出,在原有血管病变的基础上,承受压力较高的血流冲击,易导致血管破裂出血。

572. 内囊出血表现的特征是什么？

因累及通过内囊部位的锥体束,丘脑皮质束和视辐射而出现三偏症状。

(1)偏瘫:出血灶对策肢体瘫痪。

(2)偏深感觉障碍:出血灶对侧偏身感觉减退或消失。

(3)偏盲:出血灶对侧同向偏盲。

573. 试述蛛网膜下腔出血的主要病因及临床表现。

(1)主要病因:① 颅内动脉瘤破裂最常见:先天性动脉瘤(占 75%)、高血压和动脉粥样硬化所致的动脉瘤;② 脑血管畸形:主要为动静脉畸形,青少年多见;③ 其他:脑底异常血管网病、血管炎、血液病、颅内肿瘤等。

(2)临床表现:突发的持续性剧烈头痛、呕吐、脑膜刺激征阳性,伴或不伴意识障碍,检查无局灶性神经系统体征,脑脊液检查为均匀血性。

574. 简述蛛网膜下腔出血护理要点。

(1)活动与休息:绝对卧床 4~6 周并抬高床头 $15°~20°$,保持病室安静、舒适。

(2)病情监测:密切观察患者在症状、体征好转后,有无再次剧烈头痛、恶心、呕吐、意识障碍加重、原有局灶症状和体征重新出现等表现,发现异常及时报告医生处理。

(3)缓解疼痛:如缓慢深呼吸、听音乐、转移注意力等,必要时遵医嘱应用镇静剂。

(4)用药护理:甘露醇应快速静滴,注意观察尿量,记录 24 小时出入量,定期复查电解质;尼莫地平可致皮肤发红、多汗、心动过缓或过速、胃肠不适、血压下降等,应适当控制输液速度,密切观察有无不良反应发生。

(5)心理护理:告知患者和家属疾病的过程与预后,使患者消除紧张、恐惧和焦虑心理,主动配合。

(6)避免诱因:避免导致血压和颅内压升高的各种危险因素,如精神紧张、情绪激动、剧烈咳嗽、用力排便、屏气等。

575. 何谓脑梗死？

脑梗死又称缺血性卒中,是指各种原因所致脑部血液供应障碍,导致局部脑组织缺血、缺氧性坏死,而出现相应神经功能缺损的一类临床综合征。是卒中最常见类型,一般认为占全部卒中的 70%～80%。包括脑血栓形成、脑栓塞和腔隙性梗死。

576. 试述脑梗死与脑出血鉴别。

脑梗死与脑出血的鉴别如表 3.4 所示。

表 3.4　脑梗死与脑出血的鉴别

	脑梗死	脑出血
好发年龄	60 岁以上	50～60 岁
主要病因	脑动脉粥样硬化	高血压脑动脉硬化
诱因	安静或睡眠中,血流缓慢时	情绪激动,突然过度用力
发病方式	缓慢,数小时或数天	急骤,数分钟或数小时
发病时血压	正常或偏低,偶有血压升高	明显升高
TIA 病史	多见	少见
意识障碍	较轻或少见	常有,进行性加重
头痛、呕吐	多无或轻	常有
偏瘫、失语	轻或无	常有,可出现"三偏"症状
脑膜刺激征	多无	可有
头颅 CT	脑实质内低密度病灶	脑实质内高密度病灶
DSA(数字减影血管造影)	大动脉狭窄或闭塞	大动脉一般通畅
脑脊液	无色透明(一般不做)	多为血性

577. 何谓癫痫? 何谓癫痫持续状态?

癫痫(EP)是多种原因导致的脑部神经元高度同步化异常放电所致的临床综合征,临床表现具有发作性、短暂性、重复性和刻板性的特点。可表现为感觉、运动、意识、精神、行为、自主神经功能障碍或兼有之。

癫痫持续状态是指一次癫痫发作持续 30 分钟以上,或连续多次发作至发作间期意识或神经功能未恢复至通常水平。

578. 试述癫痫发作时的护理。

癫痫呈全面强直-阵挛发作时做好安全护理至关重要。

(1) 立即将患者平卧于安全、安静处;去除假牙;置头低侧卧或平卧位头偏向一侧;松开领带和衣扣,解开腰带;清除口鼻腔分泌物,放置压舌板,防止舌咬伤,保持呼吸道通畅。

（2）及时给予氧气吸入，必要时人工呼吸器辅助呼吸。

（3）迅速建立静脉通道，遵医嘱立即缓慢静注地西泮，快速静滴甘露醇。

（4）观察并记录发作的类型、发作的频率与发作持续的时间；观察用药的效果和有无出现呼吸抑制、肾功能损伤等不良反应。

（5）预防并发症，禁止喂水、喂药，防止吸入性肺炎及窒息，对抽搐肢体禁用按压，以防骨折，保护皮肤，防止擦伤等。

（6）专人护理，详细记录发作的经过、时间及主要表现。

579. 简述对癫痫患者的健康指导。

（1）疾病知识指导：注意劳逸结合，给予清淡饮食，少量多餐，戒烟酒。告知患者避免劳累、睡眠不足、饥饿、饮酒、便秘、情绪激动、妊娠与分娩、强烈的声光刺激、惊吓等诱发因素。患者不应从事攀高、游泳、驾驶等在发作时有可能危及自身和他人生命的工作。

（2）遵医嘱坚持长期、规律用药，切忌突然停药、减药、漏服药及自行换药。

（3）定期门诊复查：监测血液药物浓度、血象、肝肾功能、脑电图等。

（4）外出时随身携带写有姓名、年龄、所患疾病、住址、家人联系方式的信息卡。

580. 何谓急性炎性脱髓鞘性多发神经根神经病？其主要临床表现有哪些？

急性炎性脱髓鞘性多发神经根神经病（AIDP）是吉兰-巴雷综合征（GBS）中最常见的类型，也称经典型 GBS，主要病变为多发神经根和周围神经节段性脱髓鞘。

临床表现：

（1）发病前 1～3 周常有呼吸道或胃肠道感染症状或疫苗接种史。

（2）急性起病，病情多在 2 周左右达到高峰。

（3）首发症状多为肢体对称性迟缓性肌无力，严重病例可累及肋间肌和膈肌致呼吸麻痹。

（4）多有肢体感觉异常如烧灼感、麻木、刺痛和不适感等，感觉缺失相对轻，呈手套-袜套样分布。

（5）脑神经受累以双侧面神经麻痹为最常见，其次为舌咽、迷走神经等。部分患者有自主神经功能障碍。

（6）蛋白—细胞分离现象。

581. 如何做好急性炎性脱髓鞘性多发神经根神经病的护理？

（1）给氧：持续低流量给氧，动脉血氧饱和度下降时大氧流量。

（2）保持呼吸道通畅：予半坐卧位，鼓励患者深呼吸和有效咳嗽，及时清除呼吸道分泌物。

（3）准备抢救用物：床头常规备吸引器、气管切开包及机械通气设备。

（4）病情监测：给予心电监测，动态观察血压、脉搏、呼吸、动脉血氧饱和度及情绪变化，注意呼吸困难的程度和血气分析的指标改变。

（5）心理支持：主动关心患者，增强患者治疗的信心，取得充分信任和合作。

（6）饮食护理：进食高蛋白、高维生素、高热量易消化的饮食，必要时给予鼻饲流质，留置胃管者进食时到进食后 30 分钟应抬高床头，防止食物反流。

（7）预防并发症：预防肺部感染、压疮、肌肉失用性萎缩、便秘、尿潴留等并发症。

（8）用药护理：遵医嘱正确服药。

（9）康复锻炼：指导患者做被动或主动运动，防止肌肉挛缩和足下垂。

582. 何谓帕金森病？帕金森病的护理要点有哪些？

帕金森病（PD）又称震颤麻痹，是中老年人常见的神经系统变性疾病，以静止性震颤、运动减少、肌强直和体位不稳为临床特征，主要病理改变是黑质多巴胺（DA）能神经元变性和路易小体形成。

帕金森病的护理要点如下：

（1）生活护理：了解患者需要，指导和鼓励患者自我护理，增进患者舒适，预防并发症。

（2）运动护理：与患者和家属共同制订切实可行的具体锻炼计划，防止和推迟关节强直与肢体挛缩；维持身体的灵活性，增加肺活量，防止便秘、保持并增强自我照顾能力。

（3）安全护理：谨防烧伤、烫伤等；对有精神错乱的患者应专人陪护，要按时服药、送服到口；严格交接班，禁止患者使用锐利器械和危险品；智能障碍的患者避免自伤、走失等意外发生。

（4）心理护理：观察患者的心理反应，鼓励患者表达并注意倾听他们的心理感受，给予正确的信息和引导，使其能够接受和适应自己目前的状态并能设法改善。指导家属多关心体贴、多鼓励患者，减轻患者的心理压力，保持良好心态。

（5）用药指导：从小剂量开始，逐步缓慢加量直至有效维持；服药期间尽量避免使用维生素 B6、氯氮䓬、利血平、氯丙嗪、奋乃静等药物，以免降低药物疗效或导致直立性低血压；服药过程中，注意观察药物疗效及不良反应。

（6）饮食指导：给予高热量、高维生素、高纤维素、低盐、低脂、适量优质蛋白的易消化饮食,戒烟酒、槟榔;注意进食方法:进食或饮水时抬高床头,保持坐位或半坐位,给予患者充足的时间和安静的进食环境,对于咀嚼和吞咽功能障碍者应选用小块食物或黏稠不易反流的食物,指导患者少量分次吞咽。对于进食困难、饮水反呛的患者要及时插胃管给予鼻饲或经皮胃管(胃造瘘术)进食。

583. 何谓肝豆状核变性?

肝豆状核变性(HLD)是一种常染色体隐性遗传的铜代谢障碍性疾病。由于大量铜沉积在人体全身,尤其是肝脏及大脑豆状核,导致肝功能损害和脑基底节变性。临床特征为进行性加重的锥体外系症状、精神症状、肝硬化、肾功能损害及角膜色素环(Kayser-Fleischer ring,K-F 环)。

第四部分　精　神　科

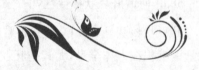

584. 何谓精神障碍？我国现行精神障碍如何分类？

精神障碍是一类具有诊断意义的精神方面的问题，其特征为认知、情绪、行为等方面的改变，可伴有痛苦体验和（或）功能损害。

目前，我国将精神障碍分为 10 大类：

00. 器质性精神障碍。

01. 精神活性物质所致精神障碍或非成瘾物质所致精神障碍。

02. 精神分裂症（分裂症）和其他精神病性障碍。

03. 心境障碍（情感性精神障碍）。

04. 癔症、应激相关障碍、神经症。

05. 心理因素相关生理障碍。

06. 人格障碍、习惯与冲动控制障碍、性心理障碍。

07. 精神发育迟滞与童年和少年期心理发育障碍。

08. 童年和少年期的多动障碍、品行障碍和情绪障碍。

09. 其他精神障碍和心理卫生情况。

585. 从哪些方面观察精神病患者的症状？

精神病患者的症状复杂多样，轻重不一。

一般情况：观察仪表，患者着装与其年龄及身份是否相符；有无躯体疾病及外伤；个人生活自理程度，接触主动或被动，对人热情、冷淡或抗拒，睡眠情况及对治疗与护理的合作程度等。

精神症状主要从认知、情感、意志和行为方面进行观察：如有无意识障碍，有无错觉、幻觉，有无妄想和思维障碍，情感的稳定性和协调性如何，有无冲动、毁物、伤人、自杀及外逃企图，有无强迫观念和行为，有无刻板、模仿、违拗、缄默、愚蠢的动作以及自知力是否存在等。

586. 何谓错觉？何谓幻觉？

错觉：是指歪曲的知觉，也就是把实际存在的事物歪曲地感知为与实际完全不相符合的事物。临床上以错听和错视多见。

幻觉：一种虚幻的知觉，是在客观现实中并不存在某种事物的情况下，患者却感知有它的存在。

587. 何谓妄想？临床常见的妄想有哪些？

妄想：是一种在病理基础上产生的歪曲的信念、病态的推理和判断。虽不符合客观现实，也不符合所受的教育水平，但患者对此坚信不疑，无法被说服，也不能以亲身体验和经历加以纠正。分为原发性妄想和继发性妄想。

临床上常见的妄想有：关系妄想、被害妄想、影响妄想、夸大妄想、嫉妒妄想等。

588. 何谓自知力？何谓定向力？

自知力是指患者对其本身精神病状态的认识能力，即能否察觉或识辨自己有病和精神状态是否正常，能否正确分析和判断，并指出自己既往和现在的表现与体验中哪些属于病态。也称洞悟力或内省力。

定向力，或称定向能力，是指一个人自己对时间、地点、人物、所处周围环境，以及对自己本身状态的认识能力。定向力一般分为两个方面，即对周围环境的认识和对其自身状况的认识。

589. 试述谵妄状态的特征。

谵妄是意识障碍的常见类型，属于意识内容障碍。临床表现：意识障碍程度较深，有大量的幻觉、错觉、惊恐或冲动等行为，以恐怖性幻视多见，如见到昆虫，猛兽，神鬼，战争场面等；思维表现为注意力涣散、言语不连贯、喃喃自语；对周围环境定向力丧失，常有昼轻夜重的波动，多见于躯体疾病所致的精神障碍的急性期脑综合征，此类症状持续时间可数小时至数日不等，一般与病情变化有关。意识恢复后，患者对其病中经过可有部分回忆，也可完全遗忘。

590. 试述脑器质性精神障碍的临床特征。

脑器质性精神障碍是指脑病导致的精神障碍，包括脑变性疾病、脑血管病、颅内感染、脑外伤、脑瘤等。其共同的临床特征：急性起病者主要为意识障碍；慢性起病者主要为记忆损害、智能损害和人格改变。

591. 何谓躯体疾病所致精神障碍？有哪些临床特征？

躯体疾病所致精神障碍是指在内分泌、营养、代谢、血液等系统疾病过程中，由于影响了脑功能而出现的各种精神障碍。

临床表现主要包括意识障碍、认知障碍、人格改变、精神病性症状、情感症状、神经症样症状或以上症状的混合状态。患者常有日常生活能力或社会功能的受损。

此类精神障碍的共同特征是：

(1) 症状的非特异性，不同的病因可引起相似的精神障碍；而相同的病因也可引起不同的精神障碍。

(2) 一般起病较急者，以急性器质性精神障碍为主，多发生在躯体疾病高峰期；慢性起病、疾病早期及恢复期往往以脑衰弱综合征为主；在疾病晚期可出现慢性器质性精神障碍，以人格改变或智力障碍为特征。

(3) 精神障碍与原发躯体疾病在程度上常呈平行关系，其临床表现也随躯体疾病的严重程度变化而改变。

(4) 病程和预后取决于躯体疾病的病程和严重程度，预后一般是可逆的。

(5) 治疗原则：病因和对症治疗并重。

(6) 患者都具有躯体体征及实验室阳性所见。

592. 何谓精神分裂症？有哪些临床特征及类型？

(1) 精神分裂症是一组病因未明的精神病，多起病于青壮年，常缓慢起病，具有思维、情感、行为等多方面障碍及精神活动不协调。通常意识清晰，智能尚好，有的患者在疾病过程中可出现认知功能损害，自然病程多迁延，呈反复加重或恶化，但部分患者可保持痊愈或基本痊愈状态。

(2) 临床特征：① 思维形式障碍：其特点是思维联想过程缺乏连贯性和逻辑性；② 情感障碍：情感障碍表现情感淡漠、情感反应与思维内容以及外界刺激不配合；③ 意志行为障碍：患者活动减少，缺乏主动性，行为被动，或冲动、出走、行为怪异等；④ 其他常见的精神症状：幻觉和感知综合障碍，妄想，紧张综合征；⑤ 认知功能缺损症状：传递信息、注意力受损，学习和记忆异常，觉醒度降低，抽象思维障碍，执行功能障碍。

(3) 临床分型：① 单纯型；② 青春型；③ 紧张型；④ 偏执型又称妄想型；⑤ 未分化型。

593. 心境障碍的临床特征有哪些？

心境障碍(情感性精神障碍)是以情感或心境异常改变为主要临床特征的一组精神障碍。临床特征：

躁狂发作的典型症状为"三高表现"。即① 情感高涨；② 思维奔逸；③ 意志行为增强。

抑郁发作可分为核心症状、心理症状群和躯体症状群三方面。

（1）核心症状：① 情绪低落；② 兴趣缺乏；③ 乐趣丧失。

（2）心理症状群：① 焦虑；② 自责自罪；③ 精神病性症状：主要是妄想和幻觉；④ 认知症状：主要为注意力和记忆力下降；⑤ 自杀观念和行为等。

（3）躯体症状群：① 睡眠紊乱：失眠以早醒最具特征性；② 食欲紊乱：主要表现为食欲下降和体重减轻；③ 性功能减退；④ 精力丧失：疲乏无力，懒惰，不愿见人；⑤ 晨重夜轻，即情绪在晨间加重；⑥ 非特异性躯体症状。

594. 何谓阿尔茨海默病？其临床症状有哪些？

阿尔茨海默病（AD）是一种中枢神经系统原发性退行性变性疾病，主要临床相为痴呆综合征。本病起病缓慢，病程呈进行性，病因未明。多起病于老年期，潜隐起病，缓慢不可逆地进展（2 年或更长），以智能损害为主。

临床表现：

（1）认知症状：① 记忆障碍，是 AD 早期突出症状或核心症状；② 视空间和定向障碍；③ 言语障碍；④ 智力障碍。

（2）精神行为症状：① 妄想；② 幻觉；③ 错认；④ 焦虑、恐惧和抑郁；⑤ 人格改变等。

595. 何谓儿童多动症？其临床表现有哪些？

儿童多动症，简称多动症，主要表现为与年龄不相称的注意力易分散，注意广度缩小，不分场合的过度活动，情绪冲动并伴有认知障碍和学习困难，智力正常或接近正常。

临床表现：

（1）活动过度：学习不能安静听课，小动作不停，任何活动有始无终。

（2）注意力集中困难：注意力不集中，易受环境的影响而分散。

（3）情绪不稳，冲动任性。

（4）学习困难。

596. 何谓精神发育迟滞？临床如何分级？

精神发育迟滞是指个体在发育阶段（18 岁以前）精神发育迟滞或受阻。临床上表现为认知、语言、情感意志和社会化等方面的缺陷、不足，在成熟和功能水平上显著落后于同龄儿童。按临床症状的轻重程度分为轻度、中度、重度和极重度。

（1）轻度：智商在 50～69 之间。

(2) 中度:智商在 35～49 之间。

(3) 重度:智商在 20～34 之间。

(4) 极重度:智商在 20 以下。

597. 试述儿童孤独症的特征。

儿童孤独症是一种社交技能、认知和交流等多方面存在障碍的发育障碍(包括发育延迟和扭曲),起病于婴幼儿,男女比例约为 4∶1～3∶1,但女孩一般较严重。

主要特征为:

(1) 人际交往存在质的损害,尤其对他人的情感表达缺乏反应。

(2) 言语交流存在质的损害,主要为语言运用功能的损害,尤其缺乏社交—情感的相互性应答交流。

(3) 兴趣狭窄和活动刻板、重复,坚持固定不变的生活环境和生活方式。

(4) 通常起病于 3 岁以内。

此疾病虽暂无特效治疗,但综合治疗对多数患者都有所帮助,其中少数可以获得明显好转。

598. 何谓神经症? 临床特征有哪些?

神经症旧称神经官能症,是一组主要表现为焦虑、抑郁、恐惧、强迫、疑病性症状,或神经衰弱症状的精神障碍。本障碍常与心理社会(环境)因素影响有关,多数患者具有一定的素质基础或个性特征,症状没有相应的器质性病变作基础,但患者对存在的症状感到痛苦,自知力完整,病程多迁延。

临床特征:

(1) 发病常与心理社会因素有关。

(2) 患者常具有某种个性特征。

(3) 症状没有相应的器质性病变作基础。

(4) 社会功能相对完好。

(5) 自知力充分。

599. 何谓恐惧症? 其临床表现有哪些?

恐惧症,原称恐怖性神经症,是指患者对外界某些处境、物体,或与人交往时,产生异乎寻常的恐惧与紧张不安,因而出现回避反应。

恐惧症临床通常归纳为以下三类:

(1) 场所恐惧症:患者主要表现为不敢进入商店、公共汽车、剧院、教室等公共场所和人群聚集的地方。

（2）社交恐惧症：主要表现在社交时害羞，感到局促不安、尴尬、笨拙，怕成为人们耻笑的对象。不敢当众讲话、进食、害怕见人。

（3）单一恐惧症：是指患者对某一具体的物体、动物有一种不合理的恐惧。

600. 试述焦虑症及其临床特征。

焦虑症是一种以焦虑情绪为主要表现的神经症，其主要症状为焦虑的情绪体验、自主神经功能失调及运动性不安。临床上常见有急性焦虑和慢性焦虑两种表现形式。

急性焦虑：即惊恐发作。这是一种突如其来的惊恐体验，表现为严重的窒息感、濒死感和精神失控感。该病发作通常起病急速，终止也迅速，一般持续数十分钟便自行缓解。

慢性焦虑：又称广泛性焦虑，是焦虑症最常见的表现形式。主要表现为经常或持续的无明显对象或固定内容的恐惧、紧张、不安，并常伴有自主神经功能失调和运动性不安。

601. 何谓强迫症？其临床表现有哪些？

强迫症是以强迫观念、强迫冲动或强迫行为等症状为主要表现的一种神经症。患者深知这些强迫症状不合理、不必要，但却无法控制或摆脱，因而焦虑和痛苦。

临床表现：

（1）强迫观念：① 强迫怀疑；② 强迫回忆；③ 强迫性穷思竭虑。

（2）强迫情绪。

（3）强迫意向。

（4）强迫行为：① 强迫检查；② 强迫洗涤；③ 强迫计数；④ 强迫性仪式动作。

602. 何谓癔症？其临床表现有哪些？

癔症是由精神因素，如生活事件、内心冲突、暗示或自我暗示，作用于易病个体引起的精神障碍。主要表现有分离症状和转换症状两种。

临床表现分两类：

第一类为癔症性精神障碍，又称分离性癔症。主要表现：

（1）癔症性朦胧状态。

（2）情绪暴发。

（3）癔症性遗忘。

（4）癔症性漫游：又称神游症。

（5）癔症性身份障碍。

（6）癔症性假性痴呆。

第二类为癔症性躯体障碍，又称转换性癔症。主要表现：

（1）运动障碍：① 痉挛发作；② 局部肌肉的抽动或痉挛；③ 肢体瘫痪；④ 行走不能；⑤ 缄默症、失音症。

（2）感觉障碍：① 感觉过敏；② 感觉缺失；③ 感觉异常；④ 视觉障碍；⑤ 听觉障碍。

603. 何谓人格障碍？其临床特征有哪些？

人格障碍又称病态人格，指人格特征明显偏离正常，使患者形成了一贯的、反应个人生活风格和人际关系的异常行为模式，明显影响其社会功能与职业功能，造成对社会环境的适应不良。人格障碍通常开始于童年或青少年并一直持续到成年或终生。

临床特征：

（1）没有明确的起病时间，不具备疾病发生、发展的一般过程。

（2）一般没有明显的神经系统形态学病理变化。

（3）人格显著的、持久的偏离了所在社会文化环境应有的范围，从而形成与众不同的行为模式。

（4）主要表现为情感和行为的异常，个性上有情绪不稳、自制力差、与人合作能力和自我超越能力差等特征。

（5）对自身人格缺陷常无自知之明，难以从失败中吸取教训。

（6）一般能应付日常工作和生活。

（7）各种治疗手段欠佳，医疗措施难以奏效，再教育效果亦有限。

604. 何谓酒精依赖？何谓酒精依赖综合征？

酒精依赖是由于饮酒所致的对酒渴求的一种心理状态，可连续或周期性出现，以体验饮酒的心理效应，有时也为了避免不饮酒所致的不适感，这种渴望很强烈。

酒精依赖综合征是指完全或部分停止饮酒后所出现的一组症状：有震颤、一过性幻觉、癫痫发作和震颤谵妄等。

605. 试述精神药物的命名和分类。

凡对中枢神经有高度亲和力，能改善患者认知、情感和行为的药都属精神治疗药物，简称精神药、亲精神药或精神活性药。按临床作用特点分为：

（1）抗精神病药：主要用于治疗精神分裂症、躁狂症及继发于其他疾病的幻觉、妄想、激越及精神运动性兴奋等精神病性症状。常用药物有：氯丙嗪、奋乃静、氟哌啶醇、利培酮、奥氮平、氯氮平、喹硫平、阿立哌唑等。

（2）抗抑郁药：主要用于治疗各种抑郁障碍的药，目前还扩大到焦虑症、强迫症、恐惧症和惊恐障碍等和 5-HT 相关的疾患。常用药物有：氯米帕明、氟西汀、帕罗西汀、舍曲林、文拉法辛、米氮平。

（3）抗躁狂药或情感稳定剂：除抗躁狂作用外，对双相情感障碍尚有稳定病情和预防复发的作用。常用药物有：碳酸锂。

（4）抗焦虑药：主要用于缓解焦虑、紧张的药物。常用药物有：安定、阿普唑仑、艾司唑仑、氯硝西泮、丁螺环酮等。

以上四种分类药涵盖了目前最主要、最常见的精神治疗药物。

606. 服用碳酸锂常见的不良反应有哪些？锂中毒有哪些表现？如何处理？

碳酸锂为常用的抗躁狂药物，一般不产生耐受和戒断反应，但可出现许多不良反应。一般发生在服药后 1 周至 2 周，减量、停药后可完全消失。常见的不良反应有：

（1）胃肠道：食欲减退，恶心，呕吐，稀便等。

（2）神经系统：反应迟缓，注意力不集中，烦躁不安，缺乏主动性等。

（3）甲状腺：甲状腺肿，甲状腺功能低下，眼球突出。

（4）肾脏：浓缩功能障碍，出现口干、烦渴、多饮和多尿等症状。

（5）心血管系统：良性 T 波改变，窦房结功能障碍。

（6）其他：锂可使白细胞升高，体重增加，偶见皮疹。

锂中毒的表现及处理：当锂盐摄入量大于排出量，血锂浓度上升到 1.4 mmol/L 及以上时可出现锂中毒反应，其表现有反复出现呕吐和腹泻、手细颤变为粗颤、极度无力、困倦、烦躁不安和轻度意识障碍等。抢救不及时，甚至会昏迷、死亡。锂中毒无特殊解毒剂，一旦出现毒性反应立即停药和清除过多的锂，如洗胃、输液、矫正脱水、维持适当体液和电解质平衡。严重中毒可用血液透析，必要时可反复应用。

607. 何谓无抽搐电痉挛治疗？

无抽搐电痉挛治疗（MECT）是在电痉挛治疗的基础上进行的改良，即在治疗前使用静脉麻醉剂和肌肉松弛剂对骨骼肌的神经、肌肉接头进行选择性阻断，使痉挛过程中的痉挛明显减轻或消失。其优点是适应性广、安全性高、并发症少。

608. 试述无抽搐电痉挛治疗的适应证与禁忌证。

（1）适应证：① 严重抑郁，有强烈的自伤、自杀或明显自责自罪者；② 极度兴奋躁动、冲动、伤人；③ 拒食，违拗和紧张性木僵者；④ 精神药物治疗无效或对药物治疗不能耐受者。

（2）禁忌证：无抽搐电痉挛治疗无绝对禁忌证，下列为无抽搐电痉挛治疗的相对禁忌证：① 大脑占位性病变及其他增加颅内压的病变；② 新发的颅内出血；③ 导致心功能不稳定的动脉瘤畸形；④ 出血或不稳定的动脉瘤畸形；⑤ 视网膜脱落；⑥ 嗜铬细胞瘤；⑦ 各种导致麻醉危险的疾病（如严重的呼吸系统与肝肾疾病等）。

609. 试述工娱疗法的目的。

工娱治疗是让精神病患者参加一定的劳动和文娱、体育活动，促进疾病恢复的方法，是临床上一种较为有效的辅助治疗方法，适用于精神症状缓解、病情稳定、恢复期或慢性精神病患者。

（1）工疗：是使患者体力、智力和工作能力得到锻炼。同时与周围人保持一定的联系，促进其社会适应能力的恢复。

（2）娱疗：是使患者生活丰富多彩，情绪松弛，避免整日沉浸在自己的病态体验之中，让其具有正常人一样的社会生活，有利于促进大脑功能恢复，使患者早日回归社会。

610. 心理诊断和心理治疗常采取哪些方法？

（1）心理诊断：是应用心理学的理论和技术，对来访者的认识过程、思维能力、智能状况和人格特征等进行评估和鉴定的过程，目的是确定其心理变化的程度和性质。心理诊断常用的方法有：观察法、会谈法、个案法、实验法和心理测验法等。

（2）心理治疗：又称精神治疗，是应用心理学的原则与方法，治疗患者的心理、情绪、认知与行为有关的问题。心理治疗常用的方法有：分析性心理治疗、支持性心理治疗、认知疗法、行为疗法、家庭治疗、森田疗法、婚姻治疗、团体治疗等。

611. 心理咨询与心理治疗有何区别？

心理治疗与心理咨询在一定程度上互相重叠、互融互通，其目的、机制、理论源流甚至技术都大同小异，都是专业性的心理疏导、心理干预。但二者在服务对象和服务场所上各有侧重。

（1）服务对象：心理治疗针对的是有精神障碍诊断的临床患者，对其病理、心理现象进行矫治性治疗；心理咨询主要为来自普通人群的咨询服务，针对他们在生活、学习、工作、婚恋、家庭、人际关系等方面产生的困惑、冲突、压力、痛苦等问题，通过提供信息、支持，激发自助的信心，以解决较轻的情绪问题，帮助人们适应紧张的环境或作出困难的决定，是预防性、发展性、教育性的心理帮助。

（2）服务场所：心理治疗是指在医疗机构中实施的专门心理治疗；心理咨询是指在医疗机构以外的各种机构、组织、社区中对普通人（而非患者）开展的心理健康促进活动。

612. 简述精神疾病患者服药的护理要点。

（1）发药时要熟悉患者的姓名、性别、年龄、面貌，要了解病情及药物的性质和作用。

（2）要严格执行查对制度，防止发生差错。为保证给药的准确性，应对所应用的药物做到心中有数，对患者的病情也要心中有数。

（3）发药时应有 2 名以上护理人员参与，待确认药物服下后方可离开，必要时检查口腔，防止患者吐药或藏药，造成意外。

（4）应按照先给安全合作患者，后给兴奋躁动患者的顺序发药，以便集中力量照顾重点患者。

（5）要注意观察患者用药的效果及不良反应，发现患者有眩晕、心悸、面色苍白、意识模糊、皮疹、黄疸、扭转痉挛、吞咽困难等较严重之药物副反应时，应暂缓给药，及时处理。

（6）向患者宣传药物治疗的意义及注意事项，以取得合作。

613. 试述精神病患者安全护理要点。

（1）护士须掌握患者的发病史、诊断、治疗、精神症状和心理活动。

（2）对新入院患者，对有意识障碍、幻觉、妄想、冲动、伤人、自杀、外走等危险行为的患者要重点看护，患者不离开视线，限制活动范围，不宜单独活动。

（3）严密观察病情变化，做好心理疏导。

（4）严格执行交接班制度，并认真清点人数，以防走失。

（5）工作人员出入病房须随手关门。

（6）加强安全管理，凡患者可以到达的场所必须无危险因素；随时检查病房及病床有无能造成患者自残或伤人的危险物品，如绳带、玻璃器皿、锐利金属器械、易燃物品等，预防意外。

614. 何谓精神活性物质所致精神障碍？

精神活性物质是指来自体外，可影响精神活动，并可导致成瘾的物质。精神活性物质可由医生处方不当或个人擅自反复使用导致依赖综合征和其他精神障碍，如中毒、戒断综合征、精神病性情感障碍以及残留型或迟发型精神障碍。

615. 何谓创伤后应激障碍？其临床表现有哪些？

创伤后应激障碍（PTSD）是由于受到异乎寻常的威胁性、灾难性心理创伤，导致延迟出现和长期持续的精神障碍。临床表现：

（1）闯入性再体验：在重大创伤性事件发生后，患者有各种形式反复发生的闯入性地出现以错觉、幻觉构成的创伤性事件的重新体验。

（2）警觉性增高：表现为过度警觉，惊跳反应增强，注意力不集中，易激惹及焦虑情绪和躯体不适症状。

（3）回避：在创伤性事件后，患者对与创伤有关的事物采取持续回避的态度。

616. 常见的儿童情绪障碍有哪些？

（1）儿童分离性焦虑症：是特发于童年的情绪障碍中的一种，是指儿童与其所依恋对象分离时产生的与其发育水平不相称的过度的焦虑情绪。

（2）儿童社交恐惧症：指儿童对新环境或陌生人产生焦虑、恐惧情绪和回避行为。

（3）儿童恐惧症：指儿童不同发育阶段的特定恐惧情绪。

（4）广泛性焦虑障碍：在儿童、青少年中患病率约 9％，儿童与少年广泛性焦虑的主诉及植物神经症状较成人少，故诊断不应参照成人的广泛性焦虑。

（5）强迫症：是指以强迫症状为主要表现的童年和少年期神经症亚型。

（6）癔症：主要为明显的心理因素所导致的意识和自我身份紊乱、随意运动或感觉系统的功能障碍。

第五部分 传染科

617. 何谓感染性疾病及传染病?

感染性疾病是指由病原微生物(如病毒、细菌、真菌、衣原体、支原体、立克次体、螺旋体、朊毒体)和寄生虫(如原虫、蠕虫、医学昆虫等)感染人体后产生的疾病统称为感染性疾病。其中具有传染性,即能够在人与人、动物与动物、动物与人之间传播,并造成流行的一组感染病称为传染病。

618. 传染病感染过程中可出现哪些不同的表现?

(1)病原体被清除。

(2)隐性感染。

(3)显性感染。

(4)病原携带状态。

(5)潜伏性感染。

619. 传染病流行的基本环节是什么? 如何有效预防传染病流行?

传染病流行须具备三个环节,即传染源、传播途径和易感人群。

预防传染病流行办法:

(1)管理传染源:对传染源管理必须做到"五早":即早发现、早报告、早诊断、早隔离、早治疗。

(2)切断传播途径:主要方法是隔离、消毒及防护。

(3)保护易感人群:增强非特异性及特异性免疫力、口服预防药物。

620. 传染病常见的皮疹有哪些? 各多见于什么疾病?

(1)斑疹:不凸出于皮肤的红色皮疹,压之褪色,多见于斑疹伤寒、猩红热等传染病。

(2)丘疹:是凸出于皮肤的红色皮疹,压之褪色,见于麻疹;伤寒的玫瑰疹也属于丘疹。

（3）斑丘疹：斑疹、丘疹同时存在，多见于麻疹、风疹、猩红热、伤寒等传染病。

（4）出血疹：皮疹不突出于皮肤，压之不褪色，表现为瘀点、瘀斑，多见于流行性脑脊髓膜炎、流行性出血热、登革热、败血症等传染病。

（5）疱疹或脓疱疹：皮疹突出于皮肤，内有液体，多见于水痘、单纯疱疹等病毒性传染病。

（6）荨麻疹：突出于皮肤表面的大小不一、形态不一、结节状皮疹，多见于血清病、病毒性肝炎、丝虫病等。

621. 试述病毒性肝炎的临床分型。

临床上将病毒性肝炎分为 5 种类型：① 急性肝炎；② 慢性肝炎；③ 重型肝炎；④ 淤胆型肝炎；⑤ 肝炎后肝硬化。

622. 重型肝炎有哪些临床表现？

重型肝炎临床表现主要有：① 黄疸迅速加深，血清胆红素高于 171 μmol/L；② 肝脏进行性缩小，出现肝臭；③ 出血倾向，PTA 低于 40%；④ 迅速出现腹水、中毒性鼓肠；⑤ 精神—神经系统症状（肝性脑病）；⑥ 肝肾综合征：出现少尿甚至无尿，电解质、酸碱平衡紊乱以及血尿素氮升高等。

623. 哪些情况下不能使用干扰素进行乙肝抗病毒治疗？

（1）绝对禁忌证包括：妊娠、精神病史（如严重抑郁症）、未能控制的癫痫、未戒断的酗酒及吸毒者、未经控制的自身免疫性疾病、失代偿期肝硬化、有症状的心脏病、治疗前中性粒细胞计数 <1.0 × 10^9/L 和治疗前血小板计数 <50×10^9/L。

（2）相对禁忌证包括：甲状腺疾病、视网膜病、银屑病、既往抑郁症史、未控制的糖尿病、未控制的高血压、总胆红素 >51 μmol/L 特别是以间接胆红素为主者。

624. 试述五种病毒性肝炎的传播途径及临床特征。

甲、戊型肝炎主要通过消化道途径传播，乙、丙、丁型肝炎主要是血液和体液及母婴垂直传播，五种病毒性肝炎均按接触隔离方式进行隔离。

五种病毒性肝炎临床特征基本相似，如乏力、厌油、尿黄、腹胀、肝大、肝痛、肝功能异常等。

625. 试述淤胆型肝炎的临床特点。

淤胆型肝炎又称毛细胆管炎型肝炎，是以肝内胆汁淤积为主要表现的一种特殊临床类型，此病具有以下特点：

（1）"三分离"特征：黄疸深，但消化道症状轻，ALT升高不明显，PTA下降不明显。

（2）"梗阻性"特征：在黄疸加深的同时，伴全身皮肤瘙痒，粪便颜色变浅或灰白；血清碱性磷酸酶（ALP）、谷氨酰转肽酶（r-GT）和胆固醇显著升高，尿胆红素增加，尿胆原明显减少或消失。

626. 试述霍乱腹泻的特点。

（1）突起剧烈腹泻，继之呕吐，无发热、无腹痛、无里急后重及粪臭，便后自觉有轻快感。

（2）每天排便数次至数十次，甚至大便失禁，大便量多。

（3）泥浆样或黄色水样便，严重时为"米泔水"样粪便。少数重症患者偶有肠道出血，呈洗肉水样便。

627. 试述霍乱患者的补液原则。

轻度脱水：鼓励口服补液，成人量为2000～4000 mL/d，儿童补液量为每日100～150 mL/kg。

中度脱水：24小时输液总量4000～8000 mL。开始2小时内快速输入2000～3000 mL，待血压、脉搏恢复正常后可减速。儿童为每日150～200 mL/kg。

重度脱水：24小时输液总量8000～12000 mL。最初20～30分钟内静推1000～2000 mL，此后快速静滴，每分钟20～30 mL，直至休克基本纠正后再减慢速度，儿童每日补液量200～250 mL/kg。

在加压或快速输液过程中，要密切观察病情，专人守护，预防肺水肿、心衰等并发症。

628. 伤寒常见的并发症有哪些？

（1）肠出血：是伤寒较常见的肠道并发症。

（2）肠穿孔：是最严重的并发症。

（3）其他：中毒性肝炎、中毒性心肌炎、支气管炎和肺炎、急性胆囊炎、血栓性静脉炎等，溶血性尿毒综合征近年有增加趋势。

629. 试述伤寒患者的饮食护理要点。

（1）发热期给予高热量、高维生素、易消化的流质饮食，鼓励多饮水。

（2）病程2～3周时应给予少渣半流质饮食，少量多餐，宜少糖、少脂肪，避免牛奶等胀气食物，防止肠出血、肠穿孔等并发症发生。

（3）第四周恢复期，食欲亢进，必须指导患者控制饮食，逐渐增量，忌食生、冷、硬的食物。

630. 何谓中毒性细菌性痢疾?

中毒性细菌性痢疾是细菌性痢疾的危重临床类型,多见于2~7岁体质较好的儿童。起病急骤,病情凶险,临床多以高热惊厥起病,有严重的全身毒血症状,精神萎靡,并迅速发展成循环衰竭或(和)呼吸衰竭,而肠道症状较轻,常需生理盐水灌肠或直肠拭子行粪便检查方可诊断。

631. 狂犬病是怎样发生的?

狂犬病是狂犬病毒引起的一种人畜共患的中枢神经系统急性传染病。人患狂犬病主要由病犬传播,其次是由病猫、病狼等动物传播。当患病动物咬伤或抓伤人时,其唾液中的病毒自受伤人皮肤黏膜破损处侵入人体内。人被病犬(或病猫、病狼等)咬伤(或抓伤)后并不一定发病,伤者是否发病与局部伤口处理情况、是否注射狂犬疫苗、咬伤的部位、伤口深浅及咬伤处衣着厚薄等有关。

632. 动物咬伤后如何处理?

被动物咬伤后迅速彻底清洗伤口能降低狂犬病的发病率,其方法:

(1) 冲洗:尽快用20%肥皂水或0.1%苯扎溴铵(季胺类消毒液)反复冲洗至少30分钟,尽量除去狗涎和污血,季胺类和肥皂水不可合用。

(2) 消毒:冲洗后用2%碘酒或70%酒精反复涂擦伤口。

(3) 引流:除伤及大血管需紧急止血外,伤口不止血、不缝合、不包扎,以便排血引流。

(4) 浸润注射:用抗狂犬病免疫球蛋白或免疫血清在伤口周围浸润注射。

(5) 预防多重感染:伤口较深、污染严重者,要预防破伤风及其他细菌感染。

预防接种:一般咬伤者于0、3、7、14、30天各肌注1次,每次接种1个剂量。成人必须注射于上臂三角肌,切勿注射臀部。小儿注射于大腿肌肉前外侧区。严重咬伤者,疫苗可改为全程10针,即当天至第6天每天1针,然后于10、14、30、90天各接种1针。

633. 试述登革热流行病学特征及诊断要点。

流行病学特征:

(1) 传染源:患者及隐性感染者是主要传染源。

(2) 传播途径:主要通过蚊虫叮咬。

(3) 人群易感性:普遍易感,感染后只对同型病毒株有牢固免疫力,并可维持多年,但对其他血清型只有短暂的交叉免疫。

（4）流行特征：呈世界性分布，尤其在热带地区，我国广东、广西、海南、台湾等地区是本病的主要流行区。发病季节和雨季有关，在广东省多为 5～10 月，海南省则多为 3～11 月。新流行地区以 20～40 岁青壮年发病较多，地方性流行区以儿童发病较多。

诊断要点：

（1）流行病学史：在登革热流行季节、流行地区，短期内出现大量发热病例。

（2）临床表现：急性起病、高热，全身骨、关节及肌肉疼痛，皮疹，出血，肝及淋巴结肿大等。

（3）实验室检查：白细胞及血小板减少可临床诊断此病，双份血清检查恢复抗体效价有 4 倍升高、病毒分离、核酸检测阳性可明确诊断。

634. 肾综合征出血热各期的观察要点是什么？

（1）发热期：观察球结合膜、眼睑和面部水肿等血浆外渗体征；观察尿量，早期可发现少尿。

（2）低血压休克期：注意休克先兆，如脉搏细速，球结合膜等水肿加重，三痛（头痛、眼眶痛、腰痛）加重，尿量减少，血压下降、脉压差缩小，血液浓缩，血管塌陷，抽血不易抽出。

（3）少尿期：注意并发症的早期表现，如：出血，精神、意识、呼吸、血压的改变。

（4）多尿期：注意观察出、入量是否平衡。

（5）恢复期：观察营养状况及活动量情况。

635. 试述肾综合征出血热少尿期护理要点。

（1）绝对卧床休息，给予高热量、高维生素、低蛋白饮食，控制氮质血症的发展。

（2）密切观察病情，注意神志、呼吸、血压，有无出血、高血钾症、尿毒症、肺水肿、高血容量综合征等表现。

（3）准确记录出入量，严控补液量，以"量出为入，宁少勿多"为原则。入量为出量＋400 mL，口服为主，或慢速静脉补液。

（4）做好皮肤、口腔护理，防止继发感染。

（5）采用导泻、透析疗法时做好监护工作。

636. 试述钩端螺旋体病的临床特点。

钩端螺旋体病简称钩体病，是由致病性钩端螺旋体所引起的自然疫源性疾病。鼠类和猪是主要传染源，人因接触疫水而传染。临床特点为骤起发热，软弱无力，眼结膜充血,腓肠肌压痛,浅表淋巴结肿大、出血等。严重者可有黄疸、肝肾功能衰竭及肺大出血等表现。

637. 何谓赫氏反应?如何处理?

赫氏反应是指部分患者接受青霉素 G 首剂注射后 30 分钟至 4 小时(也有少数 15 分钟至 6 小时),突然出现畏寒、寒战、体温骤升,一般持续 30 分钟至 2 小时,继之出冷汗,体温骤降至正常或以下,严重者出现低血压、休克、厥冷;或发生超高热(42 ℃或以上),伴神志不清、抽搐、呼吸心跳停止。赫氏反应的发生是因短时间内大量钩体被杀死而释放毒素引起的临床症状加重。

处理:立即使用镇静剂、激素;对症治疗,如物理降温,适量输液、纠正酸中毒、强心、抗休克和使用呼吸兴奋剂等。

638. 检查疟原虫为什么要在患者寒战高热时抽血?

寒战和高热时查找疟原虫,阳性率最高。因为疟原虫在肝细胞内与红细胞内增殖时,并不引起任何症状,当红细胞被裂殖子胀破后,大量的裂殖子、疟色素和代谢产物进入血液后,才引起寒战、高热等症状,此时虫数多,易检出。

639. 试述黑尿热出现的原因及护理措施。

黑尿热常见于恶性疟引起的急性血管内溶血,表现为急起寒战、高热、腰痛、恶心、呕吐、肝脾迅速增大、进行性贫血、黄疸、尿量骤减、排酱油色尿,严重者发生急性肾衰竭。发生原因可能是:① 红细胞中 G-6-PD 或其他红细胞酶缺乏;② 抗疟药的使用,特别是奎宁与伯氨喹;③ 疟原虫释放出的毒素;④ 自身免疫反应。

护理措施:① 立即停用奎宁、伯氨喹等诱发溶血反应、导致黑尿热的药物;② 尽量减少不必要的搬动,避免诱发心衰;③ 吸氧;④ 遵医嘱使用氢化可的松、5%碳酸氢钠等药物,减轻溶血和肾损害;⑤ 贫血严重者,可遵医嘱少量多次输新鲜全血。

640. 如何治疗和预防血吸虫病?

血吸虫病治疗首选药物为吡喹酮,具有疗效好,毒性小,给药方便,适应证广的特点。预防措施:① 对患者、病畜普查普治,在感染率高的地区,可治疗疫区全部人口中的无禁忌证者;② 消灭钉螺是预防本病的关键;③ 接触疫水时注意个人防护;④ 粪便管理,保护好水源,安全供水。

641. 流行性感冒的流行特点是什么?

流行性感冒简称流感,是由流感病毒及其变异株引起的急性呼吸道传染病。

流感好发于冬春季,具有潜伏期短、传染性强、迅速传播、发病率高、流行时间短等特点。流感流行有一定的周期性,与流感病毒变异及人体免疫力降低有关。

依据流感病毒核蛋白、基质蛋白的抗原性不同,分为甲、乙、丙三型,甲型流感常造成暴发流行或大流行;乙型流感以局部流行为主;丙型流感多为散发。

642. 人禽流感是如何传播的?

人禽流感是由禽流感病毒感染引起的人类急性呼吸道传染的。禽流感病毒属正黏液病毒科甲型流感病毒属。依据病毒外膜血凝素(H)和神经氨酸酶(N)抗原性不同,目前可分为 16 个 H 亚型(H1～16)和 9 个 N 亚型(N1～9)。至今可感染人的禽流感病毒亚型为 H5N1、H9N2、H7N7、H7N2、H7N3、H7N9。其中感染 H5N1,H7N9 的病人病情重,病死率高。

禽流感是人兽共患病,传染源主要为患禽流感或携带禽流感病毒的鸡、鸭、鹅等禽类。禽流感病毒经飞沫传播为主,接触传播为辅,即吸入带病毒的飞沫或接触受病毒感染的家禽及其排泄物、分泌物、组织器官或被带有相当数量病毒污染的物品、水源等即有可能被感染。目前尚无人与人之间传播的确切证据。

643. 人禽流感的临床特征有哪些?

潜伏期一般为 1～3 天,通常 7 天之内。不同亚型的禽流感病毒感染人类后可引起不同的临床症状:

(1) H5N1 禽流感:通常急性起病,早期表现类似典型流感,重症病人病情发展迅速,发病 1 周内很快进展为呼吸窘迫,肺部出现实变体征,随即发展为呼吸衰竭。可出现多种并发症,如 ARDS、休克、脑水肿、肺出血等。

(2) H7N7 禽流感:症状较轻,多数患者有结膜炎,仅部分患者有轻度流感样症状。

(3) H9N2 禽流感:仅出现一过性流感样症状,尚无死亡病例报道。

644. 何谓传染性非典型肺炎? 其传播途径有哪些?

传染性非典型性肺炎又称严重急性呼吸综合征(Severe Acute Respiratory Syndromes,简称 SARS),是一种因感染 SARS 相关冠状病毒而引起的一种急性呼吸道传染病。以急性发热、头痛、肌肉酸痛、乏力、干咳、胸闷、腹泻和白细胞减少为特征,严重者可出现快速进展的呼吸功能衰竭,极强的传染性与病情的快速进展、病死率高是此病的主要特点。2003 年 1 月此病首次于亚洲、北美、欧洲出现暴发流行。

患者为此病重要的传染源,近距离飞沫传播是本病最主要的传播途径;另外通过直接接触患者的呼吸道分泌物、消化道排泄物或间接接触被患者污染的物品亦可造成感染;其他途径:有证据显示急性期患者可通过粪便排出病毒污染住宅排污系统,若污水或废气反流,可能造成局部环境污染而引起传播。

645. 为什么流脑细菌学标本采集后要注意保暖并及时送检?

脑膜炎球菌属专性需氧菌,在普通培养基上不易生长,在含血液、血清卵黄液的培养基上及 5%～10% 的二氧化碳、37 ℃和 pH 值为 7.4～7.6 的条件下生长最佳。对外界抵抗力弱,对寒冷、干燥、热极为敏感,最适宜生长温度为 35～37 ℃,温度超过 41 ℃或低于 30 ℃均不能生长,且病菌在体外能产生自溶酶,易自溶死亡。所以采集标本后要注意保暖、及时送检。

646. 试述布氏菌病及其流行病学特征。

又称波状热,是由布氏杆菌引起的人畜共患的全身性传染病,属自然疫源性传染病。以长期发热、多汗、关节疼痛及肝脾大为临床特征,易转变为慢性,复发率高。

流行病学特征:

(1) 传染源:家畜、野生动物是布氏杆菌的宿主,传染源主要是患病的绵羊和山羊,其次是牛、猪、犬,病人一般不成为传染源。

(2) 传播途径:① 皮肤黏膜:如直接接触病畜的排泄物、分泌物,经皮肤伤口或眼结膜而受染;② 消化道:进食被病原菌污染的水、食物或病畜的生奶、未熟的肉而受染;③ 呼吸道:病原菌污染环境,形成气溶胶吸入而受染;④ 其他:如性传播、母婴垂直传播、苍蝇携带等方式传播。

(3) 人群易感性:人类普遍易感,感染后可获得一定免疫力,不同种布氏杆菌有交叉免疫,再次发病者有 2%～7%。

(4) 流行特征:全年均可发病,以春末夏初家畜繁殖季节为多,兽医、畜牧者、屠宰工人、皮毛工人等发病率明显高于一般人群。

647. 为什么艾滋病患者会出现各种机会性感染及肿瘤?

艾滋病病毒(HIV)具有广泛的细胞和组织嗜性,进入人体后可感染多种细胞和组织器官,尤其对人体 CD4＋细胞有特殊的亲嗜性。

HIV 借助于 CD4＋T 淋巴细胞表面的受体(CD4 受体、CCR5 受体),经过吸附、融合、进入三个步骤,侵犯并破坏 CD4＋T 淋巴细胞。CD4＋T 淋巴细胞是机体重要的免疫细胞,HIV 侵犯、破坏 CD4＋T 淋巴细胞后,使 CD4＋T 淋巴细胞数量减少、功能受损而致机体免疫功能下降或严重缺陷,易发各种严重的机会性感染和肿瘤,最终导致死亡。

648. 何谓"鸡尾酒疗法"? 艾滋病抗病毒常用药物有哪几类?

"鸡尾酒疗法"原指"高效抗逆转录病毒治疗"(HAART),由美籍华裔科学家何大一于 1996 年提出,是通过三种或三种以上的抗病毒药物联合使用来治疗艾滋病的方法。

根据 HIV 结构特点及致病机制,目前国际上有六大类抗逆转录病毒药物:① 核苷类逆转录酶抑制剂(NRTIs);② 非核苷类逆转录酶抑制剂(NNRTIs);③ 蛋白酶抑制剂(PIs);④ 整合酶抑制剂;⑤ 融合酶抑制剂(Fis);⑥ CCR5 抑制剂。临床上通常采用前三种药物的联合使用,或使用两种不同的核苷类似物反转录酶抑制剂加上一种(或两种)蛋白酶抑制剂,配伍组成复方让病人服用。

649. 什么是人类免疫缺陷病毒的"窗口期"?

从人体感染 HIV 到血液中能检出 HIV 抗体为止的一段时间称为"窗口期",一般为 2 周到 3 个月,也有个别人可长达到 6 个月。

650. 试述艾滋病的分期及其临床表现。

根据我国《艾滋病诊疗指南(2011 版)》,将艾滋病分为 3 期。

(1)急性期:通常发生在初次感染 HIV 后 2～4 周,以发热最为常见,可伴有全身不适、头痛、恶心、呕吐、腹泻、咽痛、肌痛、关节疼痛、皮疹、淋巴结肿大以及神经系统症状等,易与感冒混淆,一般持续 1～3 周。此期一般处在艾滋病的"窗口期"。

(2)无症状期:此期特点是 HIV 抗体阳性,但无明显临床症状和体征,即 HIV 感染者。此期持续时间一般为 6～8 年或更长。

(3)艾滋病期:此期人体免疫系统全面崩溃,有明显的临床表现,主要是 HIV 相关症状和各种机会性感染及肿瘤的表现。① HIV 相关症状:原因不明、持续 1 个月以上的发热、乏力盗汗、腹泻、体重减轻 10% 以上等;② 神经精神症状:如记忆力减退、性格改变、精神淡漠、头痛、癫痫及进行性痴呆等,全身淋巴结持续肿大 3 个月以上;③ 各种机会性感染:常出现呼吸系统、中枢神经系统、口腔、皮肤、眼部感染等,其中肺孢子菌肺炎最为常见,通常占艾滋病机会性感染的 70%～80%;④ 继发肿瘤:常见卡波西肉瘤和恶性淋巴瘤等。

651. 简述发生艾滋病职业暴露后处理流程。

遵循及时处理、报告、保密、知情同意原则,一旦发生职业暴露,采取以下措施:① 局部伤口处理;② 上报疫情;③ 评估暴露级别;④ 评估暴露源病毒载量水平;⑤ 预防用药;⑥ 定期随访;⑦ 详细登记;⑧ 心理护理。

652. 试述《艾滋病防治条例》中"四免一关怀"政策。

（1）"四免"：免费服用抗病毒药物；免费给予咨询和HIV抗体初筛；免费提供母婴阻断药物和婴儿检测试剂；免费对艾滋病患者的孤儿提供教育。

（2）"一关怀"：对艾滋病患者家庭提供救治关怀，给予生活补助，扶助从事力所能及的生产活动，增加其收入。

653. 淋病的传播途径有哪些？其典型临床症状有哪些？

传播途径：

（1）性接触传染：主要是通过性交或其他性行为传染。

（2）非性接触传染：此种情况较少，主要是接触被患者污染的用具。

（3）患淋病的妊娠妇女可引起胎儿感染；新生儿经过患淋病母亲的产道时，可引起新生儿淋菌性眼炎。

典型症状：男性一般表现为排尿困难、尿频、尿急、尿痛、尿道口红肿、伴黏液或脓性分泌物排出等。60%的女性无症状或症状轻微，好发于宫颈、尿道，表现为宫颈口红肿、触痛、脓性分泌物；尿道口红肿、尿道口脓性分泌物、前庭大腺炎等。

654. 试述各期梅毒主要临床表现。

一期梅毒：主要表现为硬下疳及周围淋巴结炎。

二期梅毒：以皮肤黏膜损害为主，可伴全身表现及组织损害。

三期梅毒：结节性梅毒疹、皮肤有树胶样肿、多个系统病变。

655. 如何对梅毒患者进行健康宣教？

（1）本病应及早、足量、规则治疗，尽可能避免心血管梅毒、神经梅毒等严重并发症的发生。

（2）定期随访检查以判断疗效。常规治疗后随访2~3年。第1年每3个月复查1次，以后每半年复查1次，病程1年以上、复发及伴有视力、听力异常的患者，接受脑脊液检查以了解是否存在神经梅毒。

（3）妊娠妇女严格产前检查。

（4）加强本病知识讲解与宣教，避免婚外不洁性行为。对性伴侣进行检查、诊治，防止再传播与感染。

（5）严禁使用不洁的血制品或生物制品，严禁重复使用一次性无菌用品和器械。规范献血制度，严格审核献血者，严格无菌操作，避免医源性感染。

（6）严禁吸毒，加强法制教育，防止犯罪行为发生，避免共用注射器和针头。

656. 什么是埃博拉出血热?

埃博拉出血热是由埃博拉病毒引起的一种急性出血性传染病,主要通过接触传播而感染,表现为突起发热、出血和多脏器损害等,病死率很高,通常为50%～90%。本病于1976年在非洲首次发现,主要在苏丹、科特迪瓦、加蓬、南非、乌干达、刚果、几内亚、利比里亚、塞拉利昂、尼日利亚等非洲国家流行。目前尚无预防埃博拉出血热的疫苗。

657. 试述埃博拉出血热流行病学特征?

(1)传染源:感染埃博拉病毒的病人和非人灵长类为本病主要传染源。狐蝠科的果蝠有可能为本病的传染源。

(2)传播途径:接触传播是本病最主要的传播途径。可以通过接触患者和感染动物的血液、体液、分泌物、排泄物及其污染物感染。据文献报道,埃博拉出血热患者的精液中可分离出病毒,故存在性传播的可能性。有动物实验表明,埃博拉病毒可通过气溶胶传播。虽然尚未证实有通过性传播和空气传播的病例发生,但应予以警惕,做好防护。

(3)人群易感性:人类对埃博拉病毒普遍易感。发病主要集中在成年人,这和暴露或接触机会多有关。尚无资料表明不同性别间存在发病差异。发病无明显的季节性。

658. 什么是诺如病毒? 感染诺如病毒的症状有哪些?

诺如病毒是人类杯状病毒科中诺如病毒属的原型代表株,最早是从1968年美国诺瓦克市暴发的一次急性腹泻的患者粪便中分离出的病毒,以前也称之为"诺瓦克样病毒"。2008年第八届国际病毒命名委员会批准名称为诺如病毒,是引起非细菌性腹泻暴发的主要病因。

诺如病毒感染主要影响胃和肠道,引起急性胃肠炎,主要症状为恶心、呕吐、腹痛和腹泻。儿童患者呕吐普遍,成人患者腹泻为多,粪便为稀水便和水样便,无黏液脓便。此外,也可见头痛、发热、寒战、肌肉疼痛等症状,严重者可出现脱水症状。诺如病毒目前没有疫苗,搞好个人卫生、食品卫生和饮水卫生是预防本病的关键。

第六部分　外　科

一、综 合 知 识

659. 缺水的种类有哪些?

缺水可分为高渗性缺水、低渗性缺水和等渗性缺水。

(1) 高渗性缺水,又称原发性缺水。水和钠同时丢失,但缺水多于失钠,血清钠高于正常值,细胞外液呈高渗状态。

(2) 低渗性缺水,又称慢性或继发性缺水。水和钠同时丢失,但失钠多于失水,血清钠低于 135 mmol/L,细胞外液呈低渗状态。

(3) 等渗性缺水,又称急性缺水或混合型缺水。指水和钠比例失衡,血清钠和细胞外液渗透压维持在正常范围内,可造成细胞外液量(包括循环血量)迅速减少。此类缺水外科患者最易发生。

660. 为什么低血钾可引起碱中毒? 碱中毒又为什么会引起低血钾?

低血钾引起碱中毒的机理:

(1) 血清钾过低时,细胞内 K^+ 与细胞外 H^+ 交换,造成细胞外 K^+ 浓度降低。

(2) 为保存 K^+,肾以 H^+-Na^+ 交换占优势;肾脏排 H^+ 增多,故低血钾可引起碱中毒。

碱中毒引起低血钾的机理:

(1) 细胞内 H^+ 与细胞外 K^+ 交换,造成细胞外低钾。

(2) 为保存 H^+,肾小管分泌 H^+ 减少,K^+-Na^+ 交换占优势,肾脏排钾增多,故碱中毒又会引起低血钾。

661. 简述高血钾的心电图特点及其降低血清钾浓度方法。

（1）高血钾的心电图特点：早期 T 波高而尖，Q-T 间期延长，随后出现 QRS 波增宽，P-R 间期延长。

（2）降低血清钾浓度的方法：① 输注高渗碱性溶液，用 5% 碳酸氢钠 60～100 mL 静脉注射后再继续静脉滴注 100～200 mL；② 输注葡萄糖溶液及胰岛素；③ 静脉推注呋塞米 40 mg；④ 口服阳离子交换树脂；⑤ 血液透析或腹膜透析。

662. 何谓低血钾？常见的病因有哪些？

血清钾浓度低于 3.5 mmol/L 为低血钾症。其常见的病因有：

（1）钾摄入不足。如长期进食不足或静脉中钾盐补充不足。

（2）钾丧失过多。如呕吐、腹泻、胃肠道引流、醛固酮增多症、应用排钾利尿剂等。

（3）体内钾分布异常，K^+ 向细胞内转移。如大量输入葡萄糖和胰岛素等。

663. 低钾血症的临床表现有哪些？

（1）肌无力：为最早的临床表现，一般先出现四肢软弱无力，后延及躯干和呼吸肌。患者出现吞咽困难、呼吸困难或窒息，严重者出现软瘫。

（2）消化道功能障碍：出现腹胀、恶心、呕吐、肠鸣音减弱或消失等肠麻痹症状。

（3）心脏功能异常：主要为传导阻滞和节律异常。

（4）代谢性碱中毒：患者可出现头晕、躁动、昏迷、面部及四肢抽动、手足搐搦、口周及手足麻木等。

664. 何谓肠外营养？肠外营养的适应证及禁忌证有哪些？

肠外营养（parenteral nutrition，PN）是指通过静脉为无法经胃肠道摄取，或摄取的营养物不能满足自身代谢需要的患者提供包括氨基酸、脂肪、碳水化合物、维生素及矿物质在内的营养素，以抑制分解代谢，促进合成代谢病，维持结构蛋白的功能。

适应证：凡不能或不宜经口摄食超过 5～7 日的患者。

（1）不能从胃肠道进食者。

（2）消化道需要休息或消化不良者，如肠道炎性疾病、长期腹泻等。

（3）高分解代谢状态者，如严重感染、大面积烧伤、复杂手术特别是腹部大手术后。

（4）需要改善营养状况者，如营养不良者术前应用、放射治疗和化疗期间胃肠道反应严重者、肝肾衰竭者。

禁忌证：严重水、电解质、酸碱平衡失调，凝血功能异常，休克等。

665. 何谓肠内营养？其优点有哪些？

肠内营养（enteral nutrition，EN）是指经胃肠道途径，包括经口或喂养管，提供维持人体代谢所需营养素的方式。它具有符合生理状态，能维持肠道结构和功能的完整，费用低，使用和监护简便，并发症较少的优点，因而是临床营养支持首选的方法。

666. 试述肠内营养（EN）的给予途径及输注方式。

肠内营养的给予途径有经口或经管（鼻胃管、鼻肠管、胃造瘘管、空肠造瘘）管饲两种途径。

输注方式：喂养管尖端位于胃内时，根据胃肠道承受能力，选择分次或连续输注方式。分次给予每次量为100～300 mL。分次推注时每次入量在10～20分钟完成；间隙重力滴注时，每次入量在2～3小时完成，每次间隔2～3小时。

667. 何谓休克？常见休克分类有哪几种？

休克（shock）是机体受到强烈的致病因素侵袭后，导致有效循环血量锐减，组织血液灌流不足引起的以微循环障碍、代谢障碍和细胞受损为特征的病理性综合征，是严重的全身性应激反应。

常见休克分为低血容量性休克、感染性休克、心源性休克、神经源性休克和过敏性休克五类。外科常见低血容量性休克和感染性休克。

668. 何谓创伤性休克？

创伤性休克多见于严重外伤，如大面积撕脱伤、烧伤、挤压伤、全身多发性骨折或大手术等。其病理生理较为复杂，患者不仅存在大量血液或血浆的丧失，同时创伤处又有炎性肿胀和体液渗出。受损组织产生的血管活性物质可致微血管扩张和通透性增高，进一步降低有效循环血量。

669. 何谓休克指数？

休克指数为脉压除以收缩压。正常休克指数值为0.5，提示血容量正常，休克指数越大，血容量越低。

670. 何谓心肺脑复苏？

心肺复苏是针对呼吸、心跳停止所采取的抢救措施，即用心脏按压或其他方法形成暂时的人工循环并恢复心脏自主搏动和血液循环,用人工呼吸代替自主呼吸并恢复自主呼吸,达到恢复苏醒和挽救生命的目的。脑复苏是心肺复苏功能恢复后,主要针对保护和复苏中枢神经系统功能的治疗,其目的是加强对脑细胞损伤的防治和促进脑功能的恢复,此过程决定患者的生存质量。

671. 2010 年美国心脏协会新心血管急救成人生存链、成人救护生存链的主要内容是什么?

(1) 立即识别心脏骤停并启动急救系统。

(2) 尽早进行心肺复苏,着重于胸外按压。

(3) 快速除颤。

(4) 有效的高级生命支持。

(5) 综合的心脏骤停后治疗。

672. 2010 年制定的心肺复苏指南在 BLS 支持有哪些变化?

BLS 具体程序步骤:C—A—B: C 指胸外按压,A 开放气道,B 人工呼吸。

(1) SCA(sudden cardiac arrest,突发心脏骤停)的识别是基于评估无反应和缺乏正常呼吸。

(2) 从流程中去除了"看、听和感觉"。

(3) 对未经过培训的旁观者鼓励 Hands-only(单纯胸外按压)的 CPR。

(4) 通气前更改了心脏按压的程序(C—A—B 替代 A—B—C)。

(5) 医护人员需要进行持续有效的胸外按压。

(6) 确保高质量的 CPR,避免过度通气和尽可能减少按压中断。

(7) 不强调医护人员进行脉搏的检查。

(8) 强调以团队的形式进行处理。

673. 何谓 ICU?

ICU,即重症监护病房,又称强监护病房,是指受过专门训练的医护人员,应用现代医学理论,利用现代化高科技的医疗设备,对重症患者进行集中监测,强化治疗的一种特殊场所。

674. 机械通气的目的是什么?

(1) 改善通气功能。

(2) 改善换气功能。

(3) 减少呼吸功。

675. 呼吸机撤机指征是什么?

(1) 导致机械通气的病因好转或祛除。

(2) 氧合指标:$PaO_2/FiO_2 > 150 \sim 200$ mmHg,$PEEP \leqslant 5 \sim 8$ cmH_2O,$FiO_2 \leqslant 40\%$,$pH \geqslant 7.25$。COPD 患者要求 $pH > 7.3$,$PaO_2 \geqslant 60$ mmHg,$FiO_2 < 40\%$。

(3) 血流动力学稳定,没有心肌缺血动态变化,临床上没有显著的低血压。

(4) 有自主呼吸能力和较强的咳嗽能力。

676. 何谓呼吸机相关性肺炎? 如何预防?

呼吸机相关性肺炎(VAP),是指气管插管或气管切开患者在接受机械通气 48 小时后发生的肺炎;撤机、拔管 48 小时内发生的肺炎仍属 VAP。其预防措施如下:

(1) 半卧位,抬高床头 $30° \sim 45°$。

(2) 避免镇静时间过长和程度过深。

(3) 避免口咽部和胃内容物返流入口腔误吸。

(4) 持续声门下吸引。

(5) 规范使用呼吸机管道,不同患者之间必须更换呼吸机管道,长期带机患者定期更换。

(6) 做好口腔护理。

(7) 尽早撤机。

677. 呼吸机使用中气道高压报警的原因有哪些?

(1) 患者呛咳。

(2) 肺顺应性降低(肺水肿、支气管痉挛、肺纤维化等)。

(3) 分泌物增多。

(4) 导管移位。

(5) 呼吸回路阻力增加(管路积水、打折等)。

(6) 吸入气量太多或高压报警参数设置不当。

(7) 患者兴奋、激动、想交谈。

678. 高压氧治疗的禁忌证和适应证有哪些?

禁忌证:

(1) 恶性肿瘤尤其是已发生转移的患者。

(2) 出血性疾病,如颅内血肿、椎管或其他部位有活动性出血可能的患者。

(3) 颅内病变诊断不明者。

（4）严重高血压（＞160/95 mmHg），心功能不全者。

（5）原因不明的高热、急性上呼吸道感染、急慢性鼻窦炎等患者。

（6）肺部感染、肺气肿、活动性肺结核、肺空洞患者。

（7）处于月经期或怀孕期的妇女。

（8）氧中毒和不能耐受高压氧者。

适应证：

（1）一氧化碳中毒。

（2）缺血性脑血管病。

（3）脑炎、中毒性脑病。

（4）神经性耳聋。

（5）多发性硬化、脊髓及周围神经损伤、老年期痴呆等。

679. 何谓手术间自净时间？

在正常运行的换气次数条件下，使手术室内术后废弃物已被清除后的空气含尘浓度降低约 90％或降低到设计洁净度级别上限浓度之内所需的时间。

680. 手术野铺置无菌巾的目的是什么？

（1）建立无菌安全区，显露手术切口所需要的皮肤区域。

（2）遮盖切口周围，避免和减少手术中污染。

（3）尊重患者隐私，避免不必要的暴露。

681. 手术部位感染的易感人群包括哪些？

（1）机体免疫功能严重受损者，如恶性肿瘤、糖尿病、慢性肾病等。

（2）接受各种免疫抑制剂治疗者，如放疗、化疗。

（3）长期使用广谱抗菌药物者。

（4）婴幼儿（免疫功能尚未发育成熟）及老年人（生理防御机能减退）。

（5）营养不良者。

（6）手术过程复杂、历时长。

（7）住院时间长。

682. 实施手术安全核查的内容及流程有哪些？

手术安全核查是由具有执业资质的手术医师、麻醉医师和手术室护士三制度方（以下简称三方），分别在麻醉实施前、手术开始前和患者离开手术室前，共同对患者身份和手术部位等内容进行核查的工作。

（1）麻醉实施前：三方按《手术安全核查表》依次核对患者身份（姓名、性别、年龄、病案号)、手术方式、知情同意情况、手术部位与标识、麻醉安全检查、皮肤是否完整、术野皮肤准备、静脉通道建立情况、患者过敏史、抗菌药物皮试结果、术前备血情况、假体、体内植入物、影像学资料等内容。

(2) 手术开始前:三方共同核查患者身份(姓名、性别、年龄)、手术方式、手术部位与标识,并确认风险预警等内容。手术物品准备情况的核查由手术室护士执行并向手术医师和麻醉医师报告。

(3) 患者离开手术室前:三方共同核查患者身份(姓名、性别、年龄)、实际手术方式,术中用药、输血的核查,清点手术用物,确认手术标本,检查皮肤完整性、动静脉通路、引流管,确认患者去向等内容。

(4) 三方确认后分别在《手术安全核查表》上签名。

683. 手术部位的皮肤消毒方法有哪些?

手术部位的皮肤应先清洁;对于器官移植手术和处于重度免疫抑制状态的患者,术前可用抗菌或抑菌皂液或 20000 mg/L 葡萄糖酸氯己定擦拭洗净全身皮肤。消毒方法有以下几种:

(1) 使用浸有碘伏消毒液原液的无菌棉球或其他替代物品局部擦拭 2 遍,作用时间≥2 min。

(2) 使用碘酊原液直接涂擦皮肤表面,等稍干后再用 70%～80%乙醇(体积分数)脱碘。

(3) 使用有效含量≥2 g/L 氯己定－乙醇(70%,体积分数)溶液局部擦拭 2～3 遍,作用时间遵循产品的使用说明。

(4) 其他合法、有效的手术切口皮肤消毒产品,按照产品使用说明书操作。

684. 电动气压止血仪的适应证和禁忌证有哪些?

适应证:电动气压止血仪多用于四肢手术,如骨折复位内固定术;肢体肿块或囊肿切除术;神经、肌腱、血管探查、修复、吻合术;骨移植术;关节镜手术;指关节、肘关节、膝关节手术;截肢术;断肢、断指断肢再植术等。

禁忌证:绑扎袖带部位皮肤严重溃烂;患有四肢血管疾病、其他原因引起的血供不良疾病(包括血栓性闭塞性脉管炎),以及镰状细胞贫血的患者均不能使用止血带;患有严重感染或恶性肿瘤的患者在使用止血带时,禁止驱血,可将该肢体抬高后再充气。

685. 试述电子气压止血仪袖带绑扎的部位及工作压力和工作时间。

电子气压止血仪袖带绑扎的部位一般距离手术部位 10～15 cm,上肢在上臂近端 1/3 处(上肢中上 1/3 处)或远端 1/3 处,防止压迫桡神经;下肢应选在大腿中下 1/3 处。

近年来,关于压力有很多研究,一般根据患者的年龄、收缩压、止血带的宽度和肢体周径的大小来决定。一般上肢压力设定为患者收缩压加 50～75 mmHg,下肢为患者收缩压加 100～150 mmHg。止血仪工作时间是上肢不超过 60 min,下肢是不超过 90 min,如需要继续使用,需放气恢复血流 10～15 min 后再重新充气阻断血流。

686. 何为外科手术热?

外科手术热又称吸收热。由于手术创伤的反应,术后患者的体温可略升高,变化幅度在 0.1～1 ℃,一般不超过 38 ℃。术后 1～2 日逐渐恢复正常。

687. 试述外科手术切口的分类。

根据外科手术切口微生物污染情况,外科手术切口分为清洁切口、清洁-污染切口、污染切口、感染切口。

(1) 清洁切口:手术未进入感染炎症区,未进入呼吸道,消化道、泌尿生殖道及口咽部位。

(2) 清洁-污染切口:手术进入呼吸道、消化道、泌尿生殖道及口咽部位,但不伴有明显污染。

(3) 污染切口:手术进入急性炎症但未化脓区域;开放性创伤手术;胃肠道、尿路、胆道内容物及体液有大量溢出污染;术中明显污染(如开胸心脏按压)。

(4) 感染切口:有失活组织的陈旧创伤手术;已有临床感染或脏器穿孔的手术。

688. 手术后常见并发症有哪些?

并发症有出血、肺部感染、急性胃扩张、肠梗阻、切口裂开与切口感染、尿路感染、压疮、深静脉血栓形成。

689. 术后贯彻"三早"的目的是什么?

三早:早期活动、早期离床、早期功能锻炼。

目的:可促进患者血液循环,增进食欲和消化功能,提高代谢水平,有利于肠道和膀胱功能恢复,增加肺活量,对解决术后的咯痰、排尿、腹胀三大难题有积极作用,可促进患者早日康复。

690. 术后常见的肺部并发症有哪些? 如何预防?

术后常见的肺部并发症有:肺不张、肺炎,多发生于胸、腹部大手术后,尤其是老年人,有长期吸烟史、术前合并急或慢性呼吸道感染者更易发生。

预防:术前 2 周戒烟,训练深呼吸,控制肺部感染;术后防止呕吐物吸入呼吸道,鼓励咳嗽、咳痰和深呼吸,定时翻身扣背,防止受凉感冒。

691. 术后禁食患者为什么也会发生腹胀?

腹部的任何手术,都可以使腹膜遭受轻重不等的创伤,由于术中肠管暴露于空气中,使肠管发生反射性麻痹,肠内容物运动停滞,而上消化道仍不停地分泌大量消化液,包括唾液、胃液、胆汁、肠液及胰液等,加之术后患者吞咽部分空气到胃内,加重肠腔内积气积液。因此,腹部手术后的患者虽然禁食,但也还会发生腹胀。水和电解质失衡、低血钾也是手术后腹胀的原因之一。

692. 疼痛评估主要工具有哪些?

疼痛量化评估工具主要使用 0～10 分数字评分法(NRS)评估;面部表情描述法;言语评分法。

693. 术后疼痛程度控制目标及评估原则是什么?

(1) 术后患者疼痛程度的控制目标为疼痛评分≤4 分。

(2) 评估原则为常规、量化、全面、动态。

694. 简述不同途径给予镇痛药物后评估治疗效果的时间。

镇痛药物静脉给药后 5～15 min、肌肉注射后 30 min、口服用药后 1h 评估治疗效果并记录。

695. 腰麻与硬膜外麻醉后患者为什么应平卧 4～6 小时?

腰麻时损伤了硬脊膜,若坐或立起,下段脊髓腔内压力升高,使脑脊液顺穿刺点外渗。轻者可引起腰麻后遗症,重时发生脑疝。腰穿针孔一般需 6 小时方能完全闭合,故术后需平卧 6 小时。

硬膜外麻醉使交感神经阻滞,周围血管扩张,血压受到一定程度的影响,故术后需平卧 4～6 小时至血压平稳。

696. 何谓外科感染? 试述外科感染与外科炎症的区别。

外科感染(surgery infection)是指需要外科治疗的感染,包括创伤、烧伤、手术、器械检查、留置导管等并发的感染。

外科炎症是指组织对物理、化学和生物等因素损害所产生的充血、渗出,甚至坏死的病理过程。外科感染所致的炎症,只是炎症病理改变的一部分,它不包括炎症的全部。

697. 何谓全身感染?

全身性感染(systematic infection)是指致病菌侵入人体血液循环,并在体内生长繁殖或产生毒素而引起的严重的全身性感染或中毒症状,通常指脓毒症(sepsis)和菌血症(bacteremia)。脓毒症是病原菌因素引起的炎症反应,如体温、循环、呼吸等明显改变者;细菌入侵血液循环,血培养检出致病菌者,称为菌血症。

698. 何谓全身炎症反应综合征?

全身炎症反应综合征(systemic inflammatory response syndrome,SIRS)指损伤后由于交感神经-肾上腺髓质系统兴奋,大量儿茶酚胺及其他炎症介质的释放、疼痛、精神紧张和血容量减少等因素引起的体温、心血管、呼吸和血细胞等方面的异常。主要表现为:① 体温>38 ℃或<36 ℃;② 心率>90 次/分钟;③ 呼吸频率>20 次/分钟或过度通气,$PaCO_2$<4.3 kPa(即 32 mmHg);④ 血白细胞计数>12×10^9/L 或<4×10^9/L 或未成熟细胞>0.1%。

699. 何谓危险三角区? 该部位患疖肿为什么禁忌挤压?

面部的上唇周围和鼻部为"危险三角区"。危险三角区的疖被挤压时病菌可经内眦静脉和眼静脉向颅内扩散,引起化脓性海绵状静脉窦炎,眼部及其周围出现进行性肿胀,可有寒战、高热、头痛、呕吐、昏迷甚至死亡。

700. 为什么破伤风患者会发生抽搐?

破伤风杆菌产生外毒素,可沿着运动神经到达脊髓前角的运动细胞,进而扩散到大脑前角中央回的肌肉运动区,使肌肉痉挛性强直而发生抽搐,肌肉部位距中枢愈近,出现痉挛越早、越剧烈,故多从面部开始而达全身。

701. 简述破伤风患者发生抽搐时护理要点。

(1) 用合适的牙垫防止舌咬伤。
(2) 保持呼吸道通畅,及时吸出呼吸道分泌物,必要时行气管切开。
(3) 使用床栏,必要时加用约束带固定患者,防坠床或自我伤害。关节部位放置软垫保护,防止肌腱断裂。

702. 注射人体破伤风免疫球蛋白为什么不必做过敏试验?

人体破伤风免疫球蛋白是恢复期患者的血清制品,属同种球蛋白,故无过敏反应。

703. 哪些全身性疾病容易并发化脓性感染?

主要有:① 糖尿病;② 尿毒症;③ 粒细胞减少;④ 低蛋白血症;⑤ 免疫抑制剂

使用后；⑥ 恶性肿瘤等。

704. 何谓多发伤、复合伤？

多发伤是指在同一伤因的打击下，人体同时或相继有两个或两个以上解剖部位或器官受到创伤，其中至少有一处是可以危及生命的严重创伤，或并发创伤性休克者。

复合伤是指两种以上的致伤因素同时或者相继作用于人体造成的损伤。

705. 多发伤有哪些特点？

(1) 伤情变化快、死亡率高。

(2) 休克发生率高。

(3) 低氧血症发生率高。

(4) 容易发生漏诊和误诊。

(5) 感染发生率高。

(6) 多器官功能障碍发生率高。

(7) 伤情复杂、处理矛盾、治疗困难。

(8) 并发症发生率高。

706. 多发伤初级评估中 ABCDEFGHI 分别指的是什么？

A:气道；B:呼吸；C:循环；D:能力丧失；E:暴露；F:跟进；G:关怀措施；H:病史；I:检查。

707. 多发伤抢救 VIPCO 程序分别是指什么？

V:保持呼吸道通畅、通气和充分给氧。

I:迅速建立 2～3 条静脉通路，保证输液、输血，扩充血容量等抗休克治疗。

P:检测心电及血压，及时发现和处理休克。

C:控制出血。

O:急诊手术治疗。

708. 影响伤口愈合的因素有哪些？

(1) 全身因素：① 年龄；② 营养状况：蛋白质缺乏、维生素缺乏、微量元素不足；③ 全身性疾病：糖尿病、尿毒症、高脂血症、心力衰竭、动脉硬化、贫血、恶性肿瘤、类风湿性关节炎、自身免疫疾病、肝肾功能不全等；④ 肥胖；⑤ 药物；⑥ 放射治疗；⑦ 吸烟；⑧ 心理状态，如长期紧张、压抑、焦虑等。

(2) 局部因素：伤口感染为最常见影响因素，创面损伤程度、受损范围大、坏死组织多、细菌性负荷与创面感染、局部血流下降和组织缺氧、伤口的局部处理措施、伤口的温度和湿度等。

709. 为什么大面积烧伤患者高血钾时要注射50%葡萄糖,并同时给予胰岛素?

大面积烧伤使机体组织细胞大量破坏,部分红细胞溶解,使 K^+ 移至细胞外。注射50%葡萄糖同时给予胰岛素,可降低血糖,促进糖元合成,使更多的钾离子进入细胞内。

710. 试述烧伤面积的估计方法。

(1) 新九分法:

成人:头部9%;两上肢18%;躯干27%;两下肢46%。

儿童:头部[9+(12-年龄)]%;两上肢18%;躯干27%;两下肢[46-(12-年龄)]%。

(2) 手掌法:患者自己五指并拢的手掌面积为1%。

711. 何谓化学性烧伤?

由化学物质(如强酸类、强碱类和磷等)作用于皮肤、黏膜、肌肉、骨骼等所造成的损伤称为化学性烧伤。

712. 试述犬咬伤的局部处理原则。

咬伤后迅速彻底清洗伤口极为重要。伤口较浅者,用2%碘酊和75%乙醇消毒后包扎即可;伤口较深时需立即彻底清创,用大量生理盐水、0.1%苯扎溴铵或3%过氧化氢反复冲洗伤口,伤口不予缝合或包扎,以利引流。

713. 试述毒蛇咬伤现场救护要点。

(1) 伤肢绑扎:忌奔跑,伤肢制动、低位,立即用布带等绑扎伤肢近心端,松紧以能阻断淋巴、静脉回流为度。

(2) 伤口排毒:现场用大量清水冲洗伤口及周围皮肤,挤出毒液;入院后用0.05%高锰酸钾或3%过氧化氢反复冲洗伤口,清除残留的毒液及污物。

(3) 局部降温:将伤肢浸入4~7 ℃的冷水中,3~4 小时后改用冰袋冷敷,持续24~36 小时,可减轻疼痛,减慢毒素吸收,降低毒素中酶的活性。

714. 配置抗肿瘤药物的个人防护有哪些?

(1) 配置抗肿瘤药物的区域应为相对独立的空间,宜在Ⅱ级或Ⅲ级垂直层流生物安全柜内配制。

(2) 配药时操作者应戴双层手套(内层为 PVC 手套,外层为乳胶手套)、一次性口罩、穿防水及前部完全封闭的隔离衣,可戴护目镜。

（3）配药操作台面应垫以防渗透吸水垫,污染或操作结束时应及时更换。

（4）所有被抗肿瘤药物污染的物品应丢弃在有毒性药物标识的容器中。

715. 肿瘤化疗常见毒性反应有哪些?

有组织坏死、栓塞性静脉炎、胃肠道反应、骨髓抑制、口腔黏膜反应、皮肤反应、脱发、过敏反应、多脏器损伤等。

716. 放射治疗时,如何进行放射野皮肤反应分级?

放射治疗期间,任何部位肿瘤的外照射均不可避免使相应部位的皮肤受到照射损伤,其损伤的严重程度与皮肤受照射的面积、剂量、部位、是否再行放疗有关,临床可分为急性反应和慢性反应,急性反应在放射治疗过程中发生,根据 RGOT 分级标准分为 5 级:

0 级:无变化。

1 级:滤泡样暗红色红斑,干性脱皮或脱发,出汗减少。

2 级:触痛性或鲜红色红斑,皮肤皱褶处有片状湿性脱皮或中度水肿。

3 级:皮肤皱褶以外部位融合的湿性脱皮,凹陷性水肿。

4 级:溃疡、出血、坏死。

慢性反应在放疗结束后数月或数年发生,表现为表皮萎缩变薄,浅表毛细血管扩张,有色素沉着、脱屑,皮肤瘙痒,易破溃。

717. 何谓肿瘤的介入性治疗? 此法有何优点?

在 X 线定位下经动脉插管至肿瘤供血动脉,注入栓塞剂或者化疗药物,使肿瘤细胞坏死的治疗方法,即称为介入性治疗。此法对正常组织损伤小、微创、安全、并发症少,对肿瘤有一定的疗效。

718. 何谓动脉硬化性闭塞症? 高危因素有哪些?

动脉硬化性闭塞症(arteriosclerosis obliterans, ASO)是全身性疾病,发生在大、中动脉,涉及腹主动脉及其远侧主干动脉时,引起下肢慢性缺血。本病多见于 50 岁以上的老年男性,往往同时伴有其他部位的动脉硬化性疾病。

危险因素:高脂血症、高血压、吸烟、糖尿病、血浆纤维蛋白原升高等。

719. 下肢静脉曲张的主要原因有哪些?

（1）静脉壁软弱和静脉压增大。

（2）静脉壁软弱加上浅静脉在皮下缺乏有力支持,在静脉内压力持久作用下,管腔逐渐扩大，以至静脉瓣关闭不全，血液倒流，而引起静脉压增大，于是静脉先扩张，继而伸长弯曲。

（3）长时间站立也是重要的发病因素。

（4）髂股静脉炎或血栓形成，妊娠子宫、盆腔肿瘤都可促使静脉内压增大而引起静脉曲张。

720. 何谓深静脉血栓形成？好发因素有哪些？

深静脉血栓形成（deep venous thrombosis，DVT）是指血液在深静脉腔内不正常凝结，阻塞静脉腔，导致静脉回流障碍。好发因素主要是静脉壁损伤，血流缓慢和血液高凝状态。

二、脑、颈外科

721. 何谓颅内压？颅内压增高的原因有哪些？

颅内压是指颅内容物对颅腔周壁所产生的压力。正常成年人的颅内压为 $0.7\sim2.0$ kPa（即 $70\sim200$ mmH$_2$O），儿童为 $0.5\sim1.0$ kPa（即 $50\sim100$ mmH$_2$O）。

常见的原因有：① 脑组织体积增加，最常见原因为脑水肿；② 颅内血容量增加；③ 脑脊液量增加，脑脊液吸收障碍和（或）脑脊液分泌过多；④ 颅内占位性病变，如颅内肿瘤、脑脓肿等。

722. 何谓脑震荡和脑挫裂伤？

脑震荡是常见的轻度原发性脑损伤，显微镜下可见神经组织结构紊乱，无肉眼可见的神经病理改变。伤后可有短暂意识丧失和"脑性休克"，清醒后可有逆行性遗忘、头昏、头痛、眩晕及呕吐等，一两周内逐渐好转。脑挫伤是指脑组织充血、淤血、皮质及皮质下有小出血点，但软脑膜完整。脑挫裂伤除有以上改变外，还有软脑膜及脑组织破裂，有出血、水肿、神经细胞坏死等器质性损害。伤重者常两种情况并存，出现神经功能障碍，昏迷可持续数小时，甚至数月。T、P、R、BP波动明显。可有偏瘫、失语、脑膜激惹及颅神经损伤征象。

723. 何谓脑脓肿？引起脑脓肿的常见病因是哪些？

脑脓肿（intracerebral abscess）是细菌入侵脑组织引起化脓性炎症，并形成局限性脓肿。常见病因有：

(1) 耳源性脑脓肿：最多见，约占脑脓肿48％，继发于慢性化脓性中耳炎或乳突炎；大多位于同侧颞部，部分发生于同侧小脑半球，多为单发脓肿。

(2) 血源性脑脓肿：脓毒血症或身体其他部位的化脓性感染灶，致病菌经血液循环进入脑组织。约占脑脓肿30％，多为多发性脓肿。

(3) 其他：外伤性、鼻源性和原因不明的瘾源性脑脓肿。

724. 何谓先天性脑积水？其临床表现是什么？

先天性脑积水（congenital hydrocephalus）又称婴儿脑积水（infantile hydrocephalus），是指婴幼儿时期脑室系统或蛛网膜下腔积聚大量脑脊液，导致脑室或蛛网膜下腔异常扩大，并出现颅内压增高和脑功能障碍。先天性脑积水是最常见的先天性神经系统畸形疾病之一，多见于2岁以内的婴幼儿。

它的临床表现有：婴儿头围进行性增大，超过正常范围，致使前额前突、头皮变薄、静脉怒张；前囟和后囟增宽、隆起且张力增高，面颅明显小于头颅，颅骨变薄，头颅叩诊呈破罐音；晚期出现眶顶受压变薄和下移，使眼球受压下旋以致上部巩膜外露，呈落日状。早期或病情轻时生长发育迟缓，病情重时生长发育障碍、智力差、视力减退、癫痫、肢体瘫痪。

725. 何谓颅内动脉瘤？其典型临床表现是什么？

颅内动脉瘤（intracranial aneurysm）是颅内动脉壁的囊性膨出，多因动脉壁局部薄弱和血流冲击而形成，极易破裂出血，是蛛网膜下腔出血最常见的原因。

临床表现：① 局灶症状：小的动脉瘤可无症状，较大的动脉瘤可压迫临近结构出现相应的局灶症状；② 动脉瘤破裂出血症状：多突然发生，可出现剧烈头痛、呕吐、意识障碍、脑膜刺激征等，严重者可导致呼吸骤停。

726. 如何紧急处理癫痫持续状态？

(1) 尽快控制发作：迅速建立静脉输液通路，并遵医嘱立即缓慢静脉注射地西泮10～20 mg（2～4 mg/min），若5分钟不能终止发作，可重复使用；必要时可使用苯妥英钠15～18 mg缓慢静脉推注，还可连续以地西泮80～100 mg加入5％葡萄糖注射液或生理盐水溶液500 mL中，按40 mL/h速度静脉滴注。

(2) 保持呼吸道通畅：取平卧头侧位，立即吸痰、清除口鼻腔分泌物，必要时协助安放口咽通气管或行气管插管；备好气管切开包、人工呼吸器于床旁，随时协助气管切开和人工辅助呼吸。

(3) 立即采取维持生命功能的措施：纠正脑缺氧、防止脑水肿、保护脑组织。

立即高流量持续吸氧;静脉抽血查血常规、血糖、电解质、尿素氮及抗癫痫药物血药浓度;采动脉血查 pH、PaO_2 等,监测呼吸、血压、ECG 变化,必要时做 ECG 监测。

(4) 防止感染,预防和控制并发症:抽搐时做好安全防护,防止舌咬伤和坠床;高热者行物理降温并做好皮肤护理;不能进食者予以留置胃管鼻饲流质,并做好口腔护理、保持口腔清洁等;密切观察神志、瞳孔和生命体征变化,积极纠正发作引起的全身代谢紊乱、水电解质失衡和酸中毒。

727. 何谓脑疝?常见脑疝有哪些?

颅腔内某一部分有占位性病变时,该分腔的压力高于临近分腔的压力,迫使脑组织由高压区向低压区移动,部分脑组织挤入颅内生理空间或裂隙,由此产生相应的症状体征,称为脑疝。

常见脑疝有两种:

(1) 小脑幕切迹疝:主要为颞叶的海马回、钩回疝入小脑幕裂孔下方。

(2) 枕骨大孔疝:主要为小脑扁桃体、延髓疝入枕骨大孔并挤向椎管方向。

728. 何谓椎管内肿瘤?有哪些临床表现?

椎管内肿瘤(intraspinal tumor)又称脊髓肿瘤,是指发生于脊髓本身和椎管内与脊髓邻近组织的原发性或转移性肿瘤,发生率仅为颅内肿瘤的 1/10。

随肿瘤增大,脊髓和神经根受到进行性压迫和损害,临床表现为 3 期。

(1) 刺激期:属早期,肿瘤较小。主要表现为神经根痛,疼痛部位固定且沿神经根分布区域扩散,咳嗽、打喷嚏和用力大便时加重,部分患者可出现夜间痛和平卧痛。

(2) 脊髓部分受压期:肿瘤增大直接压迫脊髓,出现脊髓传导束受压症状,表现为受压平面以下肢体的运动和感觉障碍。

(3) 脊髓瘫痪期:脊髓功能因肿瘤长期压迫而完全丧失,表现为压迫平面以下的运动、感觉和括约肌功能完全丧失,直至完全瘫痪。

729. 何谓脑立体定向技术?其临床应用如何?

脑立体定向技术是采用坐标系统原理而组装的定向仪,在 X 线或 CT 配合下,根据人脑立体定向图谱的坐标确定脑内手术目标,通过小的颅骨钻孔,把电极、导针、磁棒、活动钳、激光手术刀、超声波吸引等手术器械,送到颅腔内目标点进行手术。如帕金森病、脑性瘫痪、脑脓肿、脑血管病、脑积水、外伤、颅内异物等均可采用立体定向神经外科技术治疗。

730. 试述格拉斯哥计分标准及其临床意义。

格拉斯哥(Glasgow Coma Scale,GCS)计分标准是确定脑外伤昏迷程度和创伤程度的标准。以睁眼、语言和运动三种反应进行计分。共计 15 分,计分越低,预后越差。总分 13~15 分为轻型颅脑损伤,9~12 分为中型颅脑损伤,3~8 分为重型颅脑损伤。

GCS 昏迷计分标准见表 6.1。

表 6.1　GCS 昏迷计分标准

睁眼反应		言语反应		运动反应	
自动睁眼	4	回答正确	5	按吩咐运动	6
呼唤睁眼	3	答非所问	4	刺痛能定位	5
刺激睁眼	2	胡言乱语	3	刺痛能躲避	4
不睁眼	1	只能发音	2	刺激肢体屈曲反应	3
		不能发音	1	刺激肢体过伸反应	2
				不能运动	1

731. 甲亢患者手术前为什么要服碘剂?

甲亢患者服碘剂 2~3 周,可以:① 降低基础代谢率,增加体重;② 减轻甲亢症状;③ 使甲状腺缩小,变硬,利于手术操作;④ 减少手术后并发症,尤其是减少“甲状腺危象”的发生率,降低手术死亡率,故需服碘。

732. 甲亢的手术指征及禁忌证有哪些?

手术指征:① 中度以上的原发性甲亢;② 继发性甲亢或高功能腺瘤;③ 腺体较大,伴有压迫症状的甲亢或有胸骨后甲状腺肿;④ 抗甲状腺药物或放射性碘治疗后复发者;⑤ 妊娠早、中期具有上述指征者。

手术禁忌证:① 青少年患者;② 症状较轻者;③ 老年患者或严重的器质性疾病,不能耐受手术者。

733. 甲状腺手术后可发生哪些并发症? 引起的原因及症状是什么?

(1) 呼吸困难或窒息。引起原因及症状:① 切口内出血压迫气管;② 喉头水肿;③ 气管塌陷;④ 痰液阻塞;⑤ 双侧喉返神经损伤。

(2) 喉返神经损伤。引起原因及症状:① 一侧损伤致声音嘶哑;② 两侧损伤致失音或严重呼吸困难,甚至窒息。

(3) 喉上神经损伤。引起原因及症状:① 外支损伤使环甲肌瘫痪,致使声带松弛,音调降低;② 内支损伤使喉黏膜感觉丧失,致呛咳或误咽。

(4) 手足抽搐。引起原因:系甲状旁腺受挫伤或被误切除所致。

（5）甲状腺危象。引起原因：可能因甲亢时肾上腺皮质激素合成、分泌和分解代谢率加速，日久后使肾上腺皮质功能减退，而手术创伤的应激即诱发危象。

734. 什么是基础代谢率？试述其常用计算公式。

基础代谢率（BMR）是指人体在清晨而又极端安静的状态下，不受肌肉活动、环境、温度、食物及精神紧张等影响时的能量代谢率。

常用计算公式：基础代谢率（％）＝[（脉率＋脉压）－111]％。

正常值为：基础代谢率±10％。

三、心、胸 外 科

735. 试述自查乳房肿块的方法。

取平卧位，肩下垫薄枕，被查侧手臂枕于头下，用对侧手指掌面平放于乳房，从乳房外上象限开始检查，按外上→外下→内下→内上→中央区乳头、乳晕→腋窝顺序，轻柔按扪，注意有无肿块、有无乳头溢液。

736. 乳头溢液分哪几类？各提示何种疾病？

（1）血性溢液。多见于乳管内乳头状瘤。

（2）黄绿色或血性溢液。见于乳腺囊性增生。

（3）脓性溢液。见于化脓性乳腺炎和乳腺结核。

（4）乳样溢液。见于服用某些镇静剂、避孕药所致。

（5）水样溢液。提示乳房有恶性病变的可能。

737. 试述胸腔闭式引流的护理要点。

（1）保持管道的密闭。准确安装整个引流装置。患者取半坐卧位，水封瓶应置于胸腔引流口平面下 60～100 cm 处，并确保长管在液面下 3～4 cm。

（2）保持引流管通畅。定时挤压引流管，防止胸引管受压、打折、扭曲。注意水柱波动（正常平静呼吸时为 4～6 cm），若水柱波动停止，有可能为血凝块堵塞或引流管末端抵住胸内器官，如挤压引流管仍无波动，则汇报医生；波动过大，提示肺不张，鼓励患者做咳嗽、深呼吸运动。

（3）观察并记录引流液的颜色、量、性质。一般手术后 24 小时渗出液逐渐趋于淡红色或血清样。若术后早期不断渗出液体多于100 mL/h,呈鲜红色,有血凝块,同时伴有脉搏增快,提示有活动性出血的可能,及时通知医生。

(4) 观察引流管气体排出情况。若引流管内有持续的气泡排出,提示有较大的支气管瘘或残端瘘,应立即报告医生。

(5) 预防胸腔感染。定时更换水封瓶,严格执行无菌操作。搬动患者时,钳闭引流管;下床活动时,引流瓶应低于膝盖,保证长管没入液面下,以防液体逆流。

(6) 意外脱管处理。应告知患者,如果不慎将引流管与引流瓶脱开,要立即夹闭或反折近胸端胸引管。若引流管自胸壁伤口脱出,立即用手顺皮肤纹理方向捏紧引流口周围皮肤(注意不要直接接触伤口),并立即通知医生处理。

(7) 拔管护理。置管数天后,24小时内非脓性引流液<50 mL,脓液<10 mL,无气体排出,水柱无波动,听诊呼吸音恢复,胸透见肺扩张良好,可行拔管。拔管后注意观察患者有无胸闷、呼吸困难,引流管口处是否漏液、漏气及管口周围皮下有无气肿等,若出现异常及时报告医生紧急处理。

738. 食管癌手术后并发吻合口瘘的临床表现及治疗原则是什么?

(1) 临床表现:吻合口瘘是食管癌术后极为严重的并发症,多发生于术后5~10天。表现为呼吸困难、胸腔积液和全身中毒症状,如发热、寒战、甚至休克等;有胸腔引流瓶的患者可见胸液浑浊含有食物残渣、鼻饲液,口服亚甲蓝后可引流出蓝色胸液。胸部X片显示不同程度的液气胸。

(2) 治疗原则:① 立即禁食;② 控制全身和胸腔内的感染(遵医嘱予以抗感染治疗);③ 尽快引流,已拔除胸引管的患者应重新放置胸腔引流管;④ 有效的胃肠减压;⑤ 加强营养支持;⑥ 严密观察生命体征,若出现休克症状,应积极抗休克治疗;⑦ 加强口腔护理;⑧ 需再次手术者,应完善术前准备。

739. 试述肺癌手术后的合适体位。

(1) 麻醉未清醒时取平卧位,头偏向一侧,以免呕吐物、分泌物吸入而致窒息或并发吸入性肺炎。

(2) 清醒且血压平稳后,可采取半坐卧位。

(3) 肺叶切除者,可采用平卧位或左右侧卧位(如呼吸功能尚可,可取健侧卧位;如呼吸功能较差,则取平卧位)。

(4) 肺段切除术或楔形切除术,应避免手术侧卧位,尽量选择健侧卧位,以促进患侧肺组织扩张。

(5) 全肺切除术者,应避免过度侧卧,可采取1/4侧卧位,以预防纵膈移位和压迫健侧肺而导致呼吸循环功能障碍。

（6）有血痰或支气管瘘患者，应取患侧卧位。

（7）避免采取头低足高仰卧位，以防因横膈上升而妨碍通气。

740. 肺栓塞的临床表现及护理要点有哪些?

（1）肺栓塞是指各种栓子阻塞肺动脉系统时所引起的一组以肺循环和呼吸功能障碍为主要临床和病理、生理特征的临床综合征。临床表现：① 常见症状有突然出现不明原因的呼吸困难、气促，剧烈胸痛，晕厥（可为唯一或首发症状）、烦躁不安、咯血、咳嗽；② 体征有：呼吸急促、紫绀、肺部闻及哮鸣音和细湿啰音、心率加快、血压下降、肺动脉瓣区第二心音亢进或分裂、颈静脉充盈或异常搏动、发热；③ 血气分析为低氧血症、低碳酸血症、肺泡-动脉血氧分压差增大；④ 血浆 D－二聚体升高；⑤ 如肺栓塞继发于下肢深静脉血栓形成可伴有患肢肿胀、周径增粗、疼痛或压痛、皮肤色素沉着等表现。

（2）护理要点：① 保证氧气供需平衡，即根据缺氧程度予以鼻导管或面罩吸氧，或经气管插管机械通气，绝对卧床休息以降低氧耗；② 严密监测生命体征、意识状态、心电图变化、血氧饱和度、动脉血气分析；③ 观察抗凝药物、溶栓制剂及镇静、止痛、镇咳等治疗药物疗效及不良反应；④ 保持大便通畅；⑤ 心理疏导，解除恐惧、紧张心理。

741. 何谓体外循环?

体外循环是将回流至心脏的静脉血引至体外，经人工心肺机完成血液的氧合和排出二氧化碳后，再将血液重新泵入体内，完成人体的血液循环。

742. 先天性心脏病分为哪几类?

先天性心脏病的种类很多，根据左右两侧及大血管之间有无分流可将先天性心脏病分为 3 类。

（1）左向右分流型（潜伏青紫型）：代表疾病为室间隔缺损、房间隔缺损、部分心内膜垫缺损及动脉导管未闭。其特征为平日无青紫，右心室压力增加或肺动脉压力增高并超过左心室压力时，则可使血液自右向左分流而出现暂时性青紫，体循环血量少，体格发育迟缓，胸骨左缘有收缩期杂音，肺循环血量增加多，易患肺炎。

（2）右向左分流型（青紫型）：代表疾病为法洛四联征、大动脉转位等。

（3）无分流型（无青紫型）：代表疾病为肺动脉瓣狭窄，主动脉缩窄等。

743. 有创动脉血压监测护理要点有哪些?

（1）动脉测压管与换能器接头紧密连接，避免脱开造成出血。

（2）动脉测压管定期用肝素稀释液冲洗，每隔 30～60 分钟冲洗一次，每次冲洗液体 2 mL,防止堵塞。

(3) 将动脉测压管与肢体固定,以免患者在活动时将管道脱出。

(4) 严格保证动脉测压管无菌,三通接头处于无菌治疗巾覆盖,皮肤穿刺进针处用透明无菌膜覆盖,防止污染,便于观察,有血渍及时更换。

(5) 留取动脉血标本。留标本时严格无菌操作,应将管道内液体全部抽出后再取血,以避免血液稀释而影响检验结果。

(6) 拔除动脉穿刺针时,在进针处须局部压迫 15～30 分钟,防止出血或形成局部血肿。

744. 试述主动脉夹层临床表现及处理原则。

临床表现:

(1) 疼痛:90％患者在急性期突发前胸、后背或(和)腹部剧烈疼痛,多为撕裂样或刀割样,呈持续性,难以忍受。

(2) 高血压:95％以上患者可伴有高血压,且出现面色苍白、尿量减少、四肢冰冷等外周末梢灌注不良的表现。

(3) 脏器或肢体缺血表现:如神经系统缺血表现为偏瘫或截瘫,也可出现意识模糊、昏迷而无定位体征,也可出现声嘶。四肢缺血表现为急性下肢缺血,肾脏缺血可出现少尿、血尿等肾功能损害。

(4) 破裂症状:主动脉发生破裂时,患者很快处于休克或临终状态,是主动脉夹层的最主要死亡原因。

(5) 主动脉关闭不全:约半数患者出现主动脉关闭不全,是 A 型主动脉夹层严重的并发症。

处理原则:

未经治疗的主动脉夹层预后很差。急性主动脉夹层患者,50％在夹层发生后48 小时内死亡,75％患者在 2 周内死亡。慢性夹层患者,5 年生存率低于 15％。主动脉夹层患者绝大多数死于主动脉破裂。为了提高主动脉夹层患者的近远期生存率,需要强调早期治疗,积极抢救。一般采取非手术治疗和手术治疗两种方法。

(1) 非手术治疗:其主要目的是控制疼痛,降低血压及心室收缩速率,防止夹层进一步扩展和破裂。

(2) 手术治疗:手术方式包括人工血管移植术和主动脉夹层腔内隔绝术。

四、腹 部 外 科

745. 试述外科急腹症的鉴别方法。

外科急腹症的鉴别方法见表 6.2。

表 6.2　外科急腹症的鉴别方法

病名	症状	检查
胃、十二指肠溃疡穿孔	突发上腹部刀割样疼痛,迅速蔓延至全腹部	腹部压痛、反跳痛、腹肌紧张,X 线检查膈下游离气体
急性胆囊炎	右上腹绞痛,向右肩和右腰背部放射	右上腹有压痛、反跳痛、肌紧张,Murphy 征阳性
急性胆管炎	上腹疼痛、寒战高热、黄疸,可伴休克和精神症状	剑突下或右上腹可有不同程度的压痛或腹膜刺激征
急性胰腺炎	腹痛多位于左上腹,疼痛剧烈,呈持续性,可向肩背部放射,伴有恶心、呕吐	血清和尿淀粉酶明显升高
急性阑尾炎	转移性右下腹痛,并伴呕吐和不同程度的发热	麦氏点压痛阳性
小肠急性梗阻	腹痛、腹胀、呕吐、便秘	初期肠鸣音增强,后期出现肠坏死,肠鸣音减弱或消失。X 线立位平片可见气液平
腹部钝性损伤	突发性上腹部疼痛。实质性脏器破裂出血,并伴有心率增快、血压下降等血容量降低的相关临床表现。空腔脏器破裂穿孔,并伴有腹膜刺激征的症状	实质性脏器破裂出血,腹腔穿刺液为不凝固的血液。空腔脏器破裂,腹腔穿刺液中淀粉酶增高或含食物残渣、肠液及粪液
泌尿系结石	上腹部和腰部钝痛或绞痛,向下腹部、腹股沟区或会阴部放射,可伴呕吐和血尿	患侧深压痛,叩击痛

746. 急腹症患者在未确诊前为什么不可用杜冷丁等止痛药物?

腹痛根据其神经冲动和传导途径,可分为器质性和感应性两类。因内脏的传导神经是末梢神经,在疼痛时,器质性疼痛的发生并不局限在一处,而是产生比较广泛的痛位,以后才感应在一定的体表,因此,要正确诊断急腹症,必须首先了解其规律性。而吗啡、杜冷丁等麻醉镇痛剂属中枢神经抑制药,它们暂时的止痛作用,则会掩盖病情,延误正确诊断。

747. 胃大部切除术的消化道重建术式包括哪些?

(1) 毕Ⅰ式胃大部切除术:即在胃大部切除后将残胃与十二指肠吻合,多适用于胃溃疡。

(2) 毕Ⅱ式胃大部切除术:即胃大部切除后残胃与空肠吻合,十二指肠残端关闭,适用于各种胃十二指肠溃疡。

(3) 胃大部切除后胃空肠 Roux-en-Y 吻合术:即胃大部切除后关闭十二指肠残端,在距 Treitz 韧带 10～15 cm 处切断空肠,将残胃和远端空肠吻合,距此吻合口以下 45～60 cm 处将空肠与空肠近侧端吻合。

748. 试述胃、十二指肠术后饮食护理。

拔胃管后当日可饮少量水或米汤;如无不适,第二日进半量流质,每次 50～80 mL;第三日进全量流质,每次 100～150 mL;进食后无不适,第四日可进半流质。食物宜温、软、易于消化,少食多餐。开始时每日 5～6 餐,逐渐减少进餐次数并增加进餐量,逐步恢复正常饮食。

749. 胃、十二指肠手术后有哪些并发症?

(1) 术后出血。

(2) 十二指肠残端破裂。

(3) 胃肠吻合口破裂或吻合口瘘。

(4) 胃排空障碍。

(5) 术后梗阻:① 输入襻梗阻;② 输出襻梗阻;③ 吻合口梗阻。

(6) 倾倒综合征:① 早期倾倒综合征;② 晚期倾倒综合征。

750. 急性胰腺炎的病因有哪些?血清淀粉酶、尿淀粉酶在什么时候增高?

(1) 病因包括:① 胆道疾病;② 过量饮酒;③ 十二指肠液反流;④ 代谢性疾病;⑤ 医源性原因;⑥ 某些药物;⑦ 创伤;⑧ 胰腺血液循环障碍;⑨ 其他:如饮食、感染等。

(2) 血清淀粉酶在发病数小时开始升高,24 小时达高峰,4～5 天逐渐降至正常。

(3) 尿淀粉酶在发病 24 小时才开始升高,48 小时达到高峰,下降缓慢,1～2

周恢复正常。

751. 重症急性胰腺炎患者术后管道护理的要点有哪些？

重症急性胰腺炎患者术后,除静脉输液管、中心静脉测压管、吸氧管外,还可能有气管插管或气管套管、胃管、尿管、T 型管、胰床引流管、腹腔双套管、空肠造瘘管等。

护理要点:① 要了解各引流管放置部位及作用,分别贴上标识,正确连接各引流装置;② 维持各管道的正确位置,保持通畅;③ 注意无菌操作;④ 双套管要维持一定负压,腹腔灌洗液要现配现用,正确记录引流颜色、质、量,并应注意保护引流管口周围皮肤,以防腐蚀;⑤ 定时监测引流液淀粉酶值及做细菌培养。

752. 胆道疾病有哪些特殊检查方法？

(1) 超声检查。

(2) 放射检查:① 腹部平片;② 静脉法胆道造影;③ 经皮肝穿刺胆管造影(PTC);④ 内窥镜逆行胰胆管造影(ERCP);⑤ 术中或术后胆管造影;⑥ 核素扫描;⑦ 术中或术后胆道镜检查;⑧ CT、MRI、MRCP。

753. 为什么胆囊结石患者常常夜间发病？

(1) 夜间平卧时胆囊壶腹部位置改变,结石松动,易随胆汁进入胆囊管而发生嵌顿。

(2) 夜间迷走神经兴奋占优势,尤其晚餐进食油腻食物后均可增加胆囊收缩,促使胆石嵌入胆囊管。

754. 何谓 Charcot 三联症？

(1) 腹痛:系结石嵌顿于胆总管下端或壶腹部,刺激胆管平滑肌,引起 Oddi 括约肌痉挛所致,呈阵发性刀割样绞痛。

(2) 寒战、高热:系梗阻胆管继发感染、脓性胆汁和细菌逆流随肝静脉扩张所致。体温可高达 39 ℃～40 ℃,呈弛张热。

(3) 黄疸:结石堵塞胆管后,胆红素逆流入血所致。黄疸多呈间歇、波动性变化。

755. 试述内窥镜逆行胰胆管造影术(ERCP)的准备与术后处理。

(1) 术前准备:① 术前 6～8 小时禁食;② 术前 20～30 分钟肌肉注射硫酸阿托品 0.5 mg、杜冷丁 50 mg、安定 10 mg。

(2) 术后护理:① 术后一般需经 2 小时后方可进食;② 如果检查过程中发生

特殊情况,则应留观并作相应处理。应注意有无急性胰腺炎、胃肠道出血、穿孔等并发症,并遵医嘱预防性应用抗生素。

756. 试述"T"型管探查指证及护理要点。

(1)"T"型管探查指证:① 术前病史、临床表现或影像学检查提示胆总管有梗阻,包括有梗阻性黄疸,胆总管结石,反复发作胆绞痛、胆囊炎、胰腺炎;② 术中证实胆总管有病变,例如,术中胆道造影证实或扪及胆总管内有结石、蛔虫、肿块等;③ 胆总管扩张直径超过 1 cm,胆管壁明显增厚,发现胰腺炎或胰头肿物,胆管穿刺抽出脓性、血性胆汁或泥沙样胆色素颗粒;④ 胆囊结石小,有可能通过胆囊管进入胆总管。

(2)"T"型管护理要点:① 妥善固定;② 加强观察,观察并记录胆汁的量、颜色及性质;③ 保持引流通畅,防止阻塞、受压、扭曲;④ 预防感染,定期更换引流袋,严格执行无菌操作,防止胆汁逆流;⑤ 拔管:若胆汁色泽正常,且引流量逐渐减少,可在术后 10～14 天试夹管 1～2 天,观察无发热、腹痛、黄疸等症状可行 T 管造影,通畅再引流 24 小时以上可予拔管。

757. 肝移植排斥反应的主要临床表现有哪些?

主要表现为发热、食欲缺乏、精神萎靡、乏力、昏睡、腹胀、腹水、肝区胀痛并出现黄疸、胆汁减少、色变淡。

758. 何谓肝动脉栓塞后综合征? 试叙述其护理措施。

(1)肝动脉栓塞化疗后多数患者可出现发热、肝区疼痛、恶心、呕吐、心悸、白细胞计数下降等临床表现,称为栓塞后综合征。

(2)护理措施:① 控制发热:一般为低热,若体温高于 38.5 ℃,可予物理、药物降温;② 镇痛:肝区疼痛多因栓塞部位缺血坏死、肝体积增大、包膜紧张所致,必要时可适当给予镇痛剂;③ 恶心、呕吐:为化疗药物的反应,可给予甲氧氯普胺、氯丙嗪等;④ 当白细胞计数低于 $4×10^9$/L 时,应暂停化疗并应用升白细胞药物;⑤ 介入治疗后嘱患者大量饮水,减轻化疗药物对肾的毒副作用,观察排尿情况。

759. 简述肝癌患者术后护理要点。

(1)病情观察:严密监测患者生命体征及神志情况。

(2)体位与活动:术后生命体征平稳,可取半卧位,术后 1～2 天卧床休息,不鼓励早期活动。

(3)吸氧:间歇吸氧 3～4 天。

(4)引流管的护理:保持引流管通畅,定时更换引流袋,观察引流液的色、质、量,如有异常及时通知医生处理。

（5）营养支持:术后早期禁食,禁食期间予肠外营养支持,术后 24～48 小时肠蠕动恢复可进流质,以后逐步改为半流质及软食。

760. 门脉高压患者行分流术后的护理要点有哪些?

（1）严密观察 T、P、R、BP,警惕吻合口破裂或创面出血。

（2）术后给予吸氧,注意保护肝脏。

（3）术后应卧床一周,避免过早活动,以防吻合口破裂。

（4）注意观察有无肝性脑病的前驱症状;有无静脉血栓形成。

（5）限制蛋白摄入量,避免粗糙、过热及刺激性食物。

761. 对程度不严重的脾破裂为什么主张行修补缝合术?

脾是人体最大的淋巴器官,是体内最大的 B 淋巴细胞和 T 淋巴细胞的依赖区,脾内浆细胞分泌 IgG、IgM。所以脾是具有重要免疫功能的器官,切除后会影响全身免疫功能,尤其小儿全身淋巴细胞组织尚未完全发育,免疫功能下降更为显著,脾切除后发生暴发性感染(OPSI)危险性更大。

762. 试述结肠癌的临床表现。

（1）排便习惯或粪便性状改变:多表现为大便次数增多、粪便不成形或稀便,可出现腹泻与便秘交替。

（2）腹痛:部位不确切,程度多较轻,为持续性隐痛或腹胀感。

（3）腹部包块。

（4）肠梗阻:多为晚期症状,表现为便秘、腹胀等。

（5）全身症状:可表现为贫血、消瘦、乏力、低热等。

763. 试述直肠癌根治术手术方式及适用范围。

（1）局部切除术:适用于瘤体直径≤2 cm、分化程度高、局限于黏膜或黏膜下层的早期直肠癌。

（2）腹会阴联合直肠癌根治术(Miles):适用于腹膜返折以下的直肠癌。

（3）经腹腔直肠癌切除术(Dixon):适用于腹膜返折以上的直肠癌。

（4）经腹直肠癌切除、近端造口、远端封闭术(Hartmann):适用于全身情况差,无法耐受 Miles 手术或因急性肠梗阻不宜行 Dixon 手术的患者。

764. 肛管直肠手术后,为什么易发生尿潴留?

（1）肛管直肠手术多用骶麻,骶丛神经阻滞,抑制排尿反射。

（2）手术往往损伤支配膀胱的神经。

（3）术后疼痛及填塞物的刺激,引起膀胱括约肌反射性痉挛。

765. 何谓肠外瘘和肠内瘘？

（1）肠外瘘是指肠腔通过瘘管与体表相通。肠外瘘又可根据瘘口的形态分管状瘘及唇状瘘。

（2）肠内瘘是指肠腔通过瘘管与腹内其他脏器或肠管的其他区部位相通,如胆囊横结肠瘘、直肠膀胱瘘等。

766. 何谓滑动性疝？何谓嵌顿性疝？

（1）滑动性疝是病程较长,疝环较大的腹外疝。由于腹腔脏器不断下坠,致使某些脏器如盲肠、乙状结肠或膀胱滑入疝囊,并成为囊壁的一部分。

（2）嵌顿性疝是由于腹内压突然增高时,迫使腹腔脏器或组织强行通过狭小的疝环而进入疝囊,由于疝环的弹性回缩,将疝内容物嵌住而不能回纳。

767. 肠造口及其周围常见的并发症有哪些？

常见并发症有:① 造口出血;② 造口缺血坏死;③ 皮肤黏膜分离;④ 结肠造口狭窄;⑤ 造口回缩;⑥ 造口脱垂;⑦ 粪水性皮炎;⑧ 造口旁疝。

768. 试述肠造口护理要点。

（1）造口开放前:造口周围用凡士林纱条保护,一般术后 3 日拆除纱条,保持造口周围清洁。

（2）肠造口的观察:观察造口的颜色、高度、形状与大小。

（3）指导患者及家属正确使用造口护理用品。

（4）饮食指导:进易消化、高热量、高蛋白、丰富维生素的少渣饮食,少吃辛辣刺激食物,避免粗纤维及产生刺激性气味或胀气的食物,多饮水。

（5）预防造口及其周围常见并发症。

（6）帮助患者接纳并主动参与造口的护理。

769. 如何预防术后肠粘连的发生？

（1）腹腔手术时洗净手套外部滑石粉,不遗留线头等异物在腹腔内,减少肉芽组织的产生。

（2）减少缺血的组织,不作大块组织结扎。

（3）注意无菌操作技术,减少炎性渗出。

（4）保护肠浆膜面,防止损伤与干燥。

（5）冲洗清除腹腔内积血积液，必要时放置引流管。

（6）及时治疗腹腔内炎性病变，防止炎症扩散。

（7）术后早期活动。

770. 急性腹膜炎产生大量渗出液有何临床意义？

（1）可稀释腹腔内毒素和减轻消化液对腹膜的刺激。

（2）渗出液中的淋巴细胞和吞噬细胞能吞噬细菌、异物和破碎组织，具有强大的防御能力。

（3）渗出液中含有的纤维蛋白沉淀，有助于病变部位与周围脏器和大网膜发生粘连，以控制感染的扩散。

771. 腹膜炎患者为什么要采取半卧位？

（1）减轻中毒症状：腹膜吸收能力的大小与血管多少有关，而腹膜血管的多少又取决于腹膜面积的大小，所以上腹较下腹部的吸收能力强，取半卧位脓液流向下腹腔就可以减少毒素吸收。

（2）半卧位时腹腔内容物坠向盆腔，一旦形成脓肿，处理比膈下脓肿容易。

（3）腹腔内容物下移，减轻因明显腹胀挤压膈肌而对呼吸和循环的影响。

（4）使腹肌松弛，减轻因腹肌紧张引起的腹胀等不适。

772. 试述腹部闭合性损伤非手术治疗护理要点。

（1）休息与卧位：绝对卧床休息，若病情稳定可取半卧位。禁止随意搬动患者，以免加重病情。

（2）严密观察病情变化：监测生命体征，观察腹痛、腹胀情况，准确记录出入量，了解有无活动性内出血、脏器破裂及腹膜炎等。

（3）禁食、禁灌肠：诊断未明确之前应绝对禁食、禁水、禁灌肠。

（4）胃肠减压：怀疑空腔脏器损伤的患者，尽早行胃肠减压并做好相应护理。

（5）维持体液平衡和预防感染：遵医嘱合理使用抗生素，补充足够的液体，防止水、电解质及酸碱平衡紊乱。

（6）镇静、止痛：未明确情况之前禁用镇痛药，可通过分散注意力等缓解疼痛，诊断明确，遵医嘱给予解痉药或镇痛药。

（7）加强心理护理：向患者解释病情，关心同情患者，减轻患者恐惧心理。

（8）完善术前准备。

773. 腹腔内易发生脓肿的部位有哪些？

主要有：① 膈下脓肿；② 盆腔脓肿；③ 髂凹脓肿；④ 肠间隙脓肿。

774. 腹腔镜手术有哪些优点和并发症?

(1) 优点:恢复快、损伤小、疼痛轻、瘢痕不易发现。

(2) 并发症:① 与 CO_2 气腹相关的并发症和不良反应:如皮下气肿、气胸、心包积液、气体栓塞、高碳酸血症与酸中毒、心律失常、下肢静脉淤血和血栓、腹腔内缺血、体温下降等;② 与腹腔镜手术相关的并发症:血管损伤、内脏损伤。

五、泌尿外科

775. 行肾部分切除术后,为什么要平卧 7～10 天?

在肾部分切除术过程中,肾脏被游离,活动度大。如果术后早期半卧位或活动,那么易造成肾下垂、肾出血、肾扭转等。所以肾部分切除术后,应取平卧位,绝对卧床 7～10 天。

776. 急性肾功能衰竭时可发生哪些病症?

主要有:① 水中毒;② 高血钾症;③ 低钠血症;④ 高磷血症和低钙血症;⑤ 氮质血症。

777. 血液透析的适应证和禁忌证有哪些?

(1) 血液透析适用于:① 急性肾功能衰竭;② 慢性肾功能衰竭;③ 急性药物或毒物中毒;④ 其他疾病:如严重的水、电解质及酸碱平衡紊乱,行常规治疗难以纠正者。

(2) 下列患者禁止做血液透析:① 严重心功能不全;② 严重心律失常;③ 有明显出血倾向;④ 出现休克或血压偏低(收缩压<10.6 kPa);⑤ 近期大手术患者。

778. 血液透析过程中可发生哪些危急情况? 如何处理?

(1) 失血:可因透析器或管道系统接头滑脱而造成大出血。一旦发现应迅速用血管钳阻断血流,关闭血泵。

(2) 空气栓塞:透析中若操作不慎可致空气逸入静脉内造成栓塞。若发现栓塞,应立即用血管钳阻断静脉管道,置患者于头低脚高位,左侧卧位以防脑栓塞,并按急性心衰处理。

(3) 溶血:可因透析液配置失误,浓度低于正常值,透析液温度过高等原因造成,应立即停止透析,按溶血治疗处理。

779. 器官移植分哪几类?

(1) 自体移植:供者和受者为同一个体。

(2) 同质移植:同卵双生子之间移植。

(3) 同种异体移植:同一种族但不是同一个体的移植,如同胞间,异卵双生子之间,父子、亲属及非亲属间的移植。

(4) 异种移植:不同种族间的移植。

780. 器官移植术后常见的并发症有哪些?

常见并发症有:① 排斥反应;② 感染;③ 消化道出血;④ 精神方面的并发症有情绪波动,烦躁及精神失常等。

781. 肾移植的主要排斥反应有几种?

(1) 超急排斥反应:在器官移植血流恢复后数分钟至数小时出现。属体液免疫反应,不可逆转。

(2) 加速性排斥反应:在术后 2～5 日出现。也属体液免疫反应,经皮质激素冲击治疗,可暂时缓解,但可反复发作,甚至不可逆转。

(3) 急性排斥反应:多发生于术后 5 日～6 个月内,属细胞免疫反应,多数患者经治疗可缓解或消失。

(4) 慢性排斥反应:术后数日至数年发生,以体液免疫反应为主,一旦确诊,尚无有效治疗方法,必要时需进行二次移植。

782. 输尿管镜下钬激光碎石术后如何护理?

(1) 病情观察,记录生命体征和尿液的变化。

(2) 妥善固定导尿管,防止受压、堵塞、扭曲。

(3) 观察引流液的颜色、性质和量。

(4) 预防出血、感染等并发症。

(5) 出院后嘱患者多饮水,术后 1 个月到医院拔除输尿管内的双 J 管。

783. 泌尿系结石患者的饮食护理应注意些什么?

(1) 含钙结石患者应少吃牛奶等含钙高的饮食。

(2) 草酸盐结石患者应少吃菠菜、马铃薯、豆类,少喝浓茶。

(3) 磷酸盐结石患者宜低磷钙饮食,口服氯化铵使尿液酸化。

(4) 尿酸盐结石患者应少吃含嘌呤食物,如:动物内脏、肉、豆类等;口服碳酸氢钠,使尿液碱化。

784. 嗜铬细胞瘤危象有几型? 其主要表现有哪些?

(1) 高血压型:表现为多汗,呕吐,颤抖,严重者眼底视乳头水肿,颅内高压,脑水肿,脑出血。

(2) 心脏型:极度呼吸困难,心肌梗死,心律失常,心力衰竭,两肺湿啰音。

(3) 胃肠型:血压上升时伴剧烈腹痛,便血。

785. 嗜铬细胞瘤发作时的主要临床表现有哪些?

突感心悸、气短、胸闷、头晕、头痛、出汗,有时会合并恶心、呕吐、腹痛、视物模糊等。患者紧张、焦虑、面色苍白、四肢发凉、震颤、收缩压骤升至 $200\sim300$ mmHg。

786. 全膀胱切除术所置导管应在何时拔除?

(1) 耻骨后负压吸引管,术后 5 天左右拔除。

(2) 原位新膀胱术后,留置代膀胱造瘘管术后 $2\sim3$ 周拔除。

(3) 输尿管支架管术后 2 周拔除。

787. 试述耻骨上膀胱造瘘的适应证及护理要点。

(1) 适应证:耻骨上膀胱造瘘多用于尿道外伤、尿道梗阻发生急性尿潴留,不能经尿道插管引流尿液者。

(2) 护理:① 保持引流管通畅;② 每日更换伤口敷料,清洗造瘘管周围的分泌物,固定好造瘘管;③ 拔造瘘管前应作夹管实验,证明经尿道排尿通畅才能拔管;④ 拔造瘘管的时间不能早于术后 12 天;⑤ 一般不需常规冲洗造瘘管,若病情需要或造瘘管阻塞可用无菌等渗盐水冲洗,冲洗时用力不能过猛,注意患者反应;⑥ 保持瘘口周围干燥,冲洗或换管时严格无菌操作。

788. 何谓压力性尿失禁?

指患者在不活动时无尿失禁,在腹压突然增高时(如:哭、笑、咳嗽、打喷嚏等)即出现尿失禁,无慢性尿潴留,多发生在妇女。

789. 何谓神经原性膀胱功能障碍?

是指与排尿有关的中枢神经或周围神经发生病变,引起排尿功能紊乱,膀胱本身无器质性病变。可分为:

(1) 逼尿肌反射亢进。表现为尿频、尿急、间歇性不自主排尿、尿潴留、充盈性尿失禁。

(2) 逼尿肌无反射。表现为排尿困难、尿潴留、充盈性和压力性尿失禁,尿意感觉减退或消失。

790. 简述下尿路尿流动力学检查的目的和方法。

（1）目的：研究膀胱、尿道贮尿和排尿的过程。

（2）方法：① 膀胱内压测定、尿道内压测定（了解膀胱、尿道功能）；② 尿流率测定（了解下尿路有无梗阻）；③ 括约肌肌电图（主要了解尿道外括约肌功能）；④ 排尿时膀胱尿道造影（了解排尿时膀胱、尿道的动态变化）。

791. 前列腺增生手术方法有哪些?

（1）开放式手术：耻骨上经膀胱前列腺切除术；耻骨后前列腺切除术；经会阴前列腺切除术。

（2）腔内手术：经尿道前列腺电汽化术（TUVP）；经尿道等离子电切术（TURP）；经尿道激光（接触式、钬激光、绿激光）治疗。

（3）高能聚焦超声前列腺切除术。

（4）前列腺支架（记忆金属）。

792. 试述前列腺摘除的术后护理要点。

（1）严密观察患者生命体征及意识状态。

（2）平卧 6 小时后改半卧位，术后卧床 3～4 日后可下床活动。待肛门排气后可进食流质，逐渐过渡到普食，妥善固定尿管。

（3）术后护理的重点是防止出血，术后 2～3 天常有血尿，应严密观察血尿转清情况。

（4）保持气囊导尿管通畅，如有小的血块，及时行高压冲洗抽吸。

（5）保持大便通畅，禁止灌肠或肛管排气。

（6）术后尿失禁者，指导其进行肛门括约肌收缩练习，一般数日后可恢复，严重尿失禁者可用阴茎夹或尼龙粘带包绕阴茎，控制滴尿。

（7）调整、控制输液速度，防止稀释性低钠血症所致的肺、脑水肿、心力衰竭等。

（8）加强基础护理及生活护理，防止压疮发生。

（9）术后勃起功能障碍可遵医嘱使用西地那非（万艾可）治疗，期间注意观察有无心血管并发症。

六、骨 科

793. 简述颈椎病的定义及常见分型。

(1) 定义:颈椎病是指因颈椎间盘退变及其继发性改变,刺激或压迫相邻的脊髓、神经、血管、食管等组织,引起相应的症状和体征。

(2) 常见分型:神经根型,脊髓型,椎动脉型,交感神经型等。

794. 简述腰椎间盘突出症的常见病因及主要症状。

(1) 常见病因:椎间盘退行性变;长期震动;过度负荷;外伤;妊娠;其他,如遗传、吸烟以及糖尿病等诸多因素。

(2) 主要症状:腰痛、下肢放射痛、间歇性跛行、马尾综合征等。

795. 显微皮瓣移植术后,哪些情况提示血运障碍?

(1) 皮瓣温度低于健侧 2 ℃ 以上。

(2) 皮肤出现苍白、灰白或紫红色、紫斑等。

(3) 移植皮肤肿胀严重或塌陷、皮纹增多。

(4) 毛细血管充盈时间延长 5 秒以上。

796. 断指再植术后如何区分动、静脉血运受阻?

(1) 动脉供血不足:肢体末端苍白,灰暗,指腹张力下降,瘪陷,皮肤弹性消失,皱纹加深,皮温下降,动脉搏动减弱或消失,指甲毛细血管充盈时间延长。

(2) 静脉回流受阻:末端皮肤青紫、肿胀、皮纹变浅或消失,皮温下降,指甲毛细血管充盈时间变短。

(3) 动静脉同时阻塞:局部皮肤呈灰暗色,逐渐变为紫黑色。

797. 何谓高位截瘫? 可能出现哪些并发症?

高位截瘫大多因颈椎骨折、脱位合并颈髓损伤所致,在损伤平面以下感觉、运动、生理反射均消失,大小便不能控制。

常见的并发症有:① 呼吸道感染;② 泌尿系统感染;③ 压疮;④ 高热;⑤ 营养代谢紊乱;⑥ 肢体畸形;⑦ 下肢深静脉血检;⑧ 便秘或大便失禁。

798. 何谓骨筋膜室综合征？其临床表现有哪些？

骨筋膜室综合征是四肢骨筋膜室内肌肉、神经,因急性严重缺血而导致的一系列病理性改变,室内压力增高是其主要原因。好发于小腿和前臂。

临床表现：

(1) 创伤肢体持续性疼痛,进行性加剧。

(2) 患肢肌力减退,指趾呈屈曲状态,被动活动指、趾、疼痛加剧。

(3) 患肢肿胀,张力增加,远端动脉搏动可正常、减弱或消失,远端毛细血管充盈时间延长。

(4) 若不及时处理,可出现"5P"征：① 由疼痛(pain)转为无痛；② 苍白(pallor)或发绀、大理石花纹等；③ 感觉异常(paresthesia)；④ 麻痹(paralysis)；⑤ 无脉(pulselessness)。

799. 如何护理骨牵引患者？

(1) 做好心理护理。向患者详细说明骨牵引的目的、体位、持续时间及可能出现的不适等。

(2) 患者保持正确的体位,躯干伸直、骨盆放正、牵引方向与近端肢体的轴线成直线。

(3) 牵引的重量一般为体重的 1/10～1/7,必须保持持续牵引力,禁止随意移动牵引装置。

(4) 抬高牵引侧肢体,以利用体重作反牵引,保持牵引力量。

(5) 牵引针(钉)眼保持清洁、干燥,一日 1～2 次滴 75％酒精,及时用 0.1％安多福清理针眼处血痂,预防针眼感染。

(6) 牵引钉(针)两端,套上软塞,以免针尖刺伤或划破衣服。

(7) 观察牵引效果,定期测量肢体长度,复查 X 线片,避免过度牵引或牵引重量不足,注意牵引装置有无牵引力的阻挡。

(8) 注意肢体末梢血运情况,倾听患者主诉,若有疼痛、麻木等,应及时检查处理。

(9) 注意保暖和皮肤护理,预防肺部的并发症和压疮。

(10) 指导患者在牵引期间进行功能锻炼。

800. 怎样搬运多发性骨折患者？

多发性骨折患者搬运前应妥善固定,以免损伤神经及血管,使骨折情况恶化。

(1) 疑似脊柱损伤或已确诊为脊柱骨折患者,搬运时应将患者身体放直,用均衡力量轻轻托起或放下,宜用硬板平车,取仰卧位,减少脊髓损伤机会,切忌一人抬胸一人抬腿的搬运方法。

(2) 搬运颈部损伤患者时,应有 3～4 人一起搬动,一人负责头部的牵引固定,使头颈部保持与躯干呈直线的位置,维持颈部不动,防止头颈部扭转、屈伸加重、脊髓损伤。其他三人站在患者同一侧,两人托躯干,一人托下肢,同时用力移患者仰卧于平车上,颈下垫一小枕,两边放砂袋,防止头部左右摆动。

(3) 搬运胸、腰部脊柱骨折的患者时,应有 3 人一起搬运,站在同一侧,一人托颈、肩胛部,另一人托腰部、臀部,第三个人平托伸直的下肢,三人同时用力将患者平托到硬板平车上,取平卧位,禁止患者坐起,以免脊髓受压。

801. 骨盆骨折常见的并发症有哪些?

(1) 失血性休克。

(2) 腹膜后血肿。

(3) 膀胱、尿道损伤。

(4) 直肠损伤,肛管及阴道损伤。

(5) 腰骶神经丛与坐骨神经损伤。

(6) 腹腔内脏损伤。

(7) 大血管损伤。

802. 骨折愈合的标准有哪些?

(1) 临床愈合标准:① 局部无压痛,无肢体纵向叩击痛;② 局部无反常活动;③ X 线片显示骨折线模糊,有骨小梁和连续性骨痂通过骨折线;④ 固定解除后伤肢可满足以下要求:上肢能向前平举 1 kg 重物达 1 分钟,下肢能不扶拐杖在平地上连续走 3 分钟(不少于 30 步);⑤ 取消外固定后观察 2 周,局部无变形。

(2) 骨性愈合标准:X 线显示骨折线消失。

803. 影响骨折愈合的因素有哪些?

(1) 全身因素:① 儿童骨折愈合速度较成人快,老年人因机体代谢功能低下,愈合较慢;② 全身消耗性疾病或代谢性疾病等。

(2) 局部因素:骨折类型、骨折端血供情况、软组织损伤程度、骨折、移位情况、感染、骨质缺损、治疗方法不当等均可影响骨折愈合。

804. 石膏固定的肢体出现哪些症状表明有肢端血循环障碍?

凡肢端皮肤发青、发紫、发冷、肿胀、麻木、疼痛及感觉不正常,都说明有血循环障碍。

805. 深静脉血栓形成的主要因素及预防原则是什么?

深静脉血栓形成的主要因素有:血管内皮损伤,血流缓慢,血液高凝状态等。

预防原则:

(1) 基础预防:加强评估,做好高危人群宣传教育;指导下肢主、被动活动;鼓励患者尽早下床活动;维持水、电解质平衡,鼓励患者多饮水,避免脱水。

(2) 物理预防:高危患者可采用足底静脉泵、间歇充气加压装置及梯度弹性袜等机械预防措施。

(3) 药物预防:高危患者必要时应用低分子肝素、利伐沙班、华法林等抗凝药,注意观察用药效果及药物的不良反应,定期检测出凝血时间及凝血酶原时间。

806. 股骨头坏死的常见病因是什么?

(1) 创伤性因素:股骨颈骨折、髋关节外伤性脱位及股骨头骨折。

(2) 非创伤性因素:① 肾上腺糖皮质激素的应用;② 乙醇中毒;③ 减压病;④ 镰刀细胞性贫血;⑤ 特发性股骨头坏死。

807. 试述人工髋关节置换术后的康复护理。

(1) 术后当日即可进行患肢自足背开始的向心性按摩,足踝关节主动、被动伸屈练习,术后第 2 日进行股四头肌、臀大肌和臀中肌等长收缩练习,以保持肌张力。

(2) 术后第 2～3 日,拔除引流管,除去防旋鞋,便可进行髋、膝关节屈伸练习,以训练髋关节活动度。屈伸练习逐渐由被动向主动过渡,必要时应用 CPM 辅助机辅助锻炼。

(3) 术后第 5 天至 1 周,患者体力已有所恢复,逐渐开始由卧位到坐位,由坐位到站立,由站立到行走的训练,训练的方法以主动和抗阻力训练为主。

(4) 1 周后即可坐起,在床上练习下肢各关节活动。待患者适应直立姿势后,可使用助行器或扶拐下地行走。行走时应注意保护,防止跌倒摔伤。

808. 简述半月板损伤膝关节镜术后康复训练指导。

遵循个体化原则,循序渐进。

(1) 手术当天:麻醉清醒后即可行踝泵运动、股四头肌及腘绳肌等长收缩练习。

(2) 术后 1～3 天:继续以上练习,增加直腿抬高、侧方抬腿及后抬腿练习,并开始行下地负重及平衡练习。

(3) 术后 4～7 天:继续以上练习,开始行膝关节活动度练习(包括床上滑足屈膝、床边压腿屈膝练习等),练习的角度应逐渐增加,直至膝关节屈曲达 90°。

（4）术后 2～4 周：继续以上练习，强化肌力训练，增加患肢的抗阻力训练及股四头肌静态练习（静蹲练习），提高患肢肌力水平。膝关节活动度练习逐渐增加练习角度，直至膝关节屈曲达 120°～140°为宜。

（5）术后 2～3 个月：继续以上练习，强化肌力及关节活动度训练，要求关节活动度逐渐达到健侧肢体水平，完成日常生活部分活动，如慢走、上下楼、骑自行车等。

809. 人工全髋关节置换术的适应证和禁忌证有哪些？

（1）适应证：退行性骨关节炎，类风湿性骨关节炎，血友病性骨关节炎，强直性脊柱炎所致的髋关节病变，部分严重的髋臼骨折，老年股骨颈骨折，髋关节创伤性关节炎，创伤后和特发性股骨头坏死，髋臼发育不良，髋关节静止期感染性疾病（化脓性感染、结核），髋部周围的肿瘤。

（2）绝对禁忌证：髋关节及身体其他部位活动性感染以及存在危及患者生命的合并症；精神异常难以配合治疗的患者；骨骼发育未成熟者。

（3）相对禁忌证：神经营养性疾病和下肢外展肌力严重不足的患者；下肢严重的血管性疾病者。

第七部分　五　官　科

一、口　腔　科

810. 什么是阻生牙以及哪些情况下不宜拔牙？

阻生牙是指由于邻牙、骨或软组织的阻碍而只能部分萌出或完全不能萌出，且以后也不能萌出的牙。

下列情况不宜拔牙：① 血液病（如血友病、白血病等）；② 恶性肿瘤上的牙齿或放疗区附近的牙齿；③ 急性传染病期；④ 高血压未采取降压措施者；⑤ 心脏病（如心绞痛，充血性心力衰竭，未控制的心律不齐，急性心肌梗死后 3 个月至 6 个月）；⑥ 月经期及妊娠期（指妊娠的 1～3 个月内及临产前 2 个月）；⑦ 口腔局部有隐性炎症；⑧ 全身慢性疾病（如：严重肝肾疾病、甲亢、糖尿病、肺结核、慢支等），均应做好充分准备后才能拔牙。

811. 引起牙龈出血的原因有哪些？

（1）局部因素有：牙龈炎、牙周炎、坏死性龈炎、龈瘤、牙菌斑、牙石、不良修复体、食物嵌塞、牙排列拥挤、张口呼吸。

（2）全身因素有：血液病（如血友病、白血病）、糖尿病、艾滋病、肝脏疾病所致凝血机制差，维生素 C 缺乏等。

812. 腭裂在临床上分哪些类型？

主要有：① 悬雍垂裂或软腭裂；② 不完全行腭裂（软腭裂开，但牙槽突完整，鼻中隔居中）；③ 单侧完全性腭裂（软硬腭裂开抵牙槽突）；④ 双侧完全性腭裂。

813. 上颌骨骨折如何护理？

取半卧位以减少出血,利于呼吸和吐出口内分泌物。患者不能咀嚼,宜给高热量、高蛋白、高维生素流质,用小壶或滴管喂食。进食后要冲洗口腔,去除残渣和分泌物及坏死组织,脓性分泌物多时,可先用 H_2O_2 水棉球擦洗后再冲洗。

814. 试述牙颌畸形矫治的最佳年龄。

牙颌畸形是由于先天或后天的各种因素作用于牙、颌、软硬组织所造成的形态与功能发育异常。牙颌畸形矫治的最佳年龄因畸形的类型不同可分为:骨性畸形:越早矫治越好。牙性畸形:最佳矫治年龄为 12～14 岁。

815. 何为种植义齿？种植义齿有哪些特点？

种植义齿是以牙种植体为支持并固位基础所完成的一类缺牙修复体。其特点是:

(1) 种植义齿的支持、固位和稳定功能较好。

(2) 具有良好的咀嚼功能。

(3) 可避免或减少固定义齿需做的基牙预备及其可能发生的不良后果带来的心理负担。

(4) 由于种植义齿无基托或基托面积小,所以具有良好的舒适度。

816. 什么叫窝沟封闭？试述窝沟封闭的最佳时机。

窝沟封闭是一种防止点隙裂沟龋侵蚀牙面的有效方法。即通过使用树脂类高分子化合物填塞牙齿表面的窝沟,达到防龋的效果。

窝沟封闭的最佳时机:乳磨牙 3～4 岁;第一恒磨牙 6～7 岁;第二恒磨牙 11～13 岁。

817. 何谓四手操作？

四手操作技术是为保护口腔医师、护士的体力及健康的前提下逐渐完善起来的国际标准化牙科治疗操作模式,即在口腔治疗的全过程中,医师、护士采取舒适的坐位,患者平卧在牙科综合治疗台上,医护双手(四只手)同时为患者进行各种操作,平稳而迅速地传递所用器械、材料,从而提高工作效率及质量。

818. 何谓龋病？其病因为何？

龋病是在以细菌为主的多种因素影响下,牙体硬组织发生慢性进行性破坏的一种疾病。目前被口腔学术界普遍接受的龋病病因学说是致龋四联因素理论。致龋四联因素理论将龋病的发生归结为微生物、食物、宿主和时间共同作用的结果。

819. 何谓根管治疗术?

根管治疗术是治疗牙髓病和根尖周病首选的方法,它是彻底清理根管内炎症牙髓和坏死的物质,扩大成形根管,并对根管进行适当消毒,最后严密充填根管,以去除根管内感染性内容物对根尖周组织的不良刺激,防止发生根尖周病或促进根尖病变愈合。

820. 何谓牙周病?

牙周病是指发生于牙周支持组织(牙龈、牙周膜、牙槽骨和牙骨质)的各种疾病。这些疾病包括两大类,即牙龈病和牙周炎。牙龈病是指只发生于牙龈组织的疾病,而牙周炎则是累及 4 种牙周支持组织的炎症性、破坏性疾病。牙龈病的病变可逆转,一旦病因被去除,炎症可以完全消退,牙龈组织恢复正常。但如果病因未去除,炎症未被控制,部分牙龈病可进一步发展成牙周炎。

二、眼 科

821. 正常眼压是多少?

眼内压正常值为 10~21 mmHg(即 1.3~2.79 kPa),昼夜波动<8 mmHg(即 1.064 kPa),两眼压差<5 mmHg(即 0.665 kPa)。

822. 何谓色觉障碍?

视网膜视锥细胞具有感受红、绿、蓝三种基本颜色的感色成分。先天性色觉障碍多为性连锁隐性遗传。色觉障碍以红、绿色盲(色弱)较多,蓝(或紫)色盲(色弱)较少。后天性色觉障碍,如老年人晶体呈棕黄色,常自觉有黄视症;精神失常可表现为色幻觉。

823. 什么是弱视? 弱视分为哪几种?

(1)弱视是指视觉发育期内由于异常视觉经验引起的单眼或双眼最佳矫正视力下降,眼部检查无器质性病变。

(2)弱视分为斜视性弱视、屈光参差性弱视、屈光不正性弱视、形觉剥夺性弱视。

824. 何谓夜盲？如何分类？

夜盲是指在黄昏后,光线朦胧的环境下,视物不清。可分为:先天性——视网膜色素变性,后天性——维生素 A 缺乏症。

825. 白内障有哪些手术方法？如何选择手术时机？

(1) 手术方法:① 白内障囊内摘除术(极少应用);② 白内障囊外摘除术＋人工晶体植入术;③ 超声乳化白内障吸出＋人工晶体;④ 白内障小切口手术(小切口非超声乳化白内障摘除＋人工晶体植入术)。

(2) 白内障手术时机选择:凡视力减退影响工作和生活时即可手术。对有迫切需求的患者,在技术条件许可时,可更早手术。

826. 何谓青光眼？青光眼为什么总是在傍晚或看电影后出现一些症状？

青光眼是一组以特征性视神经萎缩和视野缺损为共同特征的疾病,病理性眼压增高是其主要危险因素。

因为光线暗时,瞳孔散大,瞳孔边缘与晶体前凸面紧贴,产生前后房之间一过性的阻塞,房水流通不畅,虹膜向前隆起,前房变浅,房角关闭,眼压升高所致。

827. 什么是视网膜脱离？视网膜脱离分为哪几种？哪些人易发生孔源性视网膜脱离？

(1) 视网膜脱离是指视网膜神经上皮与色素上皮的分离。

(2) 根据病因主要分为孔源性、牵拉性和渗出性三类。

(3) 老年人、高度近视、无晶体眼、人工晶体眼、眼外伤等易发生孔源性视网膜脱离。

828. 滴眼药时应注意哪些事项？

(1) 操作时动作要轻,对外伤、手术后和角膜溃疡的患者更要注意。

(2) 同时滴数种药物时,每次需间隔 5～10 分钟;应先滴眼药水,后涂眼药膏;先滴刺激性弱的药物,后滴刺激性强的药物。

(3) 滴毒性强的药物时(如阿托品等),应用棉球压迫泪囊部 2～3 分钟,防止药液经泪囊至鼻腔吸收而引起全身中毒。

(4) 滴混悬液时应摇匀再用。

(5) 药物勿直接滴至角膜,同时避免瓶口接触手指、眼睑或睫毛。

(6) 眼药瓶开启一个月后不宜再用。

829. 阿托品和毛果芸香碱各用于哪种眼病？

(1) 阿托品:用于治疗虹膜睫状体炎,使瞳孔充分散大,以防止虹膜后粘连,降低眼内血管壁的通透性,达到消炎的目的,并解除睫状肌的痉挛,减少疼痛。

(2)毛果芸香碱(匹罗卡品):用于青光眼,使瞳孔括约肌和睫状肌兴奋,使瞳孔缩小,开放房角,促进房水外流,因而可降低眼内压。

830. 角膜移植会产生哪些并发症?

主要并发症有:① 急性排异反应;② 缝线脱落,伤口裂开;③ 虹膜脱出;④ 植片移位;⑤ 眼压升高。

831. 什么是准分子激光? 其临床应用如何?

所谓准分子激光是指受激二聚体所产生的激光。它是一种气体脉冲激光,因谐振腔内充入不同的稀有气体和卤素气体的混合物而有不同波长的激光产生。其波长范围为 157~353 nm。激光屈光性角膜手术,是氩氟(ArF)混合物所产生的 193 nm 的准分子激光。它是一种超紫外光波的冷激光,在与生物组织作用时,使组织分子汽化,以此对角膜组织进行雕琢矫正近视眼,其准确度极高,而且对被照射部位周围组织不产生热效应。

832. 葡萄膜有哪些组织组成? 常见的葡萄膜炎病有哪些?

(1)葡萄膜又称色素膜,由虹膜、睫状体和脉络膜组成。

(2)常见的葡萄膜炎病有虹膜睫状体炎、脉络膜视网膜炎、脉络膜黑色素瘤、急性视网膜坏死、Vogt-小柳原田综合征、瞳孔残膜。

833. 何谓视屏显示终端综合征(VDT 综合征)?

由于长时间注视计算机、电视机、手机、游戏机等视屏显示终端,随之而来操作者出现的眼部干涩、灼痛、头痛、视朦、肩酸背痛及精神疲倦等一系列症候群越来越多,称之为视屏显示终端综合征(VDT 综合征)。

834. 引起视乳头水肿的病因有哪些?

视乳头水肿又称视盘水肿,主要包括非炎性及炎性两种,最常见的原因是颅内的肿瘤、炎症、外伤及先天畸形等所致的颅内压增高。一些眼病如视神经炎、视网膜中央静脉阻塞、视神经肿瘤及眼部外伤手术等也可引起。

835. 脑肿瘤患者常出现哪些眼部症状?

根据肿瘤部位不同,常可出现的眼部症状有:① 视力障碍;② 视野缺损;③ 视神经乳头水肿;④ 瞳孔改变;⑤ 眼球运动障碍;⑥ 睑下垂;⑦ 眼部知觉障碍。

三、耳、鼻、咽、喉科

836. 急性化脓性中耳炎的症状特点是什么？

高热、头痛、周身不适、耳跳痛，并逐渐加剧，甚至影响睡眠，耳鸣及听力减退，检查可见鼓膜外凸、充血，鼓膜穿孔后，可见穿孔及脓性分泌物流出，呈传导性耳聋。

837. 试述耳聋的分类。人工耳蜗的工作原理是什么？

根据病变性质和部位分类，可分为器质性耳聋和功能性耳聋两大类。器质性耳聋按病变部位可分为传导性耳聋、感音神经性耳聋和混合性耳聋三种。

人工耳蜗实际上是一种特殊的声-电转换电子装置，其工作原理是：将环境中的机械声信号转换为电信号，并将该电信号通过电极传入患者耳蜗，刺激病耳残存的听神经而使患者产生听觉。

838. 周围性面瘫的临床表现有哪些？

患侧面部表情运动丧失，额纹消失，不能皱眉与闭目，鼻唇沟变浅，口角下垂并向健侧歪斜，讲话、苦笑或露齿动作时更加明显，鼓腮漏气，发爆破音（如"波"、"坡"）困难。进食可有口角漏液现象。双侧完全瘫痪者面部呆板无表情。

839. 何谓阻塞性睡眠呼吸暂停低通气综合征？

阻塞性睡眠呼吸暂停低通气综合征（OSAHS）是指睡眠时上气道塌陷阻塞引起的呼吸暂停和低通气，通常伴有打鼾、睡眠结构紊乱、频繁发生血氧饱和度下降、白天嗜睡、注意力不集中等病症，并可能导致高血压、冠心病、糖尿病等多器官、多系统损害。OSAHS可发生于任何年龄阶段，其中以中年肥胖男性发病率最高。

840. 鼻源性头痛有什么特点？

一般都有鼻部病变，如鼻塞、脓涕等，多在窦内脓性物排出后缓解；鼻急性炎症时加重；多为深部头痛；鼻腔黏膜收缩或使用表面麻醉剂后，头痛可以减轻；头痛有一定部位和时间。

841. 试述变应性鼻炎的临床特征及治疗原则。

变应性鼻炎以鼻痒、阵发性喷嚏、大量水样鼻涕和鼻塞为主要临床特征。多数患者有鼻痒,有时伴有软腭、眼和咽部发痒;每天常有数次阵发性喷嚏发作,每次少则 3～5 个,多则十几个甚至更多;水样鼻涕;鼻塞均为双侧,但轻重不一。其治疗原则包括:尽量避免接触过敏源,正确使用抗组胺药和糖皮质激素;如果有条件,则可行特异性免疫疗法。

842. 鼻出血(鼻衄)的常见原因是什么?

(1)局部原因:① 外伤:鼻骨、鼻窦骨折及鼻窦气压骤变等损伤局部血管或黏膜,挖鼻、用力擤鼻、鼻腔异物等损伤黏膜血管,鼻、鼻窦手术或经鼻插管等损伤黏膜或血管未及时发现或未妥善处理,均可引起鼻出血。② 炎症:各种鼻腔、鼻窦的感染均可因黏膜病变损伤血管而出血。③ 鼻中隔病变:鼻中隔偏曲、糜烂、溃疡、穿孔等均可引起不同程度鼻出血。④ 鼻及鼻咽部肿瘤:鼻腔、鼻窦及鼻咽部恶性肿瘤溃烂出血,早期多表现为反复少量出血,晚期侵犯大血管可致大出血。

(2)全身原因:凡可引起动脉压或静脉压增高、凝血功能障碍或血管张力改变的全身性疾病均可致鼻出血,如急性发热性传染病、心血管疾病、血液病、营养障碍或维生素缺乏等。

843. 何谓运动病?

运动病是由于前庭系统失去稳定性而致。当人们乘车、船、飞机、宇宙飞行器时,机体受到加速度、视觉和深部感觉的刺激而不能适应,即产生运动病,如晕车、晕船、晕机等。

844. 鼻咽癌有哪些早期症状? 治疗原则是什么?

鼻咽癌的早期症状为颈部淋巴结肿大、鼻塞、涕中带血和中耳卡他症状等,也可有头痛症状发生。

治疗原则:首选放射治疗,可配合化疗、中医中药及免疫治疗。鼻咽部或颈部放疗后残余病灶及复发病灶可考虑手术切除。

845. 试述扁桃体周围脓肿的治疗要点。

(1)脓肿形成前:按急性扁桃体炎处理,给予足量抗生素及适量的糖皮质激素控制炎症。

(2)脓肿形成后:① 穿刺抽脓:于脓肿最隆起处刺入,即可抽出脓液。② 切开排脓:对前上型者,在脓肿最隆起处切开排脓。后上型者,则在腭咽弓处排脓。术后第二天复查伤口,必要时再次撑开排脓。

(3)扁桃体切除术:对多次脓肿发作者,应在脓肿消退 2 周后,将扁桃体切除。

846. 何谓腺样体面容？

由于长期张口呼吸，致使颌面部骨骼发育不良，上颌骨变长，颚骨高拱，牙列不齐，上切牙突出，唇厚，缺乏表情，即所谓的"腺样体面容"。

847. 试述气管切开位置及主要并发症。

气管切开一般在第3～4气管环处切开，避开第一气管环，以免损伤环状软骨而导致喉狭窄，亦不能低于第五环，以防止大出血。主要并发症有皮下气肿、纵膈气肿、气胸、出血、拔管困难等。

848. 喉梗阻患者出现哪些情况提示需立即抢救？

(1) 急性喉炎患者出现犬吠样咳嗽。

(2) 气管异物患者咳嗽时伴有气管拍击声。

(3) 患者烦躁不安（也可能呈不哭、不闹、安静状态），呼吸急促、口唇发绀，三凹征明显。

849. 喉癌全喉切除患者发音重建的方法有哪些？

(1) 食管发音法：其基本原理是经过训练后，患者把吞咽进入食管的空气从食管冲出，产生声音，再经过咽腔和口腔动作调节，构成语言。

(2) 人工喉和电子喉：人工喉是将呼气时的气流从气管引至口腔同时冲击橡皮膜而发音，再经过口腔调节，构成语言；电子喉是利用音频振荡器发出持续音，将其置于患者颊部或颏部作说话动作，即可发出声音。

(3) 食管气管造瘘术：在气管后壁与食管前壁间造瘘，插入发音钮或以肌黏膜瓣缝合成管道。

850. 试述食道异物、气管异物的症状及处理。

食道异物系异物最常嵌顿于食管入口处，其次为食管中段第2狭窄处。以第一狭窄处多见。常见的异物有：鱼刺、枣核、肉块、义齿、硬币等。常有吞咽疼痛、吞咽困难以及呼吸道症状等。不透光异物在X线透视下可以显示异物部位。应尽早行食道镜检查，发现异物及时取出。气管异物系异物经喉进入气管、支气管，刺激黏膜立即引起剧烈呛咳及反射性喉痉挛而出现憋气、面色青紫等。听诊颈段气管前可闻及异物撞击声。支气管异物可出现肺不张或肺气肿症状。多发生于5岁以下儿童，偶见成人。呼吸道异物有危及生命的可能，异物取出是唯一的治疗方法。

第八部分　妇　产　科

一、妇　科

851. 雌激素的主要功能有哪些?

(1) 促进卵泡及子宫发育,使子宫内膜增生。

(2) 增强子宫平滑肌对缩宫素的敏感性。

(3) 增加输卵管上皮细胞的活动,加强输卵管节律性收缩的振幅。

(4) 促进阴道上皮细胞的增生、角化,使细胞内糖原增加。

(5) 促进乳腺管增生,促进其他第二性征的发育。

(6) 对代谢包括水、钠潴留及钙质沉着等有作用。

852. 何谓月经? 卵巢周期子宫内膜如何变化?

月经是指伴随卵巢周期变化而出现的子宫内膜周期性脱落和出血。

卵巢周期使女性生殖器发生一系列变化,尤以子宫内膜变化最明显。一般正常月经周期为 28 天,其组织形态的周期性变化为 3 期。增殖期:月经周期的第 5 日至第 14 日,在雌激素的作用下,子宫内膜腺体和间质细胞呈增殖性变化。分泌期:月经周期第 15 日至第 28 日,黄体形成后在孕激素作用下,子宫内膜呈分泌反应。月经期:月经周期第 1 日至第 4 日,此时雌、孕激素水平下降,使内膜中前列腺素的合成活化,刺激子宫肌层收缩而引起内膜功能螺旋小动脉持续痉挛收缩,内膜血流减少,变性坏死的内膜与血流相混排出月经血。

853. 为什么月经血是不凝固的?

月经血呈暗红色,除血液外还有子宫内膜碎片、宫颈黏液及脱落的阴道上皮细胞,月经血中含有前列腺素及来自子宫内膜的大量纤维蛋白溶解酶。由于纤维蛋白溶解酶对纤维蛋白的溶解作用,故月经血不凝固,只有在出血多的情况下才会出现血凝块。

854. 何谓功能失调性子宫出血?

由于生殖内分泌轴功能紊乱造成的异常子宫出血,分为无排卵性和有排卵性两大类。

855. 何为子宫内膜异位症? 主要临床表现是什么?

子宫内膜组织(腺体和间质)出现在子宫体以外部位时,称为子宫内膜异位症。

子宫内膜异位症常见症状是下腹痛和痛经、性交不适、不孕、月经异常及其他特殊症状,如:肠梗阻、尿频、尿痛、血尿等。

主要临床表现:持续加重的盆腔粘连、疼痛、不孕。

856. 何谓经前期综合征?

经前期综合征是指反复在黄体期出现周期性以情感、行为和躯体障碍为特征的综合征。月经来潮后,症状可自然消失。

857. 何谓闭经?

闭经分原发性和继发性两类。原发性闭经是指年龄超过 15 岁,第二性征已发育,月经还未来潮;或年龄超过 13 岁,但尚无第二性征发育者。继发性闭经是指正常月经建立后月经停止 6 个月,或按自身原来月经周期计算停经三个周期以上者。

858. 何谓不孕症?

女性无避孕性生活至少 12 个月未孕,称为不孕症。

859. 为什么绝经后的妇女易患萎缩性阴道炎?

由于卵巢功能衰退,雌激素水平下降,阴道壁萎缩,黏膜变薄;上皮细胞内糖原减少,阴道内 pH 值增高,多为 5.0~7.0,嗜酸性乳杆菌不再为优势菌,局部抵抗力减弱,致病菌易于入侵繁殖而发生炎症。

860. 何谓盆腔炎?

盆腔炎是指女性上生殖道的一组感染性疾病,主要包括子宫内膜炎、输卵管炎,输卵管、卵巢脓肿,盆腔腹膜炎。

861. 乳腺癌有哪些临床表现？

（1）乳房肿块：最为常见，肿块质硬、表面不光滑、与周围组织界限不清、活动度欠佳，常为无意中或体检发现，多发生于外上象限。

（2）乳房外形改变：① 局部突起；② 酒窝征；③ 乳头偏移或回缩；④ 橘皮症。

（3）晚期局部表现：① 肿块固定；② 卫星结节和铠甲胸；③ 皮肤破溃。

（4）转移症状：① 淋巴结肿大；② 血行转移。

（5）特殊类型的乳癌：① 炎性乳癌；② 乳头湿疹样癌。

862. 试述乳房自检的方法。

病人应取坐位或仰卧位，脱去上衣，袒露前胸，在良好的光线下自查。

（1）解开内衣，面对穿衣镜，先两手下垂，观察双侧乳房。注意大小、外形、轮廓、对称性、有无隆起肿块、凹陷或"橘皮样"改变以及乳房有无溢液和乳头回缩、乳晕有无湿疹。

（2）两臂高举过头，双手放在头部后面，看乳房外形有无不规则凹陷和凸起。

（3）仰卧，肩胛下垫薄枕，左臂高举过头，放松肌肉，使左乳平铺于胸壁。将右手的示指、中指和环指并拢，用指腹从乳房外上象限开始，沿顺时针方向以圆圈状触诊方式向内移动，直到触到乳头处。仔细检查乳房各部位有无肿块。用拇指和示指捏挤乳头，观察有无异常溢液或分泌物。

（4）左臂放下，用右手再检查左侧腋窝有无肿块。右侧用同样方法检查。

863. 试述霉菌性阴道炎的传染方式。

（1）主要为内源性传染，假丝酵母菌除作为条件致病菌寄生阴道外，也可寄生于人的口腔、肠道，一旦条件适宜可引起感染。这三个部位的假丝酵母菌可互相传染。

（2）少部分患者可通过性交直接传染。

（3）极少通过接触感染的衣物间接传染。

864. 子宫颈癌早期症状有哪些？

早期子宫颈癌常无明显症状和体征，接触性出血及绝经后间断性出血，白带增多或血性白带常为宫颈癌最早症状，常不被重视。故定期进行防癌普查，对早期诊断宫颈癌是有积极意义的。

865. 子宫颈癌病理发展过程可分为哪三个阶段？

（1）宫颈组织细胞不典型增生。系癌前病变。分轻、中、重三度。

（2）宫颈原位癌，又称上皮内癌。是指癌变局限于子宫颈上皮层内，上皮全层极性消失、细胞显著异型,但上皮的基底膜仍完整。

(3)宫颈浸润癌。指癌灶已破坏基底膜侵入间质内。

866. 卵巢恶性肿瘤有哪些特点?

卵巢恶性肿瘤早期多无自觉症状,出现症状时往往病情已属晚期。由于肿瘤生长迅速,短期内可有腹胀,腹部出现肿块及腹水,晚期患者呈明显消瘦、贫血等。妇检多为实质性肿块,边缘不规则,固定,后穹窿有散在性结节。

867. 什么是妊娠滋养细胞疾病?

妊娠滋养细胞疾病是一组来源于胎盘滋养细胞的疾病。组织学根据形态特性,将其分为葡萄胎、侵蚀性葡萄胎、绒毛膜癌及胎盘部位滋养细胞肿瘤等,其中侵蚀性葡萄胎、绒癌和胎盘部位滋养细胞肿瘤等又统称为妊娠滋养细胞肿瘤。

868. 葡萄胎清宫应注意什么?

葡萄胎诊断一经成立,应及时清宫。在清宫前应注意有无休克、子痫前期、甲状腺功能亢进及贫血等合并症,出现时应先对症处理,稳定病情。清宫应由高年资医师操作。一般选用吸刮术。清宫应在做好输液、备血准备下进行。为减少出血和预防子宫穿孔,可在术中应用缩宫素静脉滴注。缩宫素可能会引起滋养细胞转移,甚至导致肺栓塞,常推荐在充分扩张宫颈管和开始吸宫后使用缩宫素。子宫小于妊娠12周可以一次刮净,子宫大于12周或术中感到一次刮净有困难,可于一周后行第二次刮宫。葡萄胎每次刮宫的刮出物必须进行组织学检查。

869. 绒癌、恶性葡萄胎患者阴道转移的症状有哪些?

转移灶最常见于阴道前壁和穹窿,呈紫蓝色结节,破溃时引起不规则阴道流血,甚至大出血。一般认为系宫旁静脉逆行性转移所致。

870. 子宫肌瘤可分为哪几种?

(1)肌壁间肌瘤:肌瘤位于子宫肌壁内,周围均被肌层包围。为最常见,占60%～70%。

(2)浆膜下肌瘤:肌瘤突出于子宫表面,由浆膜层所覆盖。约占20%。

(3)黏膜下肌瘤:肌瘤向宫腔内生长,突出于子宫腔内,其表面覆盖一层子宫黏膜。占10%～15%。

871. 子宫脱垂的原因是什么?

(1)妊娠、分娩,特别是产钳或胎吸困难的阴道分娩,可能会使盆底筋膜、子宫主、骶韧带和盆底肌肉受到过度牵拉而削弱其支撑力量。若产后过早参加体力劳动,特别是重体力劳动,将影响盆底组织张力的恢复,导致未复旧的子宫有不同程度的下移。

（2）长期慢性咳嗽,频繁举重物或便秘而造成腹腔内压增加,可导致子宫脱垂,绝经后出现的支持结构的萎缩在盆底松弛的发生和发展中也具有重要作用。

（3）医源性原因,包括没有充分纠正手术所造成的盆腔支持结构的缺损。

872. 妊娠期合并卵巢肿瘤患者处理原则是什么?

（1）妊娠期合并卵巢肿瘤较非孕期危害大,易发生卵巢肿瘤蒂扭转和破裂,若肿瘤位置低可梗阻产道导致难产。故应密切观察有无扭转、破裂等现象,一旦发生应立即手术。

（2）早孕合并卵巢肿瘤,一般可于妊娠 12 周以后进行手术,以免诱发流产;妊娠良性晚期发现者,可等待至足月行剖宫产,同时切除肿瘤。如诊断为卵巢恶性肿瘤,应尽早手术,其处理原则同非孕期。

873. 妇科腹部或阴道手术患者术前为什么都要留置导尿管?

妇科手术一般在盆腔内进行,因受骨盆限制,手术野暴露不及胸腹手术方便。膀胱位于子宫前方,充盈时可遮挡手术野,且子宫动脉位于子宫颈外侧 2 cm 处,自外侧向内跨越输尿管前方容易损伤,故术前都要留置导尿管,术中持续引流使膀胱保持空虚状态,并和无菌贮尿袋(瓶)相接,以便根据尿量补充液体。

874. 妇科腹部手术后如何观察有无内出血?

术后腹腔出血是妇科手术严重的合并症,因为术后麻醉未消退和伤口疼痛可能掩盖内出血的症状,因此,术后 4 小时内需严密观察病情变化。方法如下:

（1）术后每 30 分钟测量一次血压和脉搏至平稳,注意观察尿量,若发现血压下降,脉搏加快,尿量少于 30 mL/h,患者出现口唇苍白或发绀、烦躁不安、出冷汗等表现,要考虑腹腔出血的可能,应做好抢救药品、物品及再次手术的准备。

（2）如有腹膜后出血,往往主诉腰背疼痛,有时继发阴道出血。一旦确诊有内出血,必须立即准备再次剖腹检查,做止血处理。

875. 试述腹腔镜在妇科临床诊断和治疗中的应用。

（1）诊断腹腔镜:① 子宫内膜异位症;② 明确腹、盆腔肿块性质;③ 确定不明原因急、慢性腹痛和盆腔痛的原因;④ 明确或排除引起不孕的盆腔疾病;⑤ 计划生育并发症的诊断,如寻找和取出宫内异位的节育器、确诊吸宫术导致的子宫穿孔等。

（2）手术腹腔镜:① 有适应证实施经腹手术的各种妇科良性疾病;② 早期子宫内膜癌分期手术和早期子宫颈癌根治术;③ 中、晚期子宫颈癌化、放疗前后腹膜淋巴结取样;④ 计划生育节育手术,如异位宫内节育器取出、绝育术等。

876. 试述 HCG 放射免疫法测定的临床意义。

HCG 放射免疫法测定的临床意义主要是:① 妊娠诊断;② 异位妊娠诊断;③ 妊娠滋养细胞疾病的诊断和鉴别;④ 协助诊断性早熟和肿瘤。

877. 何谓复发性流产?流产分几类?

(1) 同一性伴侣连续发生三次及三次以上的自然流产。

(2) 流产可分为先兆流产、难免流产、完全流产、不全流产。有三种特殊情况:稽留流产、复发性流产及流产合并感染。

878. 简述妇产科急症的鉴别方法。

妇产科急症的鉴别方法见表 8.1。

表 8.1　妇产科急症的鉴别方法

病　名	症　状	检　查
痛经	月经期下腹疼痛,坠胀,重者呈疼挛性,有时伴恶心、呕吐、严重时面色苍白、出冷汗等	无阳性体征
流产	停经史,下腹坠痛,阴道流血	有血块样物质流出
宫外孕	停经史,腹部有剧烈撕裂样疼痛,阴道出血,严重时可呈休克状态	腹部压痛,妇科宫颈举痛或摇摆痛明显,后穹窿穿刺可抽出不凝固血液
卵巢囊肿蒂扭转	下腹一侧突发性疼痛,无阴道流血	腹部有肿块,妇检宫颈举痛,后穹窿穿刺阴性
盆腔炎	发热,下腹痛,白带多	妇检阴道可见充血,并有大量脓性分泌物

二、产　科

879. 婚前健康检查的意义是什么?

(1) 及早发现有碍优生的疾病,防止遗传病儿和畸形儿的出生。

（2）可发现生殖器疾病，以便进行矫治，使婚后夫妻生活和谐美满。

（3）能发现有碍结婚生育的内科疾病，以便采取相应的治疗对策。

（4）有利进行血型的咨询，以便采取相应的治疗。

（5）有利于避孕、节育的指导。

880. 何谓产前诊断？

又称宫内诊断或出生前诊断，是指在胎儿出生之前应用各种先进的检查手段、影像学、生物化学、细胞遗传学及分子生物学等技术，了解胎儿宫内发育情况，对先天性和遗传疾病作出诊断，为胎儿宫内治疗及选择性流产创造条件。

881. 如何推算预产期？

（1）自末次月经的第一日算起，阳历算法：月份减 3 或加 9，日期数加 7 即为预产期。如为阴历，月份仍减 3 或加 9，但日期加 15。

（2）若孕妇记不清末次月经时间，可根据早孕反应开始出现的时间、胎动开始的时间以及子宫底高度等估计。

882. 何谓胎产式、胎方位、胎先露？

（1）胎儿身体纵轴与母体身体纵轴之间的关系称为胎产式。

（2）胎儿先露部指示点与母体骨盆的关系称为胎方位。

（3）最先进入骨盆入口的胎儿部分称为胎先露。

883. 子宫下段是如何形成的？

子宫峡部位于宫体与宫颈交界处。未孕子宫峡部长约 1 cm，妊娠后随着子宫的增大，峡部也变长，孕 12 周后，峡部逐渐扩张成为宫腔的一部分，形成子宫下段，到临产时可达 7～10 cm。

884. 妊娠剧吐的孕妇尿中出现酮体的原因是什么？

妊娠剧吐的孕妇不能进食，长期饥饿，机体动用脂肪组织供给能量。在脂肪分解代谢过程中产生一种酸性中间产物——酮体。过多的酮体在体内，不能被机体及时代谢，则由尿中排出。

885. 为什么妊娠期易出现生理性贫血？

妊娠期间为了满足胎儿发育的需要，血容量自妊娠 6 周起开始增加，至妊娠 32 周至 34 周时达高峰，约增加 1500 mL，血浆的增加多于红细胞的增加。因此，血液稀释，出现妊娠期生理性贫血。

886. 何为妊娠合并糖尿病？妊娠期糖尿病的诊断标准是什么？

(1) 妊娠合并糖尿病有两种情况：一种为在原有糖尿病(DM)的基础上合并妊娠，又称糖尿病合并妊娠；另一种为妊娠前糖代谢正常，妊娠期才出现的糖尿病，称为妊娠期糖尿病(GDM)。

(2) 妊娠期糖尿病的诊断：75 gOGTT 查空腹及服糖后 1 小时、2 小时的血糖值分别为：5.1 mmol/L、10 mmol/L、8.5 mmol/L，任何一点血糖值达到或超过上述标准即诊断为 GDM。

887. 简述妊娠合并糖尿病对母、儿的影响。

(1) 对孕妇的影响：① 高血糖可使胚胎发育异常甚至死亡，流产发生率达 15%～30%；② 发生妊娠期高血压疾病的可能性较非糖尿病孕妇高 2～4 倍；③ 感染是糖尿病主要的并发症；④ 羊水过多发生率较非糖尿病孕妇多 10 倍；⑤ 因巨大胎儿发生率明显增高，难产、产道损伤、手术产儿率增高，产程延长易发生产后出血；⑥ 易发生糖尿病酮症酸中毒；⑦ GDM 孕妇再次妊娠时，复发率高达 33%～69%。

(2) 对胎儿的影响：巨大胎儿、胎儿生长受限、流产、早产及胎儿畸形发生率高。

888. 何谓高危妊娠？其监护管理措施有哪些？

高危妊娠是指妊娠期由个人或社会不良因素，以及有某种并发症或合并症等，可能危害孕妇、胎儿及新生儿或导致难产者。

完整的高危妊娠监护包括婚前、孕前的保健咨询工作，对不宜结婚或不宜生育者做好说服教育工作；孕前及早孕期的优生咨询及产前诊断工作；孕中期即开始筛查妊娠并发症或合并症；孕晚期监护胎儿—胎盘功能及评估胎儿成熟程度。

889. 妊娠对心脏病患者有何影响？妊娠期心力衰竭的早期临床表现有哪些？

(1) 妊娠期母体循环血量自孕 6 周左右开始增加，至孕 32～34 周达高峰，至妊娠末期，心排血量较非孕时增加 30%～50%，心率平均每分钟增加约 10 次。妊娠末期子宫增大，心脏负担进一步加重。

(2) 分娩期为心脏负担最重的时期。

(3) 产后 3 日内，由于子宫收缩复旧使大量血液进入体循环，同时，组织内原来潴留的液体也开始回流至体循环，使循环血量再度增加，加重心脏负担。

总之，妊娠 32～34 周、分娩期及产褥期的最初 3 天内，因心脏负担加重，是患有心脏病的孕妇最危险的时期，极易发生心力衰竭。

妊娠期心力衰竭的早期临床表现有：① 轻微活动后即出现胸闷、心悸、气短；② 休息时心率＞110 次/分钟，呼吸＞20 次/分钟；③ 夜间常因胸闷而坐起呼吸或到窗户口呼吸新鲜空气；④ 肺底部出现少量持续性湿啰音，咳嗽后不消失。

890. 病毒性肝炎对母、儿有哪些影响？

（1）对孕产妇的影响：① 妊娠期并发症增多：妊娠期高血压疾病的发生率增加，可能与肝脏对醛固酮的灭活能力下降有关。产后出血发生率增加，是由于肝肾功能损害使凝血因子产生减少致凝血功能障碍，尤其是重型肝炎常并发弥散性血管内凝血（DIC）。② 孕产妇病死率升高：与非妊娠期相比，妊娠合并肝炎易发展为重型肝炎。

（2）对胎儿、新生儿的影响：妊娠早期合并急性肝炎易发生流产；妊娠晚期合并肝炎易出现胎儿窘迫、早产、死胎；新生儿死亡率增高。

891. 产期为何要对孕妇进行感染性疾病筛查？孕早期常规要做哪四项感染性疾病筛查？

（1）由于孕妇对病原体的抵抗力比一般人低，增加了孕妇的阴道、子宫及其他部位受感染的机会，而孕期感染除了直接危害孕妇导致流产、早产外，病原体还可以通过胎盘屏障，诱发胎儿畸形及出生后发育迟缓、智力低下等。为此，必须要对孕妇进行感染性疾病筛查。

（2）常规要做乙型肝炎病毒（HBV）、艾滋病病毒（HIV）、梅毒螺旋体（RPR）及优生四项（TORCH）检查。其中，TORCH 是由许多宫内感染的微生物的英文单词词头组成的，T(Toxoplasma)，是弓形虫；O(Others)，是指其他微生物，包括乙肝病毒、柯萨奇病毒、梅毒螺旋体等；R(Rubella virus)是指风疹病毒；C(Cytomergalovirus)是巨细胞病毒；H(Herpes virus)是疱疹病毒。

892. 妊娠晚期须做的 NST 无激惹试验意义是什么？

电子胎儿监护可在妊娠 34 周开始，高危妊娠孕妇酌情提前。该试验是以胎动时伴有一时性的胎心率加快现象为基础，在孕妇接受检查的 20 分钟内，至少应有 3 次胎动伴有胎心率加速超过 15 次/分，持续时间＞15 秒，此为阴性，提示胎盘储备功能尚佳。如胎动数与胎心率加速数少于前述情况，甚或胎动时无胎心率加速，则为阳性，提示胎盘储备功能减退，应积极寻找原因。

893. 何谓妊娠期肝内胆汁淤积症？其对母、儿各有什么影响？

妊娠期肝内胆汁淤积症（ICP）是妊娠中、晚期特有的并发症，以皮肤瘙痒和黄疸为特征，以血清胆酸≥10 μmol/L 为诊断依据，主要危害胎儿。

（1）孕母除出现瘙痒、黄疸、不同程度的肝功能改变外，还易引起产后出血。这是由于胆汁的胆盐分泌不足，而影响其对维生素 K 的吸收。

（2）胎、婴儿由于胎盘绒毛间胆盐沉积，间腔狭窄，胎盘血流灌注不足，可以使氧及物质交换吸收受影响，使胎盘功能减退，造成羊水过少、早产、低体重、宫内窘迫、死胎、死产以及新生儿窒息率较高等。

894. 何谓妊娠期高血压疾病？如何护理子痫患者？

妊娠期高血压疾病（hypertensive disorder complicating pregnancy）是妊娠期特有的疾病，包括妊娠期高血压、子痫前期、子痫、慢性高血压并发子痫前期及慢性高血压合并妊娠。

护理方面：

（1）控制抽搐。遵医嘱给予硫酸镁，血压过高时给予降压药物。

（2）专人护理，防止受伤。保持患者呼吸道通常，立即吸氧，使头偏向一侧。

（3）减少刺激，以免诱发抽搐。置病人于单人暗室，保持安静，一切治疗操作应尽量轻柔且相对集中进行。

（4）密切观察生命体征、神志及尿量变化，及早发现脑出血，肺水肿，急性肾衰等并发症。

（5）为终止妊娠做好准备。

895. 治疗妊娠期高血压疾病解痉为何首选硫酸镁？硫酸镁中毒可出现哪些症状？如何对抗毒性作用？

（1）硫酸镁是良好的解痉剂。① 镁离子抑制运动神经末梢释放乙酰胆碱，阻断神经—肌肉的传导，使骨骼肌松弛；② 镁离子刺激血管内皮细胞合成前列环素，抑制内皮素合成，降低机体对血管紧张素Ⅱ的反应，从而缓解血管痉挛状态；③ 镁离子使平滑肌细胞内钙离子水平下降，从而解除血管痉挛，减少血管内皮损失；④ 镁离子可提高孕妇和胎儿血红蛋白的亲和力，改善氧代谢。

（2）中毒症状：① 尿量<400 mL/24 h；② 呼吸<16 次/分；③ 膝反射减弱或消失。

（3）若出现中毒症状时，应立即缓慢（5～10 分钟）静脉注射 10％葡萄糖酸钙 10 mL，以对抗毒性作用。

896. 为什么孕妇在妊娠晚期宜采取左侧卧位？

（1）孕妇仰卧位时，由于巨大子宫压迫，回心血量和心搏出量均减少，孕妇常感眩晕、晕厥、心悸、出汗等不适。甚至可出现仰卧位低血压。左侧卧位时，可避免巨大子宫压迫腹主动脉和下腔静脉,利于下肢血液回流,改善全身血液循环状况,胎盘和子宫组织的血液灌注均可得到改善。

(2)妊娠子宫多呈右旋,左侧卧位可纠正子宫位置。

(3)妊娠中、晚期,由于孕激素的松弛作用,肾盂、输尿管都有扩张。右侧输尿管在骨盆入口处易受增大的子宫压迫。而左侧输尿管前方有乙状结肠垫衬,孕妇易患右侧肾盂肾炎。因此,孕妇在妊娠晚期,应以左侧卧位为好。

897. 为什么过期妊娠易发生死胎、死产?

(1)由于胎盘退行性变,绒毛梗死、钙化,供应胎儿的氧和营养运输功能减退,易使胎儿窒息。胎儿越成熟,对缺氧的耐受力越差,当宫缩增强时影响胎盘血循环,致胎儿宫内窒息死亡。

(2)胎儿过熟,颅骨硬,囟门小,增加分娩困难。

(3)妊娠 38 周后羊水量减少,过期妊娠羊水量更少,对分娩和胎儿均有不利因素。

898. 胎盘的主要功能是什么?

(1)物质交换功能:包括气体交换、营养物质供应和排出胎儿代谢产物。

(2)防御功能:母体血液中,抗体可通过胎盘进入胎儿体内。

(3)合成功能:胎盘能合成多种激素、细胞因子和酶。

(4)免疫功能。

899. 检查胎盘功能常用方法有哪几种?

(1)胎动计数。与胎盘功能状态关系密切,胎盘功能低下时,胎动较前有所减少。

(2)孕妇尿雌三醇值。用于评估胎儿胎盘单位功能。24 小时尿>15 mg 为正常值,10~15 mg 为警戒值,小于 10 mg 为危险值。也可测尿雌激素/肌酐比值,此比值>15 为正常值,10~15 为警戒值,小于 10 为危险值。有条件者可测血清游离雌三醇值,正常足月妊娠时临界值为 40 nmol/L,低于此值提示胎盘功能低下。

(3)孕妇血清人胎盘生乳素测定。足月妊娠正常值为 4~11 mg/L,若小于 4 mg/L 或突然降低 50%,提示胎盘功能低下。

900. 何为前置胎盘? 试述前置胎盘与胎盘早剥的鉴别方法。

正常胎盘附着于子宫体部的后壁、前壁或侧壁。妊娠 28 周后若胎盘附着于子宫下段、下缘达到或覆盖宫颈内口,位置低于胎儿的先露部,称为前置胎盘。

前置胎盘与胎盘早剥的鉴别方法列于表 8.2。

表 8.2　前置胎盘与胎盘早剥的鉴别

	前置胎盘	胎盘早剥
与发病有关的因素	经产妇多见	常有妊高征病史及外伤史
腹痛	无腹痛	发热急,剧烈腹痛
阴道出血	外出血,阴道出血量与全身症状成正比	有内外出血,以内出血为主,阴道出血量与全身症状不成正比,严重时可出现血尿
子宫	子宫软,与妊娠月份一致	子宫硬,成板块,有压痛,可比妊娠月份大
胎位、胎心	胎位清楚,胎心音一般正常	胎位不清,胎心音减弱或消失
阴道检查	宫口内可能触及胎盘组织	无胎盘组织触及
胎盘检查	无凝血块压迫,胎盘裂口距胎盘边缘 7 cm 以内	早剥部分有凝血块压痕

901. 试述羊水的功能。

(1) 保护胎儿。羊水是胎儿的外围保护,不致受到挤压,防止胎体畸形及胎肢粘连;保护羊膜腔内恒温;适量羊水避免子宫壁或胎儿对脐带直接压迫所致的胎儿窘迫;有利于胎儿的体液平衡,若胎儿体内水分过多时,以胎尿方式排至羊水中;临产宫缩时羊水受宫缩压力能使压力均匀分布,避免胎儿局部受压。

(2) 保护母体。妊娠期减少胎动所致的不适感;临产后,前羊水囊借助楔形水压。扩张宫口和阴道;破膜后羊水润滑和冲洗阴道,减少感染机会。

902. 何谓羊水指数?

孕妇平卧,头高30°,将腹部经脐横线与腹白线作为标志点,分为四个区,测定各区最大羊水暗区相加而得。当羊水指数≥25 cm 为羊水过多,羊水指数≤8.0 cm 作为诊断羊水过少的临界值,以羊水指数≤5.0 cm 为诊断羊水过少的绝对值。

903. 何谓羊水栓塞? 试述羊水栓塞的处理原则。

羊水栓塞是指分娩过程中羊水突然进入母体血液循环引起急性肺栓塞、过敏性休克和发生弥散性血管内凝血(DIC)、肾功能衰竭或猝死等一系列极严重的综合征。其发病急,病情凶险,是造成产妇死亡的重要原因之一。重点是针对过敏和急性肺动脉高压所致低氧血症呼吸循环功能衰竭、预防 DIC 及肾功能衰竭。

(1) 供氧,抗过敏,抗休克,缓解肺血管及支气管痉挛,改善肺循环,增进心肺功能;治疗心衰,防止肾衰,纠正酸中毒,纠正凝血障碍,预防感染。

（2）产科处理：原则上若在第一产程应剖宫产，终止妊娠，以去除病因。若在第二产程中发病，行阴道助产，结束分娩。

904. 何谓胎儿窘迫？如何处理？

胎儿在宫内因急或慢性缺氧危及其健康和生命的综合症状，称胎儿宫内窘迫。缺氧早期胎心率大于 160 bPm，缺氧严重时胎心率小于 110 bPm，并存胎动异常及胎粪污染等。

处理办法：给产妇吸氧，左侧卧位，同时积极寻找病因予以处理等。如窘迫是因宫缩过频、过强而引起，可用硫酸镁等宫缩抑制剂。经处理如情况仍无改善者，应立即结束分娩。

905. 什么是产程图？绘制产程图有何意义？

（1）产程图是以曲线的形式绘制的图表，主要是描记宫颈扩张曲线和胎头下降曲线，最能代表产程进展情况，以指导产程处理。

（2）绘制产程图可以连续描记和反映宫口扩张程度及先露下降程度。通过绘制的产程图，对产程进展可一目了然。目前在产程图中，将第一产程分为潜伏期和活跃期。

906. 如何划分分娩过程中的三个产程？

（1）第一产程：从出现间歇 5～6 分钟的规律宫缩开始，直至宫口开全。初产妇需 11～12 小时，经产妇需 6～8 小时。

（2）第二产程：自宫口开全至胎儿娩出。初产妇需 1～2 小时，经产妇通常数分钟即可完成，也有长达 1 小时者。

（3）第三产程：从胎儿娩出至胎盘胎膜娩出。需 5～15 分钟，一般不应超过 30 分钟。

907. 在产妇分娩过程中，为什么要注意产妇的排尿情况？产生排尿困难的原因是什么？

膀胱过胀可影响胎头下降，临产后，鼓励产妇每 2～4 小时排尿 1 次，排尿困难者必要时给予导尿。

分娩时膀胱受胎头压迫引起肿胀，麻痹，产后腹部松弛，会阴部伤口疼痛，反射性地使膀胱括约肌痉挛等原因，均可造成产后排尿困难。

908. 如何对会阴裂伤分度？

会阴裂伤依其轻重程度分为四度：

Ⅰ度:会阴部皮肤及阴道入口黏膜撕裂,出血不多。

Ⅱ度:裂伤已达会阴体筋膜及肌层,累计阴道后壁黏膜,向阴道后壁两侧沟延伸并向上撕裂,出血较多。

Ⅲ度:肛门外括约肌已断裂,直肠黏膜完整。

Ⅳ度:肛门、直肠和阴道完全贯通,直肠腔外露,组织损伤严重,出血量可不多。

909. 何谓产后出血? 其病因是什么? 处理原则有哪些?

(1) 胎儿娩出后 24 小时内出血量超过 500 mL,剖宫产时超过 1000 mL,称为产后出血。是我国孕产妇死亡的首要原因。

(2) 产后出血的原因有子宫收缩乏力、胎盘因素、软产道裂伤及凝血功能障碍等。

(3) 针对不同原因迅速止血、补充血容量、防治感染。对因子宫收缩乏力造成的出血,加强宫缩;对软产道裂伤引起的出血,及时准确修补缝合;对因胎盘因素或凝血功能障碍引起出血立即清宫或给予成分输血。

910. 何谓恶露? 如何评估恶露?

产后随子宫蜕膜的脱落,含有血液及坏死的蜕膜组织经阴道排出的液体称恶露。

评估恶露时,要注意色、量、味。一般在按压子宫底的同时观察恶露情况。正常恶露有血腥味,但无臭味,持续 4~6 周,总量为 250~500 mL。产后最初 3 天为血性恶露,产后 4~14 日转为浆液恶露,约 2 周后变为白色恶露,再持续 2~3 周后干净。恶露有臭味,提示有宫腔感染可能;持续性深红色恶露,提示宫缩乏力;子宫软、恶露多,提示胎盘残留可能;子宫收缩好又有鲜红色恶露且量多,提示有会阴软组织裂伤。

911. 何谓产褥感染? 何谓产褥病率?

产褥感染是指分娩及产褥期生殖道受病原菌侵袭,引起局部或全身感染,其发病率为 6% 左右。

产褥病率是指分娩 24 小时以后的 10 日内,用口表每日测量体温 4 次,间隔时间 4 小时,有 2 次≥38 ℃。

912. 何谓产后抑郁症?

产后抑郁症是指产妇在产褥期内出现抑郁症状。是产褥期非精神病性精神综合征中最为常见的一种类型。通常在产后 2 周出现易激惹、恐怖、焦虑、沮丧和对自身及婴儿健康过度担忧,常失去生活自理及照料婴儿的能力,有时还会陷入错乱或嗜睡状态。

913. 如何指导产妇产后活动?

产后应尽早适当活动,经阴道自然分娩者,产后 6~12 小时内鼓励起床活动,第 2 天可在室内随意活动,按时做产后健康操;会阴有侧切伤口或者剖宫产者,可适当推迟活动时间,鼓励产妇床上适当活动,预防下肢静脉血栓形成。拆线后做健康操。健康操宜每天 3 次,每次 15 分钟,注意渐进性增加运动量;保健操包括增强腹肌张力的抬腿、仰卧起坐和锻炼盘底肌肉及筋膜的缩肛动作。产后 2 周开始进行膝胸卧位锻炼,以防止子宫过度后倾和子宫脱垂。

914. 如何对产褥期进行计划生育指导?

产后 42 日内禁止性交,根据产后检查情况,恢复正常性生活,并指导产妇选择适当的避孕措施,原则是哺乳者以工具避孕为宜,不哺乳者可选用药物避孕。

915. 为什么胎儿娩出后会大声啼哭?

正常新生儿的呼吸是由于出生后皮肤骤然受到冷刺激;出生后母血供应截断而造成缺氧,血液中的二氧化碳等酸性代谢产物浓度增加,使呼吸中枢兴奋性增加,为了加速得到足量的氧气而大声啼哭。

916. 胎儿脐带中有几条动脉和静脉? 正常成熟儿的脐带多长?

(1)胎儿脐带中有 2 条动脉和 1 条静脉。脐静脉里富含含氧的血,脐动脉里富含含二氧化碳的血。

(2)成熟胎儿的脐带长一般 30~100 cm,平均约 55 cm。

917. 胎心电子监护有几种类型? 有何临床意义?

胎儿监护仪有外电子监护和内电子监护两种类型;

(1)外电子监护适合于胎膜未破,子宫颈口未开大时,为临床上常用。

(2)内电子监护也称宫内监护,适用于胎膜已破,宫颈扩张 3 cm 以后。内电子监护所得结果较准确,但有引起宫内感染的缺点。

胎心电子监护有两种功能,监测胎心率及预测胎儿宫内储备能力,可通过基线胎心率及周期性胎心率监测胎心变化,也可通过无应激试验,宫缩压力试验及催产激惹试验,预测胎儿宫内储备能力。

918. 何为新生儿 Apgar 评分?

新生儿 Apgar 评分是判断有无新生儿窒息及窒息的严重程度。是以出生后 1 分钟的心率、呼吸、肌张力、喉反射及皮肤颜色等 5 项体征为依据,每项 0~2 分,满分 10 分。8～10 分为正常新生儿;4～7 分为轻度窒息,又称青紫窒息;0～3 分为重度窒息,又称苍白窒息。对于缺氧较严重的新生儿,经抢救处理后,应于 5 分钟后再次评分。

919. 何谓新生儿窒息？试述新生儿窒息的抢救原则与吸氧注意事项。

新生儿窒息是指胎儿娩出后 1 分钟,仅有心跳而无呼吸或者未建立规律呼吸的缺氧状态,为新生儿死亡和伤残的主要原因之一,也是需立即抢救的紧急状况。

(1) 抢救原则:积极按 A、B、C、D、E 程序进行复苏,同时注意保暖、监护。

A. 清理呼吸道。立即清除口、鼻、咽及气道分泌物,减少散热并保暖。

B. 建立呼吸。触觉刺激,复苏器加压给氧。

C. 恢复循环。胸外心脏按压,一般采用拇指法,按压频率为 90 次/分。

D. 药物治疗。建立有效的静脉通道,保证药物应用。

E. 评价。复苏过程中,每操作一步的同时,均要评价患儿的情况,然后再决定下一步的操作。

(2) 吸氧注意事项:鼻内插管给氧流量一般不超过 2 L/min。如果无自主呼吸和(或)心率<100 次/分,则应立即用复苏器加压给氧。面罩应密闭口、鼻,通气频率为 40～60 次/分,氧流量为≥5 L/min。胸廓起伏证明通气有效。

920. 如何评估新生儿喂养情况及排便情况？

观察进食的量,进食后有无恶心、呕吐、溢乳等。新生儿母乳喂养后胎粪逐渐变黄色,呈糊状,一般每天排便 3～5 次。消化不良时,排便次数增多,粪质与水分分开,喂糖过多时,大便呈泡沫状带酸味;用牛乳喂养时,大便结块并带较重的粪臭味;进食不足时,大便呈绿色,量少,次数多;肠道感染时,排便次数增多,呈稀便或水样便,或带黏液脓性并有腥臭味;接受光疗的新生儿有稀便。

921. 糖尿病孕妇所生新生儿如何处理？

糖尿病孕妇所生新生儿,无论体重大小均按高危儿处理,注意保暖和吸氧,密切观察新生儿有无低血糖、呼吸窘迫综合征、高胆红素血症及其他并发症的发生。新生儿出生时取脐血检测血糖,并在出生后 30 分钟开始吸吮母亲乳头,加强监护,多数新生儿在生后 6 小时内血糖均可恢复至正常值。糖尿病产妇,即使接受胰岛素治疗,哺乳也不会对新生儿产生不良影响。

922. 产后检查内容有哪些？

产后检查内容包括产后访视和产后健康检查两部分。产妇出院后由社区保健人员在产妇出院后 3 日内、14 日、28 日分别作三次检查了解产妇和新生儿健康状况,内容包括了解产妇饮食、睡眠、心理状况;检查两乳房,了解哺乳情况;观察子宫复旧、恶露情况;观察会阴伤口或剖宫产腹部伤口情况,发现异常给予及时指导。

923. 产科门诊健康教育内容有哪些?

(1) 母乳喂养的好处及孕期乳房护理。

(2) 母乳喂养的技巧、正确喂奶姿势、挤奶手法。

(3) 早吸吮、按需哺乳的重要性及母婴同室的意义。

(4) 妊娠期、哺乳期营养与膳食等。

924. 为什么要实施婴儿抚触?

抚触是通过抚触者双手对婴儿皮肤各部位进行有次序、有手法技巧的抚摸。

(1) 促进胃液的释放,加快新生儿对食物的消化、吸收。

(2) 促进新生儿神经系统的发育,增加和改善睡眠。

(3) 促进血液循环及皮肤的新陈代谢,加快免疫系统的完善,提高免疫力。

(4) 促进母子感情交流。

925. 母乳喂养有何优点?

(1) 对婴儿:① 提供营养,促进发育;② 提高免疫力,预防疾病;③ 保护牙齿;④ 有利于心理健康。

(1) 对母亲:① 预防产后出血;② 避孕;③ 降低女性患癌的危险性。

926. WHO 和 UNICEF 制定的"促使母乳喂养成功的 10 点措施"内容是什么?

(1) 有书面的母乳喂养政策,并常规传达到所有保健人员。

(2) 对所有保健人员进行必要的技术培训,使其能实施这一政策。

(3) 要把有关母乳喂养的好处及处理方法告诉所有的孕妇。

(4) 帮助母亲在产后 1 小时内开奶。

(5) 指导母亲如何喂奶,以及在需与婴儿分开的情况下如何保持泌乳。

(6) 除母乳外,禁止给婴儿吃任何食物或饮料,除非有医学指征。

(7) 实行母婴同室——让母亲与婴儿一天 24 小时在一起。

(8) 鼓励按需哺乳。

(9) 不要给母乳喂养的婴儿吸橡皮奶头,或使用奶头作安慰物。

(10) 促进母乳喂养支持组织的建立,并将出院母亲转给这些组织。

927. 早吸吮、按需哺乳的重要性及母婴同室的意义何在?

(1) 婴儿断脐后半小时内开始吸吮称早吸吮。① 早吸吮可促进催乳素的分泌,作用于乳腺泡,使乳房提早充盈,分泌乳汁;② 早吸吮刺激乳头,促进脑垂体分泌催产素,加强子宫收缩,助胎盘娩出,减少产后出血;③ 初乳刺激婴儿肠蠕动,促进肠黏膜成熟。

(2) 婴儿啼哭或母亲乳胀时即进行哺乳,不分时间和次数称按需哺乳。

(3) 母婴同室有利于按需哺乳,有助于增进母子感情和便于母亲随时照看婴儿,减少交叉感染。

928. 哪些情况不宜进行早吸吮?

(1) 新生儿窒息 Apgar 评分在 4 分以下,产伤及其他并发症,经过新生儿复苏抢救未好转,必须在 30 分钟内送高危室抢救。

(2) 小于 32 周的早产儿,吸吮吞咽反射不完善者,可进行皮肤接触。

(3) 有母乳喂养禁忌证者。

(4) 高危抢救的母亲。

(5) 手术麻痹未清醒者。

(6) 患有艾滋病、乙肝(大三阳)等传染病者。

929. 在何种情况下不宜母乳喂养?

(1) 传染病急性期,包括各型肝炎的传染期。

(2) Ⅲ级及以上心脏功能不全及心力衰竭者。

(3) 严重肾功能不全者。

(4) 子痫,先兆子痫,高血压伴心、脑、肝、肾等重要脏器功能损害者。

(5) 糖尿病伴严重脏器功能损害者。

(6) 有传染病结核患者。

930. 为什么乳母须慎重服药?

(1)大部分药物均能从乳汁中排泄,有些药物在乳汁中的浓度高于母血浓度,有些药物在乳汁中的浓度低于母血浓度,但药物作用也会对婴儿产生某些影响。

(2) 婴儿对药物的吸收代谢过程还不成熟,对药物解毒及排泄所需的酶还不完备,容易使药物蓄积,加之婴儿胃肠处于发育阶段,而体液总量占体重比例较成人高,其中,1/2 为细胞外液,所以水溶性药物易扩散,很快发生效应,故乳母服药时,必须慎重。

第九部分　儿　　科

931. 儿童年龄如何分期?

胎儿期:从受精卵形成至胎儿娩出止,共 40 周。

新生儿期:自胎儿娩出脐带结扎至生后 28 天。

婴儿期:出生后到 1 周岁。

幼儿期:从满 1 周岁到 3 周岁。

学龄前期:从满 3 周岁到 6～7 岁。

学龄期:从 6～7 岁到进入青春期前。

青春期:女孩从 11～12 岁开始到 17～18 岁,男孩从 13～14 岁开始到 18～20 岁。

932. 小儿体格发育的常用指标有哪些?

常用指标有体重、身高(长)、坐高(顶臀长)、头围、胸围、上臂围、皮下脂肪厚度等。

933. 小儿体重、身长的正常值是多少?

体重:新生儿平均男婴出生体重为 3.3±0.4 kg、女婴为 3.2±0.4 kg

1～6 个月:体重(kg)=出生体重+月龄×0.7

7～12 个月:体重(kg)=6+月龄×0.25

2 岁至青春前期:体重(kg)=年龄×2+7(或 8)

身高(长):新生儿出生时身长平均为 50 cm;出生后第 1 年身长平均增长约 25 cm;出生后第 2 年平均增长约 10 cm。

2～12 岁身长(高)的估算公式为:身高(cm)=年龄(岁)×7+77

934. 小儿呼吸频率和脉搏的正常值为多少?

小儿呼吸频率和脉搏的正常值见表 9.1。

表 9.1　小儿呼吸频率和脉搏的正常值

年龄	呼吸(次/分)	脉搏(次/分)	呼吸:脉搏
新生儿	40~45	120~140	1:3
1 岁以下	30~40	110~130	1:3~1:4
1~3 岁	25~30	100~120	1:3~1:4
4~7 岁	20~25	80~100	1:4
8~14 岁	18~20	70~90	1:4

935. 小儿血压的正常值是多少?

新生儿收缩压平均值为 9.34±0.84 kPa(即 70±6 mmHg),1 岁时为 9.34~10.64 kPa(即 70~80 mmHg)。不同年龄的血压正常值可用公式推算:收缩压(mmHg)=80+(年龄×2),舒张压为收缩压的 2/3,一般下肢血压较上臂血压高 2.67 kPa(即 20 mmHg)

936. 试述正常小儿牙齿发育的年龄顺序。

小儿出生后 4~10 个月乳牙开始萌出,一般 2~2.5 岁出齐,2 岁以内乳牙的数目约为月龄减 4~6,12 个月后未出牙为乳牙萌出延迟。6~12 岁时乳牙按萌出先后逐个被同位恒牙代替。出牙迟缓、牙釉质差见于严重营养不良、佝偻病、甲状腺功能减退症、21-三体综合征等患儿。

937. 试述婴儿添加辅食的原则。

(1) 根据婴儿月龄顺序添授。

(2) 每次添加一种辅食,待婴儿习惯后再加另一种。每日一次,自少量开始,待试用 3~5 天,婴儿反应良好,大便正常,再增加容量与次数,由少到多,从稀到稠,从细到粗,从一种到多种,逐渐过渡到固体食物。

(3) 在婴儿饥饿时先喂辅食,后再喂奶,以免拒食。

(4) 由于婴儿已能从食物中取得足够的碳水化合物,因此,在奶中添加糖量应逐渐减少,以维持良好的食欲。

938. 人工喂养怎样计算奶量?

(1) 配方奶粉摄入量估计:婴儿能量需要量约为 460 kJ(110 kcal)/(kg·d),一般市售婴儿配方奶粉 100 g 供能约 2029 kJ(500 kcal),故婴儿配方奶粉约 20 g/(kg·d)可满足需要。

(2) 全牛奶摄入量估计:100 mL 全牛奶 272 kJ(65 kcal),8%糖牛奶 100 mL 供

能约 418 kJ(100 kcal),婴儿的能量需要量为 460 kJ(110 kcal)/(kg·d),故婴儿需 8%糖牛奶 110 mL/(kg·d)。

939. 小儿尿量如何计算?

正常尿量新生儿为每小时 1~3 mL/kg;婴儿为 400~500 mL/d;幼儿为 500~ 600 mL/d;学龄前期为 600~800 mL/d;学龄期为 800~1400 mL/d。新生儿尿量 每小时<1.0 mL/kg 为少尿;婴幼儿<200 mL/d,学龄前期<300 mL/d,学龄儿< 400 mL/d,或其他任何年龄每日尿量<250 mL/m² 均为少尿;新生儿尿量每小时 <0.5 mL/kg、其他年龄小儿每天尿量<30~50 mL 均为无尿。

940. 试述儿童微量元素的作用和微量元素来源。

儿童微量元素的作用及其来源见表 9.2。

表 9.2　儿童微量元素的作用及其来源

微量元素	作用	来源
锌	为多种酶的成分,如:与能量代谢有关的酶,参与和免疫有关的酶	鱼、蛋、肉、禽、麦胚、全谷
碘	为甲状腺素主要成分,缺乏时引起单纯甲状腺肿及地方性甲状腺功能减退症	海带、紫菜、海鱼等
硒	保护心血管,维护心肌健康,促进生长,保护视觉	肝、肾、肉类、海带
钼	是黄素依赖酶的成分,作为酶的辅助因子发挥作用	乳类、内脏、干豆
铬	是葡萄糖耐量因子的重要组成成分,为潜在性胰岛素作用,影响脂肪代谢,增强 RNA 的合成	肉类、豆类、畜肝
铁	血红蛋白、肌红蛋白、细胞色素和其他酶系统的主要成分,帮助氧的运输	肝、蛋黄、血、绿色蔬菜、豆类、肉类

941. 何谓计划免疫?

计划免疫是根据免疫学原理、儿童免疫特点和传染病疫情的监测情况制订的 免疫程序,是有计划、有目的地将生物制品接种到婴幼儿体中,以确保儿童获得可 靠的抵抗疾病的能力,从而达到预防、控制乃至消灭相应传染病的目的(预防接种 是计划免疫的核心)。

942. 试述儿童计划免疫程序。

儿童计划免疫程序见表9.3。

表 9.3 儿童计划免疫程序表

疫苗	接种对象 月(年)龄	备注
乙肝疫苗	0、1、6月龄	出生后 24 小时内接种第 1 剂次,第 1、2 剂次间隔≥28 天
卡介苗	出生时	
脊灰疫苗	2、3、4月龄,4 周岁	第 1、2 剂次,第 2、3 剂次间隔均≥28 天
百白破疫苗	3、4、5月龄,18～24 月龄	第 1、2 剂次,第 2、3 剂次间隔均≥28 天
白破疫苗	6 周岁	
麻风疫苗 (麻疹疫苗)	8 月龄	8 月龄接种 1 剂次麻风疫苗,麻风疫苗不足部分继续使用麻疹疫苗
麻腮风疫苗 (麻腮疫苗、麻疹疫苗)	18～24 月龄	18～24 月龄接种 1 剂次麻腮风疫苗,麻腮风疫苗不足部分使用麻腮疫苗替代,麻腮疫苗不足部分继续使用麻疹疫苗
乙脑减毒活疫苗	8 月龄、2 周岁	
乙脑灭活疫苗	8 月龄(2 剂次),2 周岁,6 周岁	第 1、2 剂次间隔 7～10 天
A 群流脑疫苗	6～18 月龄	第 1、2 剂次间隔 3 个月
A+C 流脑疫苗	3 周岁,6 周岁	2 剂次间隔≥3 年;第 1 剂次与 A 群流脑疫苗第 2 剂次间隔≥12 个月
甲肝减毒活疫苗	18 月龄	
甲肝灭活疫苗	18 月龄,24～30 月龄	2 剂次间隔≥6 个月

943. 儿童预防接种的禁忌证有哪些?

(1) 乙肝疫苗:乙肝病毒携带者、对疫苗中任何成分过敏者、神经系统疾病者、重度营养不良者、先天性免疫功能缺陷者及正在应用免疫抑制剂治疗者。

(2) 卡介苗:患有结核病、急性传染病、肾炎、心脏病、湿疹、免疫缺陷症或其他皮肤疾病者。

（3）脊髓灰质炎疫苗：患有免疫缺陷性疾病或正在接受免疫抑制剂治疗者；对牛奶及其他乳制品过敏者；凡有发热、腹泻及急性传染病者暂缓接种。

（4）无细胞百白破疫苗及白破疫苗：患有神经系统疾病或癫痫有抽搐史者；有明确过敏史者；急性传染病（包括恢复期）、发热者暂缓接种。

（5）麻疹疫苗及麻腮风疫苗：先天性免疫功能缺陷及免疫力低下者；有过敏史者，尤其是鸡蛋过敏者慎用；患有严重疾病、发热、传染病（包括恢复期）者暂缓接种。

（6）乙脑疫苗：发热及中耳炎、急性传染病、严重慢性疾病、脑及神经系统疾病、免疫系统功能缺陷或正在使用免疫抑制剂治疗以及过敏性疾病者。

（7）流脑疫苗：神经系统疾病及精神病者；有过敏史者；有严重疾病，如肾脏病、心脏病等；急性传染病及发热者。

（8）甲肝疫苗：发热、急性传染病（包括恢复期）、严重疾病、免疫缺陷或正在接受免疫抑制剂治疗及过敏体质者。

944. 预防接种可出现哪些不良反应？

（1）一般反应：大多为一过性，在 24 小时内出现，主要表现为发热和局部红肿、疼痛，可伴有食欲减退、全身不适、乏力等。

（2）异常反应：极少数儿童可能出现晕厥、过敏性休克、过敏性皮疹、血管神经性水肿等。

（3）偶合症：是指接种者正处于某种疾病的潜伏期，或者存在尚未发现的基础疾病，接种后巧合发病，因此，偶合症的发生与疫苗接种无关，仅是时间上的巧合。

945. 何谓未成熟儿？对未成熟儿如何护理？

出生时体重不足 2500 g，身长在 47 cm 以下者，称为未成熟儿，通常孕期越短，婴儿体重越小，身长越短。凡在妊娠 37 周以前出生的婴儿，称未成熟儿或早产儿。

体温过低的未成熟儿应置暖箱内或用热水袋等保暖，一般维持腋下体温 36 ℃左右。有青紫及气促者给氧。喂奶前后亦可根据需要间歇给氧。注意消毒隔离，预防感染。头置平侧卧位，每次授乳后，应变换体位，以助肺部血液循环，防止肺炎。凡体重在 2000 g 以下者，不宜洗澡。

946. 何谓足月小样儿？病因有哪些？

胎龄已足月而体重在 2500 以下的新生儿称为足月小样儿。其主要影响因素有以下几方面：

（1）胎盘和脐带因素：胎盘功能不全导致胎儿宫内生长发育迟缓是本病的主

要因素。

(2) 母亲因素：孕母患妊娠高血压综合征、原发性高血压、晚期糖尿病、慢性肾炎等，导致子宫、胎盘血流减少而影响胎儿生长；孕母吸烟、吸毒或应用对胎儿有损伤的药物、接触放射线等；孕母长期营养不良、严重贫血等。

(3) 胎儿因素：双胎和多胎；遗传性疾病或多发畸形；宫内感染，如风疹、疱疹、巨细胞病毒感染等。

(4) 其他：与父母体型有关，父母矮小者小于胎龄儿的发生率高。

947. 新生儿有哪几种特殊生理状态？

(1) 生理性体重下降：新生儿出生数日内，因丢失水分较多及胎粪排出，出现体重下降，但一般不超过 10%，生后 10 天左右恢复到出生时体重。

(2) 生理性黄疸：有 50%～60% 的足月儿和大于 80% 的早产儿于生后 2～3 天内出现黄疸，4～5 天达高峰，一般情况良好，足月儿在 2 周内消退，早产儿可延到 3～4 周。

(3) 乳腺肿大：生后第 3 至第 5 天，男、女新生儿均可发生乳腺肿大，一般生后 2～3 周内消退。

(4) "马牙"和"螳螂嘴"：新生儿上腭中线和齿龈切缘上常有黄白色小斑点，俗称"马牙"，系上皮细胞堆积或黏液腺分泌物积留所致，于生后数周至数月自行消失。新生儿面颊部有脂肪垫，俗称"螳螂嘴"，对吸乳有利，不应挑割，以免发生感染。

(5) 假月经：有些女婴生后 5～7 天阴道可见血性分泌物，可持续 1 周，系妊娠后期母亲雌激素进入胎儿体内突然中断所致，一般不必处理。

(6) 粟粒疹：新生儿生后 3 周内，可在鼻尖、鼻翼、面颊部长出细小的、白色或黑色的、突出在皮肤表面的皮疹，系新生儿皮脂腺功能未完全发育成熟所致，一般不必处理。

948. 新生儿生理性与病理性黄疸有哪些区别？

(1) 生理性黄疸：由于新生儿胆红素代谢特点，有 50%～60% 的足月儿和大于 80% 的早产儿于生后 2～3 天内出现黄疸，4～5 天达高峰，一般情况良好，足月儿在 2 周内消退，早产儿可延迟到 3～4 周。足月儿小于 205.2 μmol/L(12 mg/dL)，早产儿小于 257 μmol/L(15 mg/dL)。国外已有规定，足月儿血清胆红素 < 220.59 μmol/L(12.9 mg/dL) 为生理性黄疸。

(2) 病理性黄疸：① 黄疸在出生后 24 小时内出现；② 黄疸程度重，血清胆红素 >205.2～256.5 μmol/L(12～15 mg/dL)，或每日上升超过 85 μmol/L(5mg/dL)；③ 黄疸持续时间长(足月儿大于 2 周，早产儿大于 4 周)；④ 黄疸退而复现；⑤ 血清结合胆红素＞26 μmol/L(1.5 mg/dL)。

949. 何谓蓝光疗法？

光照疗法又称光疗,是一种降低血清未结合胆红素的简便易行的方法,主要通过一定波长的光线使新生儿血液中脂溶性的未结合胆红素转变为水溶性异构体,易于从胆汁和尿液中排出体外,从而降低胆红素水平。其中以波长 450 nm 的蓝光最为有效。

950. 新生儿为什么容易出现体温不升现象？

(1) 寒冷和保温不足:① 新生儿体温调节中枢发育不成熟;② 体表面积相对较大,皮下脂肪少,皮肤薄,血管丰富而散热多; ③ 躯体小,总液体含量少,对失热耐受能力差;④ 新生儿缺乏寒战反应,寒冷时主要靠棕色脂肪代谢产热,代偿能力差,寒冷时易出现低体温;⑤ 特别是低体重新生儿,新陈代谢水平低,血循缓慢,产热不足,易出现体温不升现象。

(2) 某些疾病:严重感染、缺氧、心力衰竭、休克以及颅脑疾病等。

(3) 多器官损害。

951. 试述新生儿硬肿症复温的原则。

(1) 若肛温＞30 ℃,T_{A-R}≥0,将患儿置于已预热至中性温度的暖箱中,一般在 6～12 小时内恢复正常体温。

(2) 当肛温＜30 ℃时,一般均将患儿置于箱暖比肛温高 1～2 ℃的暖箱中进行外加热,每小时提高箱温 1～1.5 ℃,箱温不超过 34 ℃,在 12～24 小时内恢复正常体温,然后根据患儿体温调整暖箱温度。

(3) 如无上述条件者,可采用温水浴、热水袋、电热毯或母亲怀抱等方式复温,但要防止烫伤。

体重与暖箱温度关系列于表 9.4。

表 9.4　新生儿体重与暖箱温度关系

出生体重(kg)	暖箱温度			
	35 ℃	34 ℃	33 ℃	32 ℃
1.0	出生 10 d 内	10 d 以后	3 周以后	5 周以后
1.5	—	初生 10 d 内	10 d 以后	4 周以后
2.0	—	初生 2 d	2 d 以后	3 周以后
＞2.5			初生 2 d	2 周以后

952. 试述新生儿肺炎的护理特点。

(1) 保持呼吸道通畅：及时有效清除呼吸道分泌物，采用雾化吸入，定时翻身、拍背，体位引流等方法。

(2) 合理用氧：根据病情和血氧监测情况采用鼻导管、面罩、头罩等方法给氧，使血氧分压维持在 60~80 mmHg(7.9~10.7 kPa)；重症并发呼吸衰竭者，给予正压通气。

(3) 维持体温正常，遵医嘱应用抗生素、抗病毒药物，并密切观察药物的作用。

(4) 供给足够的能量和水分：少食多餐，重者予以鼻饲或由静脉补充营养物质及液体。

(5) 密切观察病情：注意患儿的反应、呼吸、心率等的变化，作好急救准备。

953. 何谓婴儿猝死综合征？

是指正常或基本正常的婴儿，突然不明原因地意外死亡。现在认为脑干的延髓网状结构中循环、呼吸中枢发育不完善是主要发病原因，也可能是由于胃液反流，刺激喉部感受器，引起喉痉挛、呼吸暂停而造成急速死亡。主要见于 2~4 个月的小婴儿，冬季发病较多，以低体重儿为多见。小儿死亡前可完全正常，或仅有轻微呼吸道感染，多在午夜至清晨，睡眠中突然面部或全身青紫，无哭闹、挣扎即呼吸停止死亡。也有少数患儿出现较长时间呼吸暂停，经及时抢救复苏，以后发育正常，还有少数患儿短时期内会复发。

954. 试述婴幼儿护理的特点。

健康小儿与患病小儿所需的护理项目和时间都比成人为多。婴幼儿，尤其是婴儿柔弱、娇嫩，更需精心护理。小儿喜动，好奇心强，在任何情况下，都需要注意他们的安全。在诊断与治疗上要依靠护士细致观察病情，密切配合，以协助医生做出早期诊断，给予患儿及时而正确的治疗。

955. 婴儿啼哭应考虑哪些方面的原因？

婴儿啼哭常见原因：饥饿、尿布潮湿、温度过高或过低、卧位不适等。婴儿如发生阵发性剧哭，提示急腹痛的可能；突然尖叫啼哭，提示头痛可能；小鸭叫样哭声，为咽后壁脓肿的信号；连续短促的哭声，大多发生在肺炎的患儿。因此，婴儿啼哭应仔细观察、检查，及时发现异常的情况。

956. 维生素 D 缺乏性佝偻病如何处理？

护理要点：① 常晒太阳，增加户外活动；② 补充维生素 D 或鱼肝油，补充钙剂;③ 注意防止骨骼畸形和骨折,避免患儿早坐、早立及早走;④ 加强生活护理,预防感染;⑤ 加强体格锻炼,对已有骨骼畸形的患儿采取主动和被动的方法矫正;⑥ 健康教育,对患儿父母讲述有关疾病的预防、护理知识,鼓励孕妇多进行户外活动等。

957. 试述小儿营养不良的原因及临床表现。

小儿营养不良的主要原因有:

(1) 摄入不足:喂养不当是重要原因,如母乳不足未及时添加富含蛋白质的奶粉,突然停奶未及时添加辅食,较大儿童的不良饮食习惯等。

(2) 消化吸收不良:如消化系统解剖或功能上的异常(唇裂、腭裂、幽门梗阻等)、迁延性腹泻等。

(3) 需要量增加:急慢性传染病的恢复期、生长发育快速阶段以及消耗性疾病等。

主要临床表现:

(1) 早期活动减少,精神较差,体重生长速度不增或逐渐下降,表现为消瘦。

(2) 皮下脂肪逐渐减少以致消失,消耗顺序先是腹部,其次是躯干、臀部、四肢、面颊,皮肤干燥,肌张力渐降低,肌肉松弛呈"皮包骨"。

(3) 初期骨骼生长减慢,身高低于正常,重度可有精神萎靡,反应差,脉细无力,腹泻、便秘交替,凹陷性水肿等。

(4) 常见并发症有营养性贫血,以小细胞低色素性贫血最常见,维生素 A、D 缺乏,低血糖等。

958. 试述性早熟的定义和临床特点。

性早熟是指女孩在 8 岁、男孩在 9 岁以前呈现第二性征。

临床特点:① 女孩多见,男孩中枢神经系统异常发生率较高;② 中枢系统性早熟:提前出现的性征发育,身高和体重过快的增长和骨骼成熟加速,早期患儿身高高于同龄人,青春期成熟后身高矮于一般群体,其余正常;③ 外周性性早熟:男孩睾丸未见增大,但男性化进行性发展;④ 颅内肿物所致的性早熟,后期常见颅压增高、视野缺损等定位征相。

959. 何谓肥胖症?

肥胖是指体内脂肪贮存过多。一般认为超过同年龄、同身高正常小儿体重的 20% 或两个标准差以上者,称为肥胖症。肥胖症可分为单纯性肥胖及病理性肥胖两大类。前者主要是由于进食过多,其他是休息过多,缺乏运动,摄入能量超过消耗能量,后者系因脑部疾病,内分泌紊乱及一些原因不明的综合征。

960. 试述小儿遗传性疾病的种类。

遗传性疾病是人体由于遗传物质结构或功能改变所致的疾病。小儿遗传性疾病一般可分为 5 大类。

(1) 染色体病:由于染色体数目、形态或结构异常而引起的疾病。如 21-三体综合征、猫叫综合征和脆性 X 染色体综合征等。

(2) 单基因遗传病:指一对主基因突变造成的疾病。如血红蛋白病、糖原累积症、苯丙酮尿症等。

(3) 线粒体病:有一部分 DNA 存在于人类细胞的细胞质中,即线粒体 DNA,含有 37 个基因,按母系遗传。基因突变为一组较为独特的遗传病,如脂肪酸氧化障碍、呼吸链酶缺陷等。

(4) 多基因遗传病:是多对微效基因的累积效应及环境因素的共同作用所致的遗传病。如高血压、Ⅱ型糖尿病、神经管缺陷、唇裂等。

(5) 基因组印记:基因根据来源亲代的不同而有不同的表达,控制某一表型的一对等位基因因亲源不同而呈差异性表达,即两条染色体。如皆来自父源或母源则有不同的表现形式。

961. 住院患儿心理护理的主要措施有哪些?

(1) 入院前教育:根据患儿的年龄及理解能力,用简单易懂的言词向患儿介绍医院的情况和生活制度,以便更好地适应环境。

(2) 防止或减少被分离的情况:关心、爱护患儿,鼓励父母或照顾者陪护。对年幼儿可以多抚摸、微笑及称呼,减轻分离性焦虑。

(3) 减少分离的副作用:护士应与家长协作,采用积极的方式应对分离。

(4) 缓解失控感:在病情允许的条件下,鼓励患儿自由活动,尽量保持住院前的日常活动。诊疗活动中可提供患儿一些自我决策的机会。

(5) 应用游戏或表达性活动来减轻压力。

(6) 发掘住院的潜在正性心理效应。

(7) 护理操作熟练,减少患儿痛苦。经常巡察,观察患儿的言语、动作、表情等方面的变化。

(8) 应安排固定护士全面负责患儿的身心护理。

962. 小儿心理行为中常出现的问题有哪些? 应如何避免?

小儿心理行为常见问题及其避免措施列于表 9.5。

表 9.5　小儿心理行为常见问题及其避免措施

分　类	表　现	避免措施
屏气发作	情绪剧烈变化时呼吸运动暂停,脑缺氧可有昏厥、意识丧失、口唇发绀、躯干四肢挺直等	尽量不让孩子有哭闹、发脾气的机会
吮拇指癖与咬指甲癖	在安静、寂寞、饥饿、身体疲倦时和睡前出现自吮手指尤其是拇指以安定自己	多加关心和爱护,消除其抑郁孤独心理,当其吮拇指或咬指甲时应充分分散其注意力,鼓励儿童建立改正坏习惯的信心,切勿打骂
儿童擦腿综合征	通过摩擦引起兴奋的一种运动行为障碍	使儿童生活轻松愉快,解除儿童心理压力,鼓励其参与各种游戏活动
遗尿症	5 岁后仍发生不随意排尿	指导家长合理安排生活和坚持排尿训练,帮助儿童建立条件反射,晚餐后适当控制饮水量并避免兴奋活动,睡前排尿,必要时药物治疗
违抗、发脾气	受挫时儿童常常发生违抗或发脾气以释放他们的情绪	家长可先不去理睬,事后规劝
攻击性行为	屡次无缘无故地咬、抓或打伤别人	不能不予理睬,在制止后带到安静地方让其自己反省,学会控制自己,不宜体罚,正确引导
破坏性行为	精力旺盛而无意中破坏东西,有的儿童无法控制自己愤怒而有意采取破坏行为	仔细分析原因,给予正确引导和行为治疗
注意缺陷多动障碍	表现与年龄不相称的注意力不集中,不分场合的过多活动,情绪冲动并且有认知障碍或学习困难	药物治疗、行为治疗与矫正,需要家庭、医院及学校三方面配合

963. 如何进行儿童疼痛的评估?

(1) 各年龄阶段患儿对疼痛的表达方式和行为反应:① 新生儿和婴幼儿 :表现为持续的哭闹,面部表情痛苦,手术部位疼痛时,挠抓手术部位,抗拒行为,疼痛还可引起血压、心率、血氧饱和度、皮肤颜色和睡眠的改变。② 学龄前儿童:患儿能够描述疼痛的位置及程度,但不具有测量、判断和排序的能力,不能对疼痛的感觉量化;患儿为了避免注射和其他侵入性操作,甚至会否认疾病导致的疼痛;在预期疼痛的发生和疼痛出现时,患儿会剧烈反抗,有攻击行为。③ 学龄儿童 :能描述疼痛位置及程度,逐渐能量化疼痛的程度,患儿会为表现勇敢和能控制自己而忍受疼痛不予表达,甚至不期望他人发现他们的疼痛,在疼痛时患儿会表现得安静、沉默。④ 青少年:对疼痛的描述更熟练准确,青少年学会控制自己的表情和行为,否认疼痛的存在,评估时应注意保护隐私。

(2) 疼痛患儿的病史采集:评估疼痛的原因、部位、时间、性质、程度、伴随症状、影响因素和缓解措施,注意评估患儿疼痛的表达方式和行为表现,并鼓励患儿父母参与。

(3) 儿童疼痛评估工具:新生儿面部编码系统 NFCS(neonatal facial coding system)(早产和足月新生儿),CRIES(crying requires increased vital signs expression sleeplessness)术后疼痛评分(32 孕周以上新生儿),FLACC 量表(2 个月～7 岁),儿童疼痛观察评分标准 POCIS(1～4 岁),面部表情法 FPS-R(4～16 岁)。

964. 试述儿童药物选用及护理要点。

(1) 抗生素的应用及护理:严格掌握适应证,有针对性地使用,防止抗生素滥用,应用时要注意药物的毒、副作用。

(2) 镇静药的应用及护理:儿童有高热、烦躁不安等情况,使用镇静药可以使其得到休息,以利于病情恢复。常用药物有苯巴比妥、地西泮、水合氯醛等,使用中应特别注意观察呼吸情况,以免发生呼吸抑制。

(3) 镇咳祛痰药的应用及护理:婴幼儿一般不用镇咳药,多用祛痰药或雾化吸入稀释分泌物,配合体位引流排痰,使之易于咳出。

(4) 止泻药和泻药的应用及护理:儿童腹泻一般不主张使用止泻药,多采用调节饮食和补充体液等方法。儿童便秘一般不用泻药,多采用调节饮食和松软大便的通便法。

(5) 退热药的应用及护理:儿童发热一般使用对乙酰氨基酚和布洛芬,单剂量不宜过大,可反复使用。

(6) 肾上腺皮质激素的应用及护理:严格掌握适应证,在诊断未明时一般不用,以免掩盖病情,不得随意减量或停药,防止出现反弹现象。

965. 高热患儿为什么容易发生惊厥?如何处理?

由于小儿的神经系统及体温调节中枢发育未成熟,兴奋容易扩散,因此有 4%～5% 的小儿高热时容易惊厥。小儿发生惊厥时,应立即控制惊厥,以免惊厥时间过长引起脑缺氧、脑水肿。处理方法是:

(1) 预防窒息:就地抢救,立即让患儿平卧,头偏向一侧,清除口鼻腔分泌物,开放气道,备好急救用品。

（2）预防外伤：防止舌咬伤、坠床，勿强力按压或牵拉患儿肢体，以免骨折或脱臼。

（3）密切观察病情变化：保持患儿安静，避免刺激，密切观察体温、脉搏、呼吸、血压、意识及瞳孔变化，高热时采取物理降温或药物降温。

（4）健康教育：向家长解释高热惊厥的病因和诱因，告诉家长及时控制体温是预防高热惊厥的关键。

966. 婴儿反复严重感染的原因是什么？

婴儿反复严重感染多见于两种先天性疾病：

（1）先天性无丙种球蛋白血症：这是一种由于先天性 B 淋巴细胞发育障碍而导致丙种球蛋白合成减少或缺乏的体液免疫缺陷病。患儿生后 6 个月以前一般无症状，因这段时间已从母体获得 IgG，有防御感染作用。通常于 6～12 个月时患儿表现反复性较严重的细菌感染。常并发恶性淋巴瘤、白血病和类风湿性关节炎等。

（2）严重免疫缺陷病：这是一种由于 T 淋巴细胞与 B 淋巴细胞均减少，而引起的细胞免疫和体液免疫功能联合缺陷所造成的先天性严重病变。男婴多见，一般于出生后 1～2 个月内就发生各种严重感染。主要表现为皮肤、黏膜、呼吸道、胃肠道反复地细菌、病毒和真菌感染。

967. 小儿脱水分哪几度？

小儿脱水分为三度：轻度脱水，体液丢失为体重的 5％以下，一般量为 30～50 mL/kg，眼泪有，尿量稍少。中度脱水，体液丢失为体重的 5％～10％，一般量为 50～100 mL/kg，眼泪少，尿量明显减少。重度脱水，体液丢失为体重的 10％以上，一般量为 100～120 mL/kg，眼泪无，尿量极少或无尿。

968. 小儿补液原则是什么？

补液时应确定补液的总量、性质和速度，同时应遵循"先盐后糖、先浓后淡（指电解质浓度）、先快后慢、见尿补钾、抽搐补钙"的补液原则。第一天补液总量应包括累积损失量、继续损失量及生理需要量三个部分。第 1 天的补液总量为：轻度脱水 90～120 mL/kg，中度脱水 120～150 mL/kg，重度脱水 150～180 mL/kg。第 2 天及以后补液，一般只补继续损失量和生理需要量，于 12～24 小时内均匀输入，能口服者应尽量口服。

969. 试述婴儿粪便的特点。

（1）胎便。新生儿最初三日内排胎便，性质黏稠，色深绿，无臭。

（2）母乳喂养儿粪便呈黄色或金黄色、糊状、偶有细小乳凝块，或较稀薄、绿色、不臭,呈酸性反应。每日排便 2～4 次,一般在添加换乳期食物后次数即减少。

(3) 人工喂养儿粪便色呈淡黄色或灰黄色,较干稠,有臭味,呈中性或碱性反应,每日排便 1～2 次,易发生便秘。

(4) 混合喂养儿粪便与人工喂养儿粪便相似,但较软、黄。添加谷类、蛋、肉、蔬菜、水果等食物后,粪便性状逐渐接近成人,每日排便 1 次。

970. 试述婴幼儿腹泻的原因。

(1) 易感因素:① 消化系统发育不成熟;② 生长发育快:对营养物质的需求相对较多,消化道负担重;③ 机体防御功能差;④ 肠道菌群失调;⑤ 人工喂养。

(2) 感染因素:① 肠道内感染:病毒感染,细菌感染,真菌感染,寄生虫感染;② 肠道外感染。

(3) 非感染因素:① 饮食因素:食饵性因素,过敏因素,其他因素;② 气候因素:天气过冷过热导致消化功能紊乱引起腹泻。

971. 何谓肠套叠? 简述其主要临床表现。

肠套叠是指部分肠管及其肠系膜套入邻近肠腔内造成的一种绞窄性肠梗阻,是婴幼儿时期常见的急腹症之一。

临床表现:

(1) 急性肠套叠:① 腹痛;② 呕吐;③ 血便;④ 腹部包块;⑤ 全身情况,早期一般状况尚好,随着病程延长,病情加重,并发肠坏死或腹膜炎时,全身情况恶化,常有严重脱水、高热、嗜睡、昏迷及休克等中毒症状。

(2) 慢性肠套叠:以阵发性腹痛为主要表现,腹痛时上腹或脐周可扪及肿块,缓解期腹部平坦、柔软无包块,病程有时长达十余日。

972. 小儿急性喉炎的临床特点与治疗原则是什么?

急性感染性喉炎是喉部黏膜急性弥漫性炎症,其特点:发热、犬吠样咳嗽、声嘶、喉鸣、吸气性呼吸困难、三凹症。

治疗原则是:① 保持呼吸道通畅,吸氧,消除黏膜水肿;② 肾上腺皮质激素应用,有抗炎和减轻喉头水肿的作用;③ 控制感染;④ 对症治疗,烦躁不安时及时镇静,痰多时使用祛痰剂;⑤ 必要时气管切开。

973. 小儿肺炎的特点是什么?

肺炎是指不同病原体(细菌、病毒、真菌、支原体等)或其他因素(如吸入羊水、油类或过敏反应等)所引起的肺部炎症。婴幼儿期常见者为支气管肺炎。肺炎时通气和换气障碍可引起低氧血症和酸中毒。严重低氧血症和酸中毒可导致器官功能障碍,引起重症肺炎的发生。普通型肺炎的症状为发热、咳嗽、呼吸急促和肺部罗音。重症肺炎可出现:① 中毒性心肌炎和心力衰竭,面色苍白,口唇紫绀,心率>160 次/分钟,肝脏进行性增大;② 中毒性脑病,嗜睡、昏迷、惊厥;③ 中毒性肠麻痹和消化道出血、腹胀、吐咖啡色物和便血等。上述表现提示病情危重。

974. 急性毛细支气管炎的临床表现是什么?

急性毛细支气管炎是一种婴幼儿较常见的下呼吸道感染,多见于 1～6 个月的小婴儿。

(1) 喘息和肺部哮鸣音为其突出表现,主要表现为下呼吸道梗阻症状,出现呼气性呼吸困难、呼气相延长伴喘息,严重者面色苍白、烦躁不安、口周和口唇发绀。

(2) 全身中毒症状较轻,少见高热,呼吸浅而快,60～80 次/分,甚至 100 次/分,伴鼻翼煽动和三凹症,心率增快,可达 150～200 次/分。

(3) 肺部体征主要为呼气相哮鸣音。

(4) 本病高峰期在呼吸困难发生后的 48～72 小时,病程一般为 1～2 周。

975. 试述支气管哮喘临床表现及护理要点。

哮喘的典型症状是咳嗽、胸闷、喘息及呼吸困难,呈阵发性发作,以夜间和晨起为重。婴幼儿起病较缓,发病前 1～2 天常有上呼吸道感染;年长儿大多起病较急,且多在夜间发作。

护理措施:

(1) 环境与休息:有明确过敏原者,应尽快脱离。保持室内空气清新,温湿适宜,护理操作应尽可能集中进行,保证患儿休息。

(2) 维持气道通畅缓解呼吸困难:① 置患儿于坐位或半卧位,给予鼻导管或面罩吸氧,保持 PaO_2 在 70～90 mmHg(9.3～12.0 kPa);② 遵医嘱给予支气管扩张剂和糖皮质激素,评价其效果及副作用;③ 给予雾化吸入、促进分泌物排出;④ 保证患儿摄入足够的水分,以降低分泌物的黏稠度,防止痰栓形成。

(3) 密切观察病情变化:监测生命体征,注意呼吸困难的表现及病情变化。

(4) 做好心理护理和健康教育。

976. 小儿吸痰的指征是什么?

(1) 呼吸道分泌物不能自行排出,以致呼吸不通畅。

(2) 持续性咳嗽,喉部或肺部听诊有痰鸣音者。

(3) 口鼻有奶块或呕吐物积聚,痰液外溢者。

(4) 肺炎患儿喂奶、喂药前按需要吸痰。

（5）胸部物理治疗或雾化后。

977．试述小儿用氧治疗的适应证。

（1）各种原因所致的呼吸功能不全，包括呼吸系统疾患及其他系统疾患影响呼吸中枢者。

（2）循环功能不全，包括各种原因所致的心力衰竭及休克。

（3）严重的贫血。

（4）由于急性失血或脱水而致循环血量不足者。

978．小儿缺氧时吸氧浓度以多少为宜？

新生儿和小婴儿，可采取头罩吸氧。主张低流量持续给氧。急性缺氧吸氧浓度为40％～50％；慢性缺氧吸氧浓度为30％～40％。

979．先天性心脏病患儿如何护理？

（1）建立合理的生活制度。安排好作息时间，保证睡眠、安排适当的活动量，减少心脏负担。

（2）供给充足营养。供给充足能量、蛋白质和维生素。

（3）预防感染，注意保护性隔离。

（4）注意观察病情，防止并发症发生。法洛四联症患儿因哭闹、便秘引起缺氧发作时，立即将小儿置于膝胸卧位，并与医师合作给予吗啡及普萘洛尔抢救治疗。

（5）心理护理。关心患儿，态度和蔼，消除患儿的紧张情绪，并取得家属理解和配合。

（6）健康教育。指导家长建立合理的生活制度，合理用药，预防感染和其他并发症，定期复查。

980．何谓病毒性心肌炎？

病毒性心肌炎是指病毒侵犯心肌，引起心肌细胞变性、坏死和间质炎症。

981．试述缺铁性贫血的病因和预防要点。

缺铁性贫血是由于铁元素缺乏，血红蛋白生成不足所致。病因有先天性储铁不足、摄入铁不足、生长发育快、铁吸收减少、铁丢失过多等。预防：母乳喂养、多食含铁丰富的食物，如瘦肉、鱼肉、肝、蛋、豆浆、新鲜蔬菜等，必要时补充铁剂。

982．何谓川崎病？

皮肤黏膜淋巴结综合征又称川崎病，由日本川崎富作于1967年首次报道，是一种以全身中、小动脉炎性病变为主要病理改变的急性发热出疹性疾病。表现为急性发热、皮肤黏膜病损和淋巴结肿大。本病以婴幼儿多见，男孩多于女孩。一年四季均有发病，以春秋两季居多。

983. 何谓脑性瘫痪?

脑性瘫痪简称脑瘫，也称 Litter 病，是指小儿从出生前到出生后 1 个月内，由多种原因引起的非进行性脑损伤。临床以中枢性运动障碍和姿势异常为主要特征，可伴有癫痫、智力低下、视觉、听觉或语言功能障碍等。

984. 何谓瑞氏综合征?

瑞氏(Reye)综合征是小儿独有的一种特殊的急性脑病，多见于 6 个月至 4 岁儿童。临床特点是起病急，常以呼吸道感染起病，伴发热、呕吐、惊厥、意识障碍及昏迷等。其病理特点是急性脑水肿和内脏(主要是肝脏)的脂肪变性，故又名脑病合并内脏脂肪变性。

985. 急性肾小球肾炎有哪些严重表现? 肾病综合征的四大特点是什么?

急性肾小球肾炎严重表现:

(1) 严重循环充血、轻者呼吸增快和肺部湿罗音; 严重者端坐呼吸, 咳粉红色泡沫痰, 心脏扩大可闻奔马律; 危重者可因急性肺水肿于数小时内死亡。

(2) 高血压脑病、头痛, 烦躁不安, 恶心呕吐, 严重者突然出现惊厥和昏迷。

(3) 急性肾衰竭, 可出现暂时性氮质血症, 电解质紊乱和代谢性酸中毒及尿毒症症状等。

肾病综合征的四大特点是:

(1) 大量蛋白尿。

(2) 低蛋白血症。

(3) 高胆固醇血症。

(4) 不同程度的水肿。

986. 小儿中毒的常见原因有哪几种?

儿童年幼无知，缺乏生活经验，不能辨别物品有毒或无毒。常见中毒原因有:

(1) 婴幼儿时期常发生误服药物中毒, 而学龄前期主要为有毒物质中毒。

(2) 与周围环境密切相关, 接触食物、环境中有毒动、植物, 工、农业的化学药品, 医疗药物、生活中使用的消毒防腐剂、杀虫剂等。

987. 何谓中毒型细菌性痢疾？

细菌性痢疾是由志贺菌属引起的肠道传染病,而中毒型细菌性痢疾则是急性细菌性痢疾的危重型。起病急骤,以高热、嗜睡、惊厥、迅速发生休克及昏迷为特征,病死率高。

988. 麻疹前驱期特征性体征和麻疹皮疹的特点是什么？

麻疹前驱期特征性体征是麻疹黏膜斑,常在出疹前1～2天出现。开始时见第二磨牙相对应的颊黏膜上,为直径0.5～1 mm的灰白色小点,周围有红晕,迅速增多,于出疹后1～2天消失。

皮疹特点:皮疹先出现于耳后、发际、渐及额、面、颈部,自上而下蔓延至躯干、四肢,最后达手掌与足底。皮疹初为红色斑丘疹,呈充血性,疹间可见正常皮肤,不伴痒感。以后部分融合成片,色加深,呈暗红色。消退后皮肤有棕褐色色素沉着伴糠麸样脱屑。

989. 试述猩红热皮疹的特点。

(1) 出疹期:多见于发病后1～2天出疹。皮疹从耳后、颈及上胸部,迅速波及躯干及上肢,最后到下肢。特点为全身皮肤弥漫性发红,其上有点状红色皮疹,高出皮面,扪之粗糙,压之褪色,有痒感,疹间无正常皮肤可见。有贫血性皮肤划痕与帕氏线等特征。

(2) 恢复期:皮疹多于3～5天后颜色转暗,逐渐隐退,并按出疹先后顺序脱皮,皮疹愈多,脱屑愈明显,此期1周左右。

990. 试述流行性腮腺炎腮腺肿大的特点。

常先见一侧,2～3天内波及对侧。肿大的腮腺以耳垂为中心,向前、后、下发展,边缘不清,表面发热但多不红,触之有弹性感并有触痛,开口咀嚼食物或吃酸性食物时胀痛加剧。腮腺肿大可持续5日左右。以后逐渐消退。腮腺管口在早期可见红肿。

991. 简述流行性腮腺炎的护理要点。

(1) 减轻疼痛:腮腺肿胀处可局部冷敷,以减轻炎症充血及疼痛。

(2) 维持正常体温,高热者给予物理或药物降温。

(3) 观察病情变化,注意有无并发症,如脑膜脑炎、睾丸炎、卵巢炎、急性胰腺炎等。

(4) 预防感染传播:① 管理传染源:隔离患儿至腮腺肿大消退后3天;易感儿

接触后应隔离观察 3 周。② 保护易感儿：易感儿可接种腮腺炎减毒活疫苗，流行期间应加强托幼机构的晨检。

（5）健康教育。腮腺炎传染性较强，做好消毒隔离，无并发症的患儿可在家中隔离治疗，若有并发症表现，应及时送医院就诊。

992. 试述百日咳患儿的咳嗽特征。

患儿咳嗽为阵发性、痉挛性咳嗽。阵咳发作时为连续十余声短促咳嗽，继而深长的吸气，发出鸡鸣样特殊的吼声。如此反复发作，直至咳出黏稠痰液及吐出胃内容物为止。阵咳时患儿表情痛苦，可见眼睑、脸面浮肿，眼结膜下出血，舌系带溃疡。

993. 试述水痘患儿的护理要点。

水痘是由水痘—带状疱疹病毒引起的一种传染性极强的出疹性疾病。其护理要点：

（1）生活护理，勤换内衣，保持皮肤清洁干燥。

（2）减少皮肤病损，恢复皮肤完整性，剪短指甲，避免搔破皮疹。

（3）降低体温，可用物理降温或适量退热剂，忌用阿司匹林。

（4）监测病情。

（5）预防感染传播，管理传染源，保护易感患儿。

994. 手足口病的分期及临床表现是什么？

潜伏期：多为 2～10 天，平均 3～5 天，根据临床表现分为 5 期：

（1）第 1 期（手足口出疹期）：急性起病，主要表现为发热，手、足、口、臀等部位出疹（斑丘疹、丘疹、小疱疹），可伴有咳嗽、流涕、食欲缺乏等症状。

（2）第 2 期（神经系统受累期）：表现为精神差、嗜睡、易惊、头痛、呕吐、烦躁、肢体抖动、急性肢体无力、颈项强直等。

（3）第 3 期（心肺功能衰竭前期）：多发生在病程 5 天内，表现为心率、呼吸增快，出冷汗，面色苍灰，皮肤花斑，四肢发凉，指（趾）发绀，血压升高，血糖升高，此期病例属于手足口重症病例危重型。

（4）第 4 期（心肺功能衰竭期）：多发生在病程 5 天内，患儿出现心肺功能衰竭，表现为心动过速或过慢，呼吸浅促，口唇发绀，咳粉色泡沫痰或血性液体，持续血压降低或休克。此期属于重症病例危重型。

（5）第 5 期（恢复期）：体温逐渐恢复正常，神经系统受累症状和心肺功能逐渐恢复，少数可遗留神经系统后遗症状。

995. 如何鉴别流脑、结脑和乙脑？

流脑、结脑和乙脑的鉴别见表9.6。

表 9.6　流脑、结脑和乙脑的鉴别

<table>
<tr><td colspan="2"></td><td>流行性脑脊髓膜炎</td><td>结核性脑膜炎</td><td>流行性乙型脑炎</td></tr>
<tr><td colspan="2">起病情况</td><td>急</td><td>缓</td><td>急,高热,昏迷多见</td></tr>
<tr><td colspan="2">流行季节</td><td>冬、春季</td><td>无特殊</td><td>7月～9月</td></tr>
<tr><td colspan="2">皮肤黏膜</td><td>有出血点</td><td>无出血点</td><td>无出血点</td></tr>
<tr><td colspan="2">白细胞数</td><td>明显增高</td><td>一般增高</td><td>增高</td></tr>
<tr><td rowspan="8">脑脊髓</td><td>压力</td><td>增高</td><td>增高</td><td>正常或增高</td></tr>
<tr><td>颜色</td><td>混浊、米汤或浓样</td><td>微混、呈毛玻璃样</td><td>澄清</td></tr>
<tr><td>白细胞数</td><td>$1×10^9/L$ 以上,
或以中性粒细胞为主</td><td>$(0.1～0.5)×10^9/L$,
淋巴细胞为主</td><td>$(0.05～0.5)×10^9/L$,
早期以中性粒细胞为主,
后期多为淋巴细胞</td></tr>
<tr><td>糖</td><td>减少</td><td>减少</td><td>正常</td></tr>
<tr><td>氯化物</td><td>减少</td><td>明显减少</td><td>正常</td></tr>
<tr><td>薄膜</td><td>无</td><td>静置24小时后
可形成薄膜</td><td>无</td></tr>
<tr><td>涂片染色</td><td>革兰氏染色
为阴性双球菌</td><td>抗酸染色,
可发现结核杆菌</td><td>无细菌,
病毒抗体阳性</td></tr>
</table>

996. 何谓结核感染？

结核感染又称结核中毒症,是由结核杆菌引起的慢性感染性疾病,一般均有结核病接触史,其临床表现为:

(1) 低热、食欲减退、消瘦、盗汗、乏力、性格改变、易激动、周围淋巴结肿大、贫血等。

(2) 结核菌素实验呈阳性。

(3) 胸部X线检查无异常发现。

997. 试述预防性抗结核病治疗适应证。

(1) 密切接触家庭内开放性肺结核者。

(2) 3岁以下婴幼儿未接种卡介苗,结核菌素试验阳性者。

(3) 结素菌素试验阳性伴结核中毒症状者。

(4) 结素菌素试验新近由阴性转为阳性者。

（5）结核菌素试验阳性，新患麻疹或百日咳患儿。

（6）结核菌素试验阳性患儿需较长期使用糖皮质激素或其他免疫抑制剂者。

998. 试述结核菌素试验及其临床意义。

结核菌素试验属于迟发型变态反应。常用的结核菌素皮内试验为皮内注射 0.1 mL 含 5 个结核菌素单位的纯蛋白衍生物（PPD）。一般在左前臂掌侧面中下 1/3 交界处行皮内注射，形成直径 6～10 mm 的皮丘。儿童受结核感染 4～8 周后，实验结果为阳性。

其临床意义如下：

（1）确定有无结核菌感染：可以了解结核的自然感染率，并以此来决定卡介苗接种对象。卡介苗接种 12 周后做结核菌素试验，可以判断卡介苗接种效果。呈阳性反应时表示体内产生了免疫力，反之为阴性。儿童结核菌素试验阳性，特别是强阳性者，结核的患病率和发病率较高，阴性表示未受结核菌感染。

（2）判定细胞免疫功能：如多次接种卡介苗而结核菌素试验仍为阴性，应注意有无细胞免疫缺陷。

第十部分　中　医

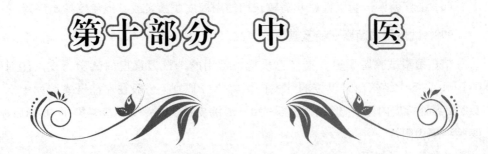

999. 中医理论体系的主要内容及治疗疾病的主要原则是什么？

中医理论的主要内容：① 阴阳五行学说；② 精气血津液与藏象学说；③ 经络学说；④ 病因、病机学说；⑤ 防治原则等；⑥ 体质学说。

中医的治疗原则是：① 正治反治；② 标本缓急；③ 扶正祛邪；④ 三因制宜；⑤ 调整阴阳；⑥ 调理精气血津液；⑦ 调理脏腑。这些是在整体观念和辨证论治的基础上制定的。

1000. 何谓辨证施护？中医护理学理论体系的主要特点是什么？

辨证施护是中医护理的精髓，所谓辨证就是在中医基本理论指导下，将四诊（望、闻、问、切）所收集的病情资料通过分析、综合而辨清疾病的原因、性质、部位和邪正之间的关系，从而概括判断为某种性质的证；施护则是根据辨证的结果，确定相应的护理原则和方法。辨证是实施护理措施的前提和依据，施护是辨证的目的。

中医护理学基本特点：① 整体观念；② 辨证施护；③ 防护结合。

1001. 简述"防护结合"的基本思想内容及具体方法。

"防护结合"包括未病先防和既病防变两个方面。

（1）未病先防：① 养生以固护正气：顺应自然，调摄情志，起居有常，饮食有节，锻炼健身；② 防止病邪毒气侵入：慎避外邪，避疫毒、防疠气，预施药物防传播。

（2）既病防变：① 早期诊治；② 控制传变。

1002. 简述阴阳的基本概念及属性。阴阳学说的基本内容有哪些？

阴阳，是对自然界相互关联的某些事物或现象对立双方属性的概括，它既可代表两个相互对立的事物，也可代表同一事物内部相互对立的两个方面。

一般来说，凡属寒冷的、下降的、静止的、内在的、有形的事物都属于阴。反之，凡属温暖的、上升的、运动的、明亮的、外在的、无形的事物都属于阳。

阴阳学说的基本内容有:阴阳相互对立制约,阴阳互根互用,阴阳消长平衡,阴阳相互转化。

1003. 如何根据阴阳学说确立治疗及护理原则?

调整阴阳,损其有余,补其不足,恢复阴阳之间的协调平衡是疾病护治的基本原则。中医护理最根本的原则就是"法于阴阳",即遵循自然界阴阳的变化规律来调养人体之阴阳,使人体中的阴阳与四时阴阳的变化相适应,以保持人与自然界的协调统一。阴阳学说还用来概括食物、药物的性能,根据食物的性能确定饮食护理和用药护理的原则。

1004. 何谓五行学说?

五行是指木、火、土、金、水五种物质及其运动变化,其中"五"是指木、火、土、金、水五种物质构成世界的基本物质;"行"是指这五种物质的运动变化。它的基本内容包括五行的归类推演、五行的生克乘侮。

1005. 辨证方法及总纲是什么?

辨证分为八纲辨证,脏腑辨证,气血津液辨证,卫气营血辨证,三焦辨证等。八纲是辨证的总纲,包括阴、阳、表里、寒、热、虚、实八类证候。

1006. 何谓表里? 何谓虚实?

表里是辨别病变部位、病情轻重和病势趋向的两个纲领。凡病变在皮毛、肌腠、经络在外属表;五脏六腑在内,属里。虚实是用以概括和辨别正气强弱和邪气盛衰的两个纲领。实证主要取决于邪气盛方面,而虚证则主要取决于正气虚方面,即"邪气盛则实,精气夺则虚"。

1007. 标本缓急施治应掌握哪些原则?

标和本是具有相对性的概念,常用来说明疾病的本质和现象、疾病的先后、主次等。例如,就病机和症状而言,病机为本,症状为标;就发病的先后而言,先病为本,后病为标;原发病为本,继发病为标;就邪正关系而言,正气为本,邪气为标。施治原则有急则治标,缓则治其本,标本兼治。

1008. 何谓扶正祛邪?

扶正与祛邪两大治则,是针对疾病过程中邪正双方力量对比而设。"精气夺则虚","虚则补之";"邪气盛则实","实则泻之"。

扶正,是通过补充人体精气血津液、振奋脏腑经络功能活动,以增强体质、提高机体抗病能力的一种治疗原则。扶正根据正气不足类型不同,可分为益气、养血、滋阴、补阳等方法。

祛邪,是通过祛除体内邪气,削弱或清除病邪对机体损害的一种治疗原则。有发汗、涌吐、攻下、消食、祛瘀、利湿、逐水等方法。

1009. 何谓藏象学说? 何谓五脏、六腑和奇恒之腑?

藏象学说,即通过对人体生理、病理现象的观察,研究人体各脏腑的生理功能、病理变化及相互关系的学说。

五脏,即心、肝、脾、肺、肾的合称,多为实体性器官,其共同的生理特点是化生和贮藏精气。

六腑,即胆、胃、小肠、大肠、膀胱、三焦的总称,多为管腔性器官,其共同的生理特点是受盛和传化水谷,即主持食物的消化、吸收和糟粕的传导排泄。

奇恒之腑,包括指脑、髓、骨、脉、胆、女子胞六个脏器组织。它们在形态上多为中空器官,因而类腑,但其功能似脏,故称之为奇恒之腑。

1010. 心的主要功能有哪些? 什么是心主神明?

生理功能:心主血脉、主神志(又称主神明)。

生理特性:在五行中属火,与夏气相通应,为阳中之阳。心为阳脏,以阳气为用,靠心之阳气推动血液运行,温通全身血脉。

生理联系:在志为喜;在体合脉;其华在面;在窍为舌(又称开窍于舌);在液为汗。

心主神明,即心具有主宰人体精神意识思维活动,并且主宰人体各脏腑组织器官的生理功能,因此古人把心称为"君主之官"。

1011. 肺的主要功能有哪些? 何谓肺主通调水道?

生理功能:肺主气、司呼吸;主宣发与肃降;主通调水道;朝百脉,主治节。

生理特性:在五行中属金,为阳中之阴,与秋气相通应。肺为娇脏,喜润恶燥,外感六淫易犯肺而为病。

生理联系:在志为忧(悲);在体合皮,其华在毛;在窍为鼻;在液为涕。

肺主通调水道是指肺通过宣发和肃降作用对于体内水液的运行、输布和排泄起着疏通和调节作用。

1012. 脾的主要生理功能有哪些? 何谓脾主运化和脾不统血?

生理功能:脾主运化,主统血,脾气主升。

生理特性:在五行中属土,为阴中之至阴,与四时之长夏相应。脾喜燥恶湿。

生理联系:在志为思;在体合肉,主四肢;在窍为口;其华在唇;在液为涎。

脾主运化:是指脾具有把饮食水谷转化为水谷精微,并将其吸收、转输至全身的生理功能。

脾统血:脾具有统摄血液在血脉中正常运行,而不逸出脉外的功能,若脾失健运,气生无源,气虚而固摄乏力,血不归经,逸出脉外而出现出血病症,如:便血、崩漏等,称之脾不统血。

1013. 肝的主要生理功能有哪些?何谓肝主疏泄?

生理功能:主疏泄、主藏血。

生理特性:在五行中属木,为阴中之阳,与四时之春季相应。肝为刚脏,肝主升发。

生理联系:在志为怒;在体合筋;其华在爪;在窍为目;在液为泪。

肝主疏泄:是指肝具有维持全身气机疏通畅达的功能。

1014. 肾的主要生理功能有哪些?何谓肾主水?

生理功能:藏精,主生长发育与生殖;主一身之阴阳;主水;主纳气。

生理特性:在五行中属水,为阴中之阴,与四时之冬气相应。肾为水火之脏,藏真阴而涵真阳。

生理联系:在志为恐;在体合骨,生髓;其华在发;在窍为耳及二阴;在液为唾。

肾主水是指肾有主持和调节全身水液代谢的功能。

1015. 胆、胃、大肠、小肠的功能各有哪些?

胆:贮藏和排泄胆汁;主决断。

胃:主受纳、腐熟水谷;主通降。

小肠:主受盛化物,主泌别清浊。

大肠:传化糟粕。

1016. 何谓三焦?有何功能?各包括哪些脏腑?

三焦:是上焦、中焦、下焦的合称。

三焦生理功能:通行元气;运行水液。

上焦:横膈以上胸部,包括心、肺和头面部。主气的升发和宣散。

中焦:横膈至脐之间的上腹部,包括脾胃、肝胆。消化、吸收并输布水谷精微和化生气血。

下焦:主要指下腹部,包括小肠、大肠、肾、膀胱。传导糟粕,排泄二便。

1017. 试述气与津液的概念及其主要作用。如何分类?

(1)气:气是体内一种细小难见,运动迅速,具有很强活力的精微物质,是构成人体和维持人体生命活动的最基本物质。气的主要作用有：① 推动作用；② 防御作用；③ 气化作用；④ 温煦作用；⑤ 固摄作用；⑥ 营养作用。

（2）津液：津液是构成人体和维持生命活动的基本物质之一，是人体一切正常水液的总称，津液有滋润和濡养的生理功能，这是津液的主要作用。

（3）分类：气可分元气、宗气、营气和卫气四种。津液分为"津"和"液"两种；清而稀薄者称"津"，浊而稠厚者为"液"。

1018. 如何理解气与血的关系？

气与血的关系可概括为"气为血之帅，血为气之母"。"气为血之帅"包括了气能生血、气能行血、气能摄血三个方面。"血为气之母"包括了血能养气和血能载气两个方面。

1019. 何谓七情？ 七情致病直接伤及对应的内脏有哪些？

七情指喜、怒、忧、思、悲、恐、惊七种情感变化。

七情致病损伤对应的内脏是：喜伤心；怒伤肝；思伤脾；忧伤肺；恐伤肾。

1020. 何谓"六气"？ 何谓"六淫"、"六邪"？ "六邪"的特性有哪些？

风、寒、暑、湿、燥、火是自然界的六种正常气候变化，称为"六气"。

当六气发生太过或不及，非其时而有其气，气候变化过于急骤等，侵犯人体导致疾病发生时，"六气"就转化为"六淫"或"六邪"。

六邪的特性为：

（1）风邪：具有善动、升发、向上、向外的特性。

（2）寒邪：收引、凝滞、易伤阳气。

（3）暑邪：升散、伤津耗气、夹湿。

（4）湿邪：重浊、黏滞、阻遏气机、趋下。

（5）燥邪：易伤肺、易伤津液。

（6）火邪：火性上炎、生风动血、易伤津耗气，扰乱心神。

1021. 何谓瘀血？ 瘀血病症的临床特点有哪些？

瘀血是指体内血液停积而形成的病理产物，包括凝结于体内的离经之血，或血液运行不畅，停滞于经脉及脏腑内的血液。瘀血病症的特点：固定刺痛、肿块、色紫、出血、脉涩。

1022. 常见不正常的舌色变化有哪些？ 舌色变化主要提示哪些病情？

舌色是舌质的颜色，与正常舌色淡红润泽相比，不正常的舌色变化常有淡白、红绛、青紫等。

（1）淡白舌：淡白舌为虚证、寒证，多为阳气虚弱、气血不足之象。

（2）红舌：红舌主热证，舌红苔黄而干，多为实热证；舌红无苔，或少苔，多为阴虚火旺；绛舌多为邪热深入营血，阴虚火旺及瘀血。

（3）青紫舌：舌色或青或紫，称为青紫舌。主瘀血证、寒证或热极。

1023. 望苔色的意义包括哪些？

白苔：主表证、寒证。苔薄白而润，多为风寒表证；苔薄白而干，多为风热表证；苔白厚而滑腻，多为痰饮、宿食内停；苔白厚干燥，多为湿热伤津而湿邪未化；苔白如积粉，多为瘟疫或内痈。

黄苔：主里证、热证。苔淡黄热轻，深黄热重，焦黄热结。

灰黑苔：灰苔与黑苔同类，灰苔即浅黑苔。灰黑苔主热极或寒盛，主里证。灰而滑润，为寒湿内阻或痰饮内停；灰而干燥，为热炽伤津或阴虚火旺。黑而燥裂，为热极津枯，病情危重；黑而滑润，为阳气虚衰，阴寒内盛。

1024. 何谓痰饮？痰饮的来源为何？痰饮的形成与哪些脏器有关？

痰饮是水液代谢障碍所形成的病理产物。其中质稠的称为痰，清稀的称为饮。

痰饮的来源，一般认为津液停蓄蕴结而成为湿，湿聚为水，积水成饮，饮凝成痰。

痰饮的形成与肺、脾、肾、三焦、膀胱及肝、心等脏腑有关。

1025. 何谓"四诊"？神的表现类型和临床意义有哪些？

"四诊"是指望、闻、问、切四种诊察疾病的基本方法。

神的表现可分为有神、少神、无神、假神。

有神：又称得神。提示脏腑精气充足，正气强盛，生命活动正常。

无神：又称失神。提示脏腑精气亏虚已极，正气大伤，病情严重，预后不良。

少神：提示正气不足，精气轻度损伤，常见于素体虚弱之人，或病情较轻，或病后恢复期而正气尚未复原。

假神：系指危重、久病患者精神突然好转的假象，是临终前的预兆，并非佳兆，临床应予特别注意。

1026. 望舌主要包括哪两个方面？观察舌的顺序？

望舌主要包括舌质和舌苔的两个方面变化。望舌的顺序为舌尖、舌中、舌根、舌两旁顺序察看，先看舌质，后看舌苔。

1027. 简述面部五色主病,其临床意义为何?

(1) 青色:主寒证、痛证、血淤证、惊风证。

(2) 赤色:主热证。

(3) 黄色:主虚证、主湿证、黄疸。

(4) 白色:主虚证、寒证、失血证。

(5) 黑色:主肾虚、水饮、瘀血。

1028. 脏腑功能和病理变化反映在舌面上的分布规律是什么?

舌尖主心肺;舌边主肝胆;舌中主脾胃;舌根主肾。

1029. 何谓脉诊? 切脉的部位在何处?

脉诊又称切脉,是检查脉象的一种方法。切脉一般取近于手腕部的桡动脉,分寸、关、尺三部按压。

1030. 何谓正常脉象? 正常脉象特点有哪些?

正常脉象又称为"平脉"或"常脉"。正常脉象特点是三部有脉,不浮不沉,不快不慢(一息四～五至,每分钟 60～90 次,"一呼一吸"为"一息"),和缓有力,节律均匀。

1031. 洪脉、细脉、弦脉、涩脉、滑脉、结代脉的脉象及主证是什么?

(1) 洪脉:脉形宽大,状如波涛,来盛去衰,多见于热盛之证。

(2) 细脉:脉细如线,应指明显,按之不绝,多见于久病虚证、湿证。

(3) 弦脉:形直体长,如按琴弦,多见于肝胆病,疼痛时亦见此脉。

(4) 涩脉:脉细行迟,往来艰涩不畅,如轻刀刮竹,见于气滞血瘀,伤精血少。

(5) 滑脉:往来流利,如珠走盘,应指圆滑,常见于痰饮、食积、实热等证;妇女妊娠可有此脉象。

(6) 结代脉:脉搏或快或慢,脉律不齐,时有停止搏动现象;歇止无规律的为结脉;歇止有规律的为代脉,多见于脏气衰微,寒痰瘀血,痹症,痛证。

1032. 浮脉、沉脉、迟脉、数脉的脉象及主证是什么?

(1) 浮脉:轻取即得,重按反减。多见于表证,虚证。

(2) 沉脉:轻取不应,重按始得。多见于里证。

(3) 迟脉:频率缓慢,一呼一吸(即一息)不足 4 至(每分钟少于 60 次),多见于寒证;迟而有力为寒实证,迟而无力为虚寒证。

(4) 数脉:频率增快,一呼一吸(即一息)超过 5 至(每分钟超过 90 次),多见于热证;数而无力为虚热,数而有力为实热。

1033. 口腔气味如何辨证?

(1)口中有腐秽酸臭——宿食积滞,胃腑有热。

(2)口中有水果酸味——消渴重症。

(3)痰有脓腐臭——肺痈。

(4)鼻流脓涕腥臭——鼻渊。

1034. 咳嗽如何辨证?

(1)咳声重浊——外感病。

(2)咳声壮亮,痰难咳出——肺有实热。

(3)咳声低弱而少气或久咳暗哑——虚证。

(4)咳嗽阵发,连声不绝,终止时作鹭鸶叫声——小儿百日咳。

(5)咳声嘶哑,如犬吠样——白喉。

1035. 指出下列不同情况的便秘各属何种证候。

(1)高烧口渴、舌苔黄燥、便秘——实证热证。

(2)产后便秘——血燥津枯。

(3)解时困难而不干燥——肝失条达或脾失健运。

(4)老年人便秘——虚证。

1036. 饮食护理的基本要求是什么? 有哪六宜? 怎样分类?

(1)基本要求:饮食宜有节,宜随和,宜卫生。

(2)六宜:宜早、宜缓、宜少、宜软、宜清、宜暖。

(3)分类:辛辣类、生冷类、发物类、硬固类、补益类。

1037. 中药五味的内容及作用是什么?

中药五味是指药物有辛、甘、酸、苦、咸五种不同的味道。

辛味作用:"能散能行",即具有发散、行气、行血、开窍、化湿等作用。

甘味作用:"能补能和能缓",即具有补益、和中、调和药性和缓急止痛的作用。

酸味作用:"能收能涩",即具有收敛、固涩的作用。

苦味作用:"能泄能燥能坚",即具有清热泻火、降逆止呕、通泻大便、燥湿祛湿、泻火存阴等作用。

咸味作用:"能软能下",即具有泻下通便,软坚散结的作用。

1038. 煎煮中药有哪些注意事项?

(1)选择正确的煎药容器:煎药容器以带盖的陶瓷砂锅、瓦罐为佳,不能用铁锅、铝锅、铜锅等金属器具,以免发生化学反应,产生副作用而影响疗效。

(2) 煎煮之前先浸泡:煎药之前,多数药物宜先用冷水(忌用沸水)将药材泡透,以提高中药的利用率,一般可浸泡半个小时到一个小时为宜。

(3) 加入适宜的水量:泡药加水量多少视药量而定,将药材倒入煎器内,看准药量多少,第一煎加水至漫过药物 3～5 cm 处,第二煎加水至漫过药物 2～3 cm。注意勿在煎药中途加水,更不能在药煎干后再添水重煎,药物煎糊不能服用。

(4) 掌握好火候及煎煮时间:采用两煎法,先取武火,煮沸后改用文火,一般药物第一煎煮沸后再煎 20～30 分钟,第二煎煮沸后再煎 15～20 分钟。解表类药和芳香性药煎药时间宜短,滋补类药煎药时间适当延长,有毒性的药物要久煎,以减低毒性。

(5) 特殊药物遵照医嘱进行煎煮。

1039. 何谓先煎、后下、布包、烊化、冲服、泡服?

有些特殊的药物,需要采取不同的煎煮方法,才能更好地保持和发挥药效。

(1) 先煎:介壳类、矿石类药物质地坚硬,药味难出,应打碎后先煎 30 分钟,再下其他药同煎。如:牡蛎、石膏、石决明等。

(2) 后下:气味芬香类药物,宜在一般药物煎好前 4～5 分钟放入即可,以防有效成分破坏。如薄荷、砂仁、藿香等。

(3) 包煎:粉剂、绒毛药物宜用薄布或纱布包好再放入容器中与其他药同煎,以免汤药混浊,难以服下,如旋覆花、滑石粉等。

(4) 烊化:胶质类或黏性大且易溶的药物,如阿胶、龟板胶、鹿角胶等,先单独加温熔化,置于煎成的去渣药液中,趁热搅拌,使之溶解,以免同煎时粘锅煮焦且黏附他药,影响疗效。

(5) 冲服:贵重而又体积小的药物,宜研碎成末后冲服,如珍珠、牛黄等。

(6) 泡服:一些容易出味的药,可用沸水浸泡后代茶饮,如番泻叶、胖大海等。

1040. 如何服用中药汤剂?

(1) 服药时间:根据病情和药物的性质来定,补益药(如人参)、健胃药(如补脾益肠丸)饭前服,对胃肠刺激性较大的药物(如甘露消毒片)宜在饭后服用;驱虫药(如乌梅)和泻下药(如大承气汤)则空腹时服用较好;安神类中药应在睡前服用。

(2) 服药次数:一般来说,中药汤剂一日一剂,分 2～3 次服用,间隔 4 小时左右为宜。小儿服汤药,可适当增加次数;呕吐患者宜少量多次服;咽喉肿痛者可频频含咽。

(3) 服药温度:一般汤剂均宜温服,寒证用热药宜热服,热证用寒药宜凉服。

1041. 如何根据疾病证候类型来指导患者进行饮食调理？

食物有寒热，温凉之性，辛、甘、酸、苦、咸之味，疾病有寒热虚实之辨，阴阳表里之别，在患病期间，日常饮食当与疾病相宜，与药物配伍，达到"寒者热之""热者寒之""虚则补之""实则泻之"的配合治疗目的。

（1）热证患者，饮食宜清淡，多食具有清热生津作用的凉润食品，如新鲜蔬菜、水果等。禁食辛辣温热油腻食物。

（2）寒证患者，饮食宜温热，多食具有温热散寒作用的辛热食品，如生姜、牛、羊肉等。忌食生冷、黏滑食物。

（3）实证患者，饮食宜清淡，胃肠积滞者，以富含水分和纤维素食品，以及滑利食物为宜，如新鲜蔬菜、萝卜、山药等。外科痈疽等证，禁食辛辣温燥食物，以清凉为主，忌食辛腥发散食物。

（4）虚证患者，以食为补效果明显，气虚者，食用人参鸡汤、参枣粥等可益气补虚；血虚者，食用阿胶糯米粥、当归羊肉汤等可补血生津；阴虚者，食用生地、枸杞、参麦甲鱼汤等可滋阴降火；阳虚者，食用狗肉、羊肉汤等可温阳益气。

1042. 何谓传统运动养生？

运动养生是指人体通过自身的姿势调整、呼吸锻炼、意念控制，使身心融为一体，增强人体各部分机能，诱导和启发人体内在潜力，起到防病、治病、益智、延年的作用。常见传统运动养生方法有太极拳、五禽戏、八段锦等。

1043. 何谓体质？体质分为几类？

体质是指在人体生命过程中，在先天禀赋和后天获得的基础上所形成的形态结构、生理功能和心理状态方面综合的、相对稳定的固有特质，是人类在生长、发育过程中所形成的与自然、社会环境相适应的人体个性特征。体质分为平和质、气虚质、阳虚质、阴虚质、痰湿质、湿热质、血瘀质、气郁质、特禀质9种。

1044. 何为盗汗？如何护理？

盗汗是指夜间入睡后而汗自出的一种症状，但醒后而止，脉息细数，舌光边红，多为阴虚内热所致。宜少盖被服，室温不宜过高，并应预防感冒，作病因治疗。

1045. 如何鉴别寒证和热证？

辨别寒证与热证，不能孤立地根据某一症状作判断，应对疾病的全部表现进行综合观察、分析。可从面色、寒热喜恶、口渴与否、二便、舌象及脉象等方面来进行鉴别，详见表10.1。

表 10.1　寒证和热证的鉴别

	面色	寒热	口渴	大便	小便	舌苔	脉象
寒症	苍白	怕冷	不渴	稀溏	清长	舌质淡白	迟
热证	红赤	发热	口渴喜饮	秘结	短赤	舌红苔黄	数

1046. 何谓经络学说？其功能及其在诊断上的作用如何？

（1）经络学说是研究人体经络系统的生理功能、病理变化及其与脏腑相互关系的学说，是中医基础理论的重要组成部分。

（2）功能：经络是人体气血津液运行的通道，它沟通人体上下内外所有组织器官，使之成为一个有机的统一整体。

（3）作用：诊断时根据病变部位的症状，经辨证分经便知病在何经，并以"经络所通，主治所及"为依据，循经选穴进行治疗。

1047. 简述晕针的临床表现，出现晕针如何处理？

（1）临床表现：晕针症状轻重不一，轻者头晕目眩，面色发白，心烦欲吐，重者昏厥，面色苍白，唇甲青紫，身出大汗。

（2）处理：发现患者晕针时，安慰患者，迅速起针，去枕平卧，轻者给饮温开水，即能迅速恢复正常；重者可用手指掐人中穴、足三里、内关，灸百会、气海，即可恢复，必要时配合其他急救措施。

1048. 何谓灸法？

灸法是以艾绒为主要原料，制成艾条或艾柱，点燃后在人体某穴位或患处熏灸的一种技术操作，通过运用温通经络、调和气血、消肿散结、祛风散寒、回阳救逆等法，以达到防病保健、治病强身的目的。

1049. 试述拔罐疗法的作用。其适应证及注意事项有哪些？

（1）作用：拔罐疗法具有温通经络，祛风散寒，消肿止痛，吸毒排脓等作用。

（2）适应证：适用于缓解风寒湿痹所致的腰背酸痛，虚寒性咳喘等症状或用于疮疡及毒蛇咬伤的急救排脓等。

（3）注意事项：① 根据部位选用合适的用具；② 检查用具边缘是否平滑及有无裂痕；③ 拔罐时应火力适中，吸住皮肤为度，防止烫伤；④ 拔罐时动作要稳、准、快，起罐时轻压皮肤，切勿强拉；⑤ 皮肤有破损者应注意防止感染；⑥ 高热抽搐及凝血功能障碍者，皮肤溃疡、水肿及大血管处、孕妇的腹部及腰骶部均不宜拔罐。

1050. 耳穴埋豆治疗失眠常用的穴位有哪些?

主穴:取神门,心,枕,交感,神经衰弱点。

配穴:心脾不足型:取脾;肝郁气滞型:取肝;心虚胆怯型:取胆;心肾不交型:取肾;胃失和降型:取胃;多梦:取耳背多梦区。

1051. 耳穴埋豆治疗高血压常用穴位有哪些?

主穴:取降压点、心、额、皮质下、肝、交感,配合耳尖放血。

配穴:阴阳两虚型、肝肾阴虚型:取肾;头晕:取枕、晕区。

1052. 耳穴埋豆治疗颈椎病常用穴位有哪些?

主穴:取颈三角(由耳背颈 6、颈 7、颈 3、颈 4,耳大神经点组成)、肩三角(由颈椎、锁骨、耳大神经点组成)。

配穴:椎动脉型:眩晕,取晕区、枕;神经根型:手指麻木,取耳前肩三角、指、肩;交感型:取交感、神经系统皮质下;脊髓型:取耳前肩三角、心血管皮质下、枕小神经点;颈型:配合轮 4、耳尖放血。

1053. 八段锦包括哪八段动作?

两手托天理三焦,左右开弓似射雕,调理脾胃须单举,五劳七伤往后瞧,摇头摆尾去心火,两手攀足固腰肾,攒拳怒目增气力,背后七颠百病消。

1054. 何谓耳穴贴压法?

耳穴贴压法简称压豆法(埋豆法),是指用硬而光滑的药物种子或药丸、磁珠等物在耳穴表面贴压治疗疾病的一种方法。

1055. 治疗便秘常用耳穴有哪些? 如何定位?

(1) 主穴:大肠、三焦、脾、腹、消化系统皮质下。

(2) 配穴:肺、乙状结肠。

(3) 定位:① 大肠:耳轮角上方的 1/3 处;② 三焦:外耳道的后下方与对耳屏内侧 1/2 连线中点;③ 脾:耳甲腔外上方,在耳轮脚消失处与轮屏切迹连线的中点;④ 腹:腰骶内侧中点近耳腔缘;⑤ 肺:心区的下方;⑥ 消化系统皮质下:对耳屏内侧面前下方中点;⑦ 乙状结肠:左耳大肠、小肠两穴之间。

1056. 治疗痛经常用耳穴有哪些? 如何定位?

(1) 主穴:子宫、内分泌、卵巢、下焦、神经系统皮质下。

(2) 配穴:神门、腹、肝、脑垂体、盆腔。

(3) 定位:① 子宫:三角窝凹陷处前缘;② 内分泌:耳甲腔底部屏间切迹内 0.5

cm 处;③ 卵巢:屏间切迹外缘与对耳屏内侧缘之间;④ 下焦:在膀胱与大肠两穴之间;⑤ 神经系统皮质下:对耳屏内侧面前下方下缘中点;⑥ 神门:三角窝后 1/3 上部;⑦ 腹:腰骶内侧中点近耳腔缘;⑧ 肝:耳甲腔的后下方;⑨ 脑垂体:对耳屏外上方上缘中点,即对耳屏屏尖与轮屏切迹之间;⑩ 盆腔:对耳轮上、下脚分叉处的内缘。

1057. 如何指导患者服用中药膏方?

(1) 一般每日服用两次,每次 30 g(约一汤匙),用温开水送服,早晨和晚上就寝前空腹服用。特殊患者应遵医嘱服用。

(2) 服用膏方期间少食油腻、海鲜、辛辣之品。戒烟戒酒,宜饮淡茶,不吃萝卜。

(3) 在服用膏方期间发生感冒、发烧咳嗽、多痰或其他急性疾病时应暂停服用。

(4) 膏方一人一方,切忌一料膏方,全家享用。

(5) 出现腹泻、纳差及出血倾向时,及时就诊。

(6) 膏方不含防腐剂,应冷藏保存。

1058. 腰痛病的主要临床表现及常用的主穴及配穴有哪些?

腰痛病常用拔罐方法留罐、坐罐、刺血拔罐、走罐和留针拔罐。

主穴:阿是穴、大肠俞、委中。

配穴:寒湿腰痛加腰阳关;淤血腰痛加隔(俞);肾虚腰痛加肾(俞)。督脉腰痛加腰夹脊、后溪;膀胱经腰痛加志室、昆仑;腰骶部痛加次髎、腰(俞);腰眼部痛明显加腰眼。

附录一 我国荣获南丁格尔奖章人员名单
（截至 2015 年底）

第 29 届(1983 年)　王秀瑛

第 30 届(1985 年)　梁季华　杨必纯　司堃范

第 31 届(1987 年)　陈路得　史美黎　张云清

第 32 届(1989 年)　林菊英　陆玉珍　周娴君　孙秀兰

第 33 届(1991 年)　吴静芳

第 34 届(1993 年)　张水华　张瑾瑜　李桂美

第 35 届(1995 年)　孙静霞　邹瑞芳

第 36 届(1997 年)　汪赛进　黎秀芳　吴小瑛　陆　冰　孙芙蓉

第 37 届(1999 年)　曾熙媛　秦力君　王桂英

第 38 届(2001 年)　吴景华　王雅屏　李秋杰

第 39 届(2003 年)　叶　欣　钟华荪　李淑君　姜燕云　苏雅香　巴　桑
　　　　　　　　　　邓　珠　章金媛　梅义文　李　琦　陈　东

第 40 届(2005 年)　刘振华　陈　征　冯玉娟　万　琪　王亚丽

第 41 届(2007 年)　罗少霞　聂淑娟　陈海花　泽仁娜姆　丁淑贞

第 42 届(2009 年)　刘淑媛　张桂英　潘美儿　杨　秋　鲜继淑　王文珍

第 43 届(2011 年)　吴欣娟　陈荣秀　孙玉凤　姜小鹰　赵生秀　索玉梅
　　　　　　　　　　陈声荣　张利岩

第 44 届(2013 年)　蔡红霞　成翼娟　林崇绥　王海文　王克荣　邹德凤

第 45 届(2015 年)　杜丽群　黄　新　姜桂春　宋　静　王进华　王新华
　　　　　　　　　　邢彩霞　赵庆华

附录二　临床常用检验正常参考值[①]

检验项目	缩写	正常参考范围
一、血液一般检验		
1. 红细胞计数	RBC	男：$(4.0\sim5.5)\times10^{12}/L$
		女：$(3.5\sim5.0)\times10^{12}/L$
		新生儿：$(6.0\sim7.0)\times10^{12}/L$
2. 血红蛋白	Hb	男：$120\sim160\ g/L$
		女：$110\sim150\ g/L$
		新生儿：$170\sim200\ g/L$
3. 白细胞计数	WBC	成人：$(4.0\sim10.0)\times10^9/L$
		新生儿：$(15.0\sim20.0)\times10^9/L$
4. 白细胞分类	DC	
中性粒细胞	N	$0.5\sim0.7$
酸性粒细胞	E	$0.005\sim0.050$
碱性粒细胞	B	$0\sim0.01$
淋巴细胞	L	$0.2\sim0.4$
单核细胞	M	$0.01\sim0.08$

---

① 由于操作方法不同，参考值略有差异。

续表

检验项目	缩写	正常参考范围
三分群机标准		
大细胞	L	0.4～0.7
中细胞	M	0～0.15
小细胞	S	0.2～0.4
5. 网织红细胞	Ret	成人：0.005～0.015
		新生儿：0.02～0.06
6. 红细胞平均容积	MCV	82～92 fL
7. 红细胞平均血红蛋白	MCH	27～31 pg
8. 红细胞平均血红蛋白浓度	MCHC	320～360 g/L
9. 血小板	BPC	$(100～300)×10^9/L$
10. 出血时间	BT	模板式刀片法 6.9±2.1 min
11. 凝血时间	CT	玻片法：2～5 min
		毛细管法：3～7 min
12. 红细胞压积	HC	0.37～0.5
13. 红细胞沉降率	ESR	男：0～15 mm/h
		女：0～20 mm/h
14. 血块回缩时间	CRT	30～60 min 开始回缩
		24 h 完全收缩
15. 凝血酶原时间	PT	13±2 s
16. 凝血酶时间	TT	与正常对照管(9～13)±2 s
17. 抗人球蛋白试验	Coomb′s	阴性
18. 鱼精蛋白副凝试验	3P	阴性
19. 纤维蛋白降解产物	FDP	37±25 ng/mL
20. 优球蛋白溶解试验	ELT	124±24 min
		(酶联免疫吸附法)

检验项目	缩写	正常参考范围
21. 糖水试验	GWT	阴性
22. 酸溶血试验	Ham's	阴性
23. 红细胞脆性试验		开始溶血 0.0042~0.0046
		完全溶血 0.0032~0.0034

二、生化检验(以实验室参考范围为准)

1. 血清钾	K	3.5~5.5 mmol/L
2. 血清钠	Na	135~145 mmol/L
3. 血清氯	Cl	96~108 mmol/L
4. 血清钙	Ca	成人:2.08~2.60 mmol/L
		新生儿:2.23~2.80 mmol/L
5. 血清磷	P	成人:0.97~1.61 mmol/L
		儿童:1.29~1.94 mmol/L
6. 血清铁	Fe	男:11~30 μmol/L
		女:9~27 μmol/L
7. 血清镁	Mg	成人:0.6~1.1 mmol/L
		儿童:0.5~0.9 mmol/L
8. 血氨	NH_3	18~72 μmol/L
9. 血尿素氮	BUN	2.9~8.2 mmol/L
10. 血尿酸	UA	磷钨酸法
		男:149~416 μmol/L
		女:90~387 μmol/L
		尿酸酶法
		男:208~428 μmol/L
		女:155~357 μmol/L

检验项目	缩写	正常参考范围
11. 血肌酐	Cr	肝酐:酶法
		男:59～104 μmol/L
		女:45～84 μmol/L
		苦味酸法
		男:62～115 μmol/L
		女:53～97 μmol/L
12. 总胆红素	TBIL	3.4～17.1 μmol/L
13. 直接胆红素	DBIL	0.51～3.4 μmol/L
14. 血清总蛋白	TP	成人走动:64～83 g/L
		静卧:60～78 g/L
15. 白蛋白	ALB	4～14 岁儿童:38～54 g/L
		成人:34～48 g/L
16. 白球比	A/G	(1.5～2.5):1
17. 蛋白电泳	SPE	Alb:0.55～0.74
		α_1:0.008～0.032
		α_2:0.045～0.09
		β:0.058～0.12
		γ:0.1～0.19
18. 黏蛋白	SM	33.8±2.7 mg/L
19. 铜兰蛋白	CP	成人:230～440 mg/L
		孕妇:400～900 mg/L
20. 肌红蛋白	Mb	<70 μg/L
21. 糖化血红蛋白	GHb	免疫法:4%～6%
		离子交换法:5%～8%
22. 糖化血清蛋白	GHP	1.9±0.25 mmol/L

续表

检验项目	缩写	正常参考范围
23. 高密度脂蛋白	HDL	0.52±0.11 g/L
24. 高密度脂蛋白胆固醇	HDL-Ch	0.4~0.65 g/L
25. 低密度脂蛋白胆固醇	LDL-Ch	<1.35 g/L
26. 载脂蛋白 AI	APOAI	1.20~1.60 g/L
27. 载脂蛋白 B	APOB	0.8~1.3 g/L
28. 脂蛋白电泳	PPE	α 脂蛋白 0.239±0.098
		β 脂蛋白 0.5±0.1
		前 β 脂蛋白 0.26±0.071
29. 总胆固醇	T-C	我国理想范围:TC<5.2
30. 甘油三酯	TG	我国理想范围:TG<1.7
31. 谷丙转氨酶	ALT (GPT)	40 单位以下
32. 谷草转氨酶	AST (GOT)	40 单位以下
33. 碱性磷酸酶	AKP (ALP)	速率法:
		女:1~12 岁:<500 U/L
		>15 岁:40~150 U/L
		男:1~12 岁:<500 U/L
		12~15 岁:<750 U/L
		25 岁以上:40~150 U/L
34. 酸性磷酸酶	ACP	0.5~1.9 U/L
35. γ-谷氨酸酰转移酶	γ-GT	40 单位以下
		速率法:成年男性:11~50 U/L
		成年女性:7~32 U/L
36. 5-核苷酸酶	5-NT	2~15 U/L

续表

检验项目	缩写	正常参考范围
37. 单胺氧化酶	MAO	<36 U/mL
38. 血清淀粉酶	AMS	EPS 法$\leqslant$220 U/L
39. 胆碱酯酶	CHE	速率法:5000～12000 U/L
40. 血清肌酸激酶	CK	成年男性:38～174 U/L
		成年女性:26～140 U/L
41. 亮氨酸氨基肽酶	LAP	80GR 单位～180GR 单位
42. 异柠檬酸脱氢酶	JCD	240 单位～680 单位
43. 溶菌酶	—	4～22 mg/L
44. 乳酸脱氢酶	LDH	109～245 U/L(乳酸底物速率法)
45. 乳酸脱氢酶同功酶	LD_1	0.24～0.34
	LD_2	0.35～0.44
	LD_3	0.19～0.27
	LD_4	0～0.05
	LD_5	0～0.02
46. 血液酸碱度	PH	7.35～7.45
47. 二氧化碳分压	$PaCO_2$	4.65～5.89 kPa
48. 二氧化碳结合力	CO_2-CP	22～30 mmol/L
49. 血氧分压	PaO_2	10.64～13.3 kPa
50. 血氧饱和度	Sat	动脉:91.9%～99%
		静脉:0.64～0.88
51. 血氧含量	O_2	动脉:150～220 mL/L
		静脉:100～160 mL/L
52. 剩余碱	BE	－3～＋3 mmol/L
53. 缓冲碱	BB	42 mmol/L
54. 标准碳酸氢盐	SB	21.3～24.8 mmol/L

续表

检验项目	缩写	正常参考范围
55. 实际碳酸氢盐	AB	21.4~27.3 mmol/L
56. 阴离子隙	AG	8~16 mmol/L
57. 空腹血糖	GLU	3.9~6.1 mmol/l
58. 葡萄糖耐量	OGTT	30′高于空腹 1.67~3.3 mmol/L
		60′高于空腹 1.12~2.78 mmol/L
		120′高于空腹 0.28~0.56 mmol/L
		180′平于或低于空腹水平
59. 乳酸		0.56~2.2 mmol/L
		（全静脉血）
60. 唾液酸	SA	＜580 mg/L
61. 丙酮酸	BPA	45~140 μmol/L
		全血丙酮酸：0.03~0.1 mmol/L
62. 果糖氨	FA	1.66±0.17 mmol/L

三、血清免疫学检验

1. 抗链球菌溶血素"O"	ASO	500 单位以下
2. 肥达氏反应		O：1∶80 以下
		H：1∶160 以下
		A：1∶80 以下
		B：1∶80 以下
		C：1∶80 以下
3. 类风湿因子	RF	阴性
4. C-反应蛋白	CRP	阴性（胶乳法）
5. 抗核因子	ANF	阴性
或抗核抗体	ANA	＜1∶100

续表

检验项目	缩写	正常参考范围
6. 嗜异性凝集试验	PBD	$(0\sim1):64$
7. 冷凝集试验	CA	$(0\sim1):32$
8. 外裴氏反应	W-F	$OX_{19}(0\sim1):40$
		$OXK\ (0\sim1):40$
9. 癌胚胎抗原	CEA	$2.5\sim5\ \mu g/L$
10. 甲胎蛋白	AFP	$<1:16$(反相血凝法)
		$10\sim30\ \mu g/L$
		>400 为肝癌临界
		(ELISA 法)
		$<30\ \mu g/L$(放免法)
11. 人绒毛膜促性腺激素	HCG	$2.3\sim13.6\ \mu g/L$
12. 抗甲状腺球蛋白	TG	<32(间接血凝法)
13. 甲肝病毒抗体	HAV-IgM	阴性
14. 乙肝表面抗原	HBsAg	阴性
15. 乙肝七项指标	HBsAg	阴性
	HBsAb	阴性
	HBeAg	阴性
	HBeAb	阴性
	HBcAb	阴性
	HBc-IgG	阴性
	HBc-IgM	阴性
16. 丙肝抗体	HCV-IgM	阴性
17. 流行性出血热抗体测定	EHF-IgM	$<(1:10)$
18. 免疫球蛋白	IgG：	$7.6\sim16.6\ g/L$
	IgA：	$0.71\sim3.35\ g/L$

续表

检验项目	缩写	正常参考范围
	IgM:	0.48~2.12 g/L
	IgD:	0.03~0.05 g/L
	IgE:	0.01~0.03 g/L
19. 总补体	CH_{50}	50~100 U/mL
20. 补体 C3	C3	0.6~1.5 g/L
21. 补体 C4	C4	0.17~0.45 g/L
22. 免疫复合物	CIC	阴性

四、发光及放免检验（以试剂盒所定标准为准）

1. 癌胚抗原	CEA-R	<15 μg/L
2. 三碘甲状腺原氨酸	T_3	1.23~3.38 nmol/L
3. 甲状腺素	T_4	54~173 nmol/L
4. 反 T3	γ-T_3	0.7~1.54 nmol/L
5. 游离 T3	F-T_3	3.2~9.2 pmol/L
6. 游离 T4	F-T_4	9.1~27.3 pmol/L
7. 甲状腺球蛋白	hTg	<15 μg/L
8. 抗甲状腺球蛋白抗体	TGA	<0.3
9. 抗甲状腺微粒体抗体	TMA	<0.2
10. 促甲状腺素释放激素	TRH	120±70 pmol/L
11. 叶酸	FA	3.5~10.5 ng/L
12. 胰岛素	In	<143.5 pmol/L
13. C 肽	C-P	265~1324 pmol/L
14. T-H 糖蛋白	THP	102~295 μg/L
15. 铁蛋白	SF	男:20~240 μg/L
		女:16~132 μg/L

续表

检验项目	缩写	正常参考范围
16. β_2-微球蛋白	β_2-MG	1.7～3.5 mg/L
17. 甲状腺素	PTH	0.4～1.4 μg/L
18. 胰高血糖素	Glucagon	11～37 pmol/L
19. 抗胰岛素抗体	In-Ab	阴性
20. 皮质醇	CO	0.14～0.69 nmol/L
21. 透明质酸	HA	9～119 μg/L
22. 前列腺素	6-K-PGF	29.3±20.9 ng/L
23. 内皮素	ET	50.8±7.5 pg/mL
24. 甘胆酸	CG	1130～±750 μg/L
25. 糖类抗原50	CA-50	6.4±6.6 μ/mL
26. 维生素 B_{12}	$VitB_{12}$	150～970 ng/L
27. 铜兰蛋白	CP	392±72 mg/L
28. 抗脱氧核糖核酸抗体	Anti-DNA	＜0.2
29. 超氧岐化酶	SOD	385±150 μg/L
30. 胃泌素	Gastrin	33～91 ng/L
31. 雌二醇	E_2	50±15 pg/mL
32. 雌三醇	E_3	0.58±0.04 ng/mL
33. 睾酮	TESTO	男:9～43 nmol/L
		女:0.07～3.3 nmol/L
34. 孕酮	PROG	男:0～3.9 nmol/L
		女卵泡期:0.45～ 5.1 nmol/L
		黄体期:7.66～99.2 nmol/L
		绝经期:0.19～4.77 nmol/L
35. 垂体泌乳素	PRL	男:2.3～11.5 ng/mL
		女:2.5～14.6 ng/mL

续表

检验项目	缩写	正常参考范围
36. 生长激素	HGH	$<10\ \mu g/L$
37. 促肾上腺皮质激素	ACTH	$25.5\pm12.7\ ng/L$

五、尿液检验

1. 尿干化学分析

硝酸盐	NIT	（一）
酸碱度	PH	$4.5\sim8.0$(波动范围)
尿糖	GIU	（一）
尿蛋白	PRO	（一）
隐血	BLO	（一）
酮体	KET	（一）
胆红质	BIL	（一）
尿胆元	URO	（一）
2. 17-酮类固醇	17-KS	男：$35\sim70\ \mu mol/L$
		女：$17\sim52\ \mu mol/L$
3. 17-羟类固醇	17-OHCS	男：$14\sim41\ \mu mol/$
		女：$11\sim28\ \mu mol/L$
4. 儿茶酚氨	CA	$<273\ nmol/L$
5. 尿香草扁桃酸	VMA	$15\sim35\ \mu mol/L$

附录三　护理常用医学词汇（英汉对照）

一、 医嘱和处方

aa　各

a. c　饭前

ad　加

Aq　水

Aq. dest　蒸馏水

Amp　安瓿

a. m　上午

b. i. d　每日 2 次

cm　厘米

co　复方

caps　胶囊

Ext　浸膏

FId　液

g　克

Garg　含漱剂

gtt　滴

H　皮下注射

h. s　睡前

h. r　小时

h. t　高

id　皮内注射

im　肌内注射

inj　注射剂

IU,U,u　国际单位（简称单位）

i. v　静脉注射

iv. drip　静脉滴注

Ib　磅

kg　千克

km　千米

Liq　液体

Lot　洗剂

m　米

mg　毫克

mL,ml　毫升

mm　毫米

mixt　合剂

12m. n　午夜 12 时正

12n　中午 12 时正

No　个数

oz　两

p. c　饭后

pil　丸剂

p. o　口服

pulv　粉剂

p.r.n　待用　　　　　　　　　　Sig　标明服用方法

p.m　下午　　　　　　　　　　st　即刻

q.d　每日 1 次　　　　　　　　sol　溶液

q.m　每晨 1 次　　　　　　　　s.o.s　必要时

q.n　每晚 1 次　　　　　　　　syr　糖浆剂

q.h　每小时 1 次　　　　　　　Tr　酊剂

q.4.h　每四小时 1 次　　　　　Tab　片剂

q.i.d　每日 4 次　　　　　　　t.i.d　每日 3 次

Rep　重复　　　　　　　　　　Ung　软膏

℞　取、服

二、医疗用词

A_2　主动脉第二音　　　　　　Lab　实验室

A.D　右耳　　　　　　　　　　Lat　侧位

A.S　左耳　　　　　　　　　　LP　腰穿

A.P　前后位　　　　　　　　　LOA　左枕前

B.M.R　基础代谢　　　　　　　OPD　门诊部

B.P　血压　　　　　　　　　　OP　手术

B.T　输血　　　　　　　　　　OR　手术室

B.S　呼吸音　　　　　　　　　OD　右眼

C.C.U　冠心病监护室　　　　　OS　左眼

C.D　换药　　　　　　　　　　OU　两眼

Diag　诊断　　　　　　　　　　Obliq　斜位

D.M　舒张期杂音　　　　　　　O.T　旧结核菌素

D&C　刮宫　　　　　　　　　　PA　后前位

EEG　脑电图　　　　　　　　　PE　体检

ECG　心电图　　　　　　　　　P_2　肺动脉第二音

GE　全身检查　　　　　　　　RCU　呼吸系统监护室

G.I　胃及十二指肠钡餐检查　　ROA　右枕前

I.C.U　重症监测治疗病室,重症监　SM　收缩期杂音
　　　　护室　　　　　　　　　TB　结核

Imp　印象　　　　　　　　　　T.P.R　体温、脉搏、呼吸

I&D　切开引流　　　　　　　　Wt　体重

IVP　静脉肾盂造影

三、　病室常用护理用具、器械和设备

adhesive plaster　橡皮膏

alcohol burner　酒精灯

bandage　绷带

bath towel　浴巾

bed brush　床刷

bed-pan　便盆

bedside table　床头柜

blanket　毯子

catheter　导尿管

catheterization set　导尿包

chair　椅子

cotton ball　棉球

cotton stick　棉签

diaper　尿布

difibrillator　除颤器

drainage tube　引流管

dressing　敷料

electrocardiograph　心电图机

enema can　灌肠筒

flash-light　电筒

forceps　钳子

funnel　漏斗

gastric tube　胃管

gauze　纱布

gown　工作服

hot water bag　热水袋

hot water bottle　热水瓶

ice bag　冰袋

kidney basin　弯盆

mattress　垫子

mask　口罩

medicine cup　药杯

medicine cupboard　药柜

needle　针头

oxygen tank　氧气筒

oxygen tube　氧气管

pillow　枕头

pillow case　枕套

rectal tube　肛管

refrigerator　冰箱

rubber gloves　橡皮手套

sand bag　沙袋

screen　屏风

sheet　被单

sink　污水池

soap　肥皂

sphygmomanometer　血压计

sputum cup　痰杯

stethoscope　听诊器

thermometer　体温计

three channels tube　三腔管

towel　毛巾

tongue depressor　压舌板

tourniquet　止血带

ultraviolet lamp　紫外线灯

urinal　尿壶

wheel chair　轮椅

四、　医院科室名称

admission office　住院处

blood bank　血库

bath room　浴室

department of surgery　外科

department of internal medicine　内科

department of obstetrics and gynecology
妇产科

department of pediatrics　儿科

department of otorhinolaryngo-logy 耳鼻喉科

department of dermatology 皮肤科

department of radiology 放射科

department of ophthalmology 眼科

department of stomatology 口腔科

department of Chinese traditional medicine 中医科

department of emergency 急诊科

department of physiotherapy 理疗科

department of rehabilitation 康复科

diet preparation room 配餐室

dressing room 换药室

hospital 医院

information desk 问讯处

injection room 注射室

in-Patient department 住院部

laboratory 检验室

mortuary 太平间

nurses' office 护士办公室

nursing department 护理部

operation room 手术室

out-patient department 门诊部

pharmacy 药房

registration office 挂号处

supply room 供应室

store room 库房

therapeutic room 治疗室

toilet room 厕所

utensil room 杂用室

waiting room 候诊室

ward 病室